A. Fick

Mechanische Arbeit und Wärmeentwicklung bei der Muskeltätigkeit

bremen
university
press

A. Fick

Mechanische Arbeit und Wärmeentwicklung bei der Muskeltätigkeit

ISBN/EAN: 9783955620585

Auflage: 1

Erscheinungsjahr: 2013

Erscheinungsort: Bremen, Deutschland

@ Bremen-university-press in Access Verlag GmbH, Fahrenheitstr. 1, 28359 Bremen. Alle Rechte beim Verlag und bei den jeweiligen Lizenzgebern.

bremen
university
press

MECHANISCHE ARBEIT

UND

WÄRMEENTWICKELUNG

BEI DER

MUSKELTHÄTIGKEIT.

VON

ADOLF FICK,

PROFESSOR AN DER UNIVERSITÄT ZU WÜRZBURG.

MIT 33 ABBILDUNGEN IN HOLZSCHNITT.

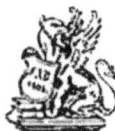

LEIPZIG:

F. A. BROCKHAUS.

1882.

VORBEMERKUNG.

————

Die nachfolgende monographische Darstellung verdankt ihre Entstehung einem Cyklus von Vorträgen, den ich seit dem Jahre 1877 zu wiederholten malen an der hiesigen Universität gehalten habe. Dem Fachgenossen wird nicht entgehen, dass vielfach eigene, sonst noch nicht veröffentlichte Versuche und Anschauungen eingewebt sind, ohne dass dies ausdrücklich hervorgehoben ist.

Ueber die Abgrenzung des Stoffs und über die Gesichtspunkte, von denen er behandelt ist, gibt die Einleitung Auskunft.

Würzburg, im Juni 1882.

A. F.

INHALT.

ERSTER THEIL.

Arbeitsleistung des Muskels.

ERSTES KAPITEL.

ZWEITES KAPITEL.

EINLEITUNG.

Kein anderer Theil der Physiologie ist so geeignet, das Interesse aller naturwissenschaftlich Gebildeten zu erregen, als die Lehre von den Eigenschaften der Muskelsubstanz. Sie hält sogar mit der Physiologie der Sinne in dieser Beziehung den Vergleich aus, insofern das mit Recht schon weit verbreitete Interesse an diesem Zweige der Physiologie weniger von eigentlich naturwissenschaftlichen als vielmehr von psychologischen Gesichtspunkten ausgeht. Schon aus einem rein äusserlichen Grunde zieht die Lehre von den Eigenschaften der Muskelsubstanz die Aufmerksamkeit an, indem auf ihnen die hervorstechendste Erscheinung des thierischen Lebens beruht, ich meine jene wunderbaren Bewegungen der Glieder gegeneinander und des ganzen Körpers von Ort zu Ort, die man, weil sie anscheinend ohne äussere Ursache erfolgen, „willkürliche" zu nennen pflegt und die man als den eigentlichen Charakterzug der Thierwelt ansieht. Man kann behaupten, dass die ganze thierische Organisation jene Bewegungen zum Zwecke hat. In der That — stellen wir uns auf den Standpunkt des thierischen Subjects selbst, so sehen wir, dass seine Zwecke ausnahmslos nur durch Bewegungen erreicht werden können, und da solche nur durch die Muskeln ausführbar sind, so kann man mit vollem Rechte diese für die wichtigsten Organe des Thieres

erklären, um derentwillen die ganze Organisation gebildet ist.

So hat denn auch wirklich das Muskelgewebe die
physiologische Forschung in ganz erstaunlichem Maasse
gefesselt. Namentlich seit ihr die bahnbrechende Ent-
deckung Galvani's im elektrischen Reize ein unschätz-
bares Mittel der Untersuchung in die Hand gegeben
hat, ist ein riesiges Material von Versuchen über Muskelzusammenziehung aufgehäuft. Zum Theil erklärt sich
dies wol daraus, dass die einen fast magischen Ein-
druck machenden Erscheinungen der elektrischen Muskelreizung nicht verfehlen können, immer wieder von neuem
jeden Forscher anzuziehen. Ich möchte aber behaupten,
dass die gewaltige Anziehungskraft gerade dieser Erscheinung noch tiefer begründet ist, nämlich in der
mehr oder weniger bewussten Ahnung, dass gerade auf
diesem Gebiete der Schlüssel zur mechanischen Erklärung
der Geheimnisse des organischen Lebens zu suchen ist.
Obgleich vielleicht keine andere Erscheinung desselben
auf den ersten Blick einen unerklärlicheren und räthsel-
hafteren, man möchte fast sagen wunderbareren Ein-
druck macht als die Muskelzusammenziehung, so bin
ich doch überzeugt, dass gerade sie zu allererst einer
streng mechanischen Erklärung zugänglich sein wird —
weit früher als das unscheinbarste Phänomen der Er-
nährung, Absonderung oder der Entwickelung und des
Wachsthums, und zwar auf Grund folgender Erwägung.

Das Leben ist in beiden organischen Reichen wesentlich geknüpft an einen Stoff von höchst verwickelter
chemischer Zusammensetzung, den man heutzutage Protoplasma zu nennen pflegt. Die wesentlichste Eigenschaft dieses Stoffes besteht darin, dass sich in ihr von
Ort zu Ort ein gewisser chemischer Process fortpflanzt,
wenn er an einem Orte durch äussere Ursachen angeregt ist. Diese im allgemeinen „Reize“ genannten
Ursachen können sehr verschiedener Art sein. Der
Process, „Erregungsprocess“ genannt, ist immer derselbe. Unsere Kenntniss von seiner Natur ist zwar

noch sehr mangelhaft, doch lässt sich mit Sicherheit behaupten, dass er ein chemischer Process ist, den
man zu den Verbrennungsprocessen im weitesten Sinne
des Wortes rechnen kann, d. h. es leisten dabei die
chemischen Anziehungskräfte von Sauerstoffatomen zu
andern Atomen, namentlich Kohlenstoffatomen, positive
Arbeit oder mit andern Worten es kommen dabei die
Anziehungskräfte zwischen Sauerstoffatomen und Kohlenstoffatomen zur Wirksamkeit, indem diese Atome dem
Zuge der gegenseitigen Anziehung folgen. Hierbei ist
jedoch die Möglichkeit nicht ausgeschlossen, dass die
Atome, deren wechselseitige Anziehung in Wirksamkeit
tritt, schon vorher Bestandtheile desselben Molekuls
waren.

Das Protoplasmatheilchen ändert, wenn der Erregungsprocess in ihm stattfindet, in der Regel seine Form,
worauf eben die in·beiden organischen Reichen so allgemein verbreitete „Protoplasmabewegung" beruht.
Diese Grunderscheinung des organischen Lebens ist es
nun aber, welche uns in der Muskelzusammenziehung
am grossartigsten vor Augen tritt. Offenbar beruht
dies darauf, dass die Protoplasmamolekule in der
Muskelfaser regelmässiger angeordnet sind als in jenen
kleinen Protoplasmaklümpchen, welche thierische oder
pflanzliche Zellen genannt werden. So geschieht genau
dasselbe in unzähligen parallelen Molekulreihen und
der Vorgang tritt aus den Grenzen blos mikroskopi-
scher Wahrnehmbarkeit heraus, und, was man am
grossen Muskelprisma beobachtet, kann ohne weiteres
auf den elementaren Muskelfaden übertragen werden.
Die Muskelsubstanz kann — wenn ein etwas uneigent-
licher ·Ausdruck erlaubt ist — gleichsam krystallisirtes
Protoplasma genannt werden, und wie sich die Eigenschaften der mineralischen Molekule an den Krystallen
am deutlichsten zeigen, so zeigen sich die Grundeigenschaften des Protoplasma am deutlichsten an der
Muskelfaser. Diese Betrachtung scheint mir wohl geeignet, die oben ausgesprochene Behauptung zu recht-

fertigen, dass das Problem der Muskelzusammenziehung von allen Problemen der organischen Natur dasjenige ist, welches voraussichtlich zuerst eine vollständige Lösung, d. h. eine streng mechanische Erklärung der Erscheinungen finden wird, sodass vielleicht sogar die Hoffnung auf eine künstliche Nachahmung des Processes nicht ganz absurd ist.

Jedenfalls verdient dies an sich so interessante Gebiet, das so viele Forscher ganz vorzugsweise beschäftigt, auch die Aufmerksamkeit weiterer Kreise. Ich habe mich daher entschlossen, einen Theil dieses schon sehr umfangreichen Gebietes der Lehre von den Eigenschaften der Muskelsubstanz monographisch darzustellen, und zwar habe ich den Theil ausgewählt, welcher sich damit beschäftigt, zu untersuchen, in welcher Weise der Muskel vermöge seiner Grundeigenschaften „mechanische Arbeit" leistet und welche thermische Erscheinungen mit dieser Arbeitsleistung verknüpft sind. Zur Wahl gerade dieses Theiles bestimmte mich einerseits der Umstand, dass ich mich persönlich viel mit Versuchen und Nachdenken darüber beschäftigt habe, dann aber auch sachliche Erwägungen. Die Lehre von der Arbeitsleistung und Wärmeentwickelung lässt mehr wol als andere Theile des Gebietes eine in sich geschlossene gerundete Darstellung zu. Endlich spielt in ihm das höchste Princip der Naturwissenschaft, das heutzutage so viel genannte, aber wenig verstandene Princip der Erhaltung der Energie eine ganz hervorragende Rolle. Die Betrachtungen, welche wir werden anzustellen haben, sind grossentheils gleichsam Erläuterungsbeispiele zu dem Princip, sodass sie sehr geeignet sind, die Begriffe von demselben aufzuklären und zu befestigen. Gerade dieser Umstand dürfte — wie mir scheint — ganz besonders die Lehre von der Arbeitsleistung und Wärmeentwickelung des Muskels der Beachtung weiterer Kreise empfehlen.

ERSTER THEIL.
Arbeitsleistung des Muskels.

———

ERSTES KAPITEL.
Mechanische Eigenschaften des ruhenden und des erregten Muskels.

Wir nehmen im Folgenden die bekannte und schon erwähnte Grundeigenschaft der Muskelfaser als gegeben an, dass in ihr auf gewisse, Reize genannte, Einwirkungen ein Process entsteht, der mit Verkürzung der Fasern einhergeht. Es mag nur daran erinnert werden, dass der eigentlich normale Reiz für die Muskelfaser im Verlaufe des Lebens von den mit den Muskelelementen verknüpften Nervenelementen ausgeübt wird, dass aber auch vielerlei unmittelbare äussere Einwirkungen den Muskel „reizen" können. Unter ihnen sind für alle experimentellen Untersuchungen, welche hier zur Sprache kommen, die elektrischen die einzig verwendbaren. Lässt man nämlich einen elektrischen Schlag auf einen Muskel wirken, so geräth er in den erregten Zustand, aber es folgt dann dem Erregungsprocess auf dem Fusse ein zweiter Process, der ihn in seinen ursprünglichen Zustand zurückversetzt. Will man den Muskel für einige Zeit in annähernd gleichmässig erregtem Zustande erhalten, so muss man eine Reihe rasch aufeinanderfolgender elektrischer Schläge auf ihn wirken lassen. Eine solche kann bekanntlich in jedem beliebigen Tempo und jeder beliebigen Stärke am bequemsten ein Schlitteninductorium geben, welches daher heutzutage eins der unentbehrlichsten Werkzeuge des Physiologen bildet. Es ist selbstverständlich, dass der Grad der Erregung und damit die mechanische Wirkung eine veränderliche Grösse ist, deren Werth von der Stärke des Reizes abhängt. Steigert man diese letztere, insbesondere z. B. die Stärke der elektrischen Schläge von dem Werthe, bei welchem die erste sichtbare Wirkung auftritt, stetig, so erreicht der Erregungsgrad, wie sich voraussehen liess, bald ein Maximum, da er selbstverständlich nicht wie die Reizstärke eines Wachsthums ins Unbegrenzte fähig ist. Noch weitere Vermehrung der Reizstärke bringt keine Veränderung der mechanischen Wirkung hervor. Man kann also nach vorläufiger Orientirung mit Leichtigkeit dem reizenden Inductorium eine Justirung geben, bei welcher eine „maximale" Erregung des Muskels stattfindet. Dies soll zunächst im Folgenden immer vorausgesetzt werden, da wir uns vorläufig nur mit der Leistung des maximal erregten Muskels beschäftigen wollen.

Der Zustand, in welchen der Muskel durch eine Reihe von elektrischen Schlägen geräth, deren mindestens etwa 18 bis 20 auf die Secunde kommen, ist jedesfalls demjenigen durchaus gleichartig, in welchen ihn während des Lebens das Nervensystem versetzt, und wird „Tetanus" genannt. Er ist kein Zustand neuen stabilen Gleichgewichts der Molekule, sondern ein Bewegungszustand, was aber für unsere Betrachtungen zunächst ohne wesentliche Bedeutung ist. Auch kann sich der Zustand trotz fortgesetzter gleichmässiger Reizung durch elektrische Schläge nicht über unbegrenzte Zeit constant erhalten, vielmehr nimmt sehr bald die Intensität der Erregung infolge der sogenannten Ermüdung allmählich ab. In den ersten Momenten aber nimmt er gemeiniglich ein wenig zu und hält sich einige Zeit lang so constant, dass wir seine Constanz

in den nächstfolgenden Betrachtungen unbedenklich
voraussetzen dürfen.

Wir wollen nun an die genauere Zergliederung des
mechanischen Erfolges der Muskelbewegung herangehen,
indem wir die ursprünglichste Erscheinung derselben
betrachten. Man ist bei dieser Zergliederung bisher
meist ausgegangen von folgendem Fundamentalversuche.
Ein Froschmuskel — Warmblüter können ihrer Ver-
gänglichkeit wegen zu den Versuchen natürlich nicht
dienen, doch ist über allen Zweifel festgestellt, dass
sie bezüglich der im Folgenden zur Sprache kommenden Eigenschaften sich nicht wesentlich von Froschmuskeln unterscheiden — ein Froschmuskel wird mit seinem
einen Knochenansatze an einem festen Stativ befestigt,
mit dem andern an einem Hebel, dessen Achse mit demselben Stativ verbunden ist. Der Hebel wird mit
einem passenden Gewicht belastet, welches sich mit
den elastischen Kräften des sich natürlich etwas dehnenden Muskels ins Gleichgewicht setzt. Nun werden an
beide Enden des Muskels Drähte angebunden. Der
am untern Ende befestigte muss so dünn sein, dass
er der Bewegung dieses Endes keinen nennenswerthen
Widerstand leistet. Beide Drähte werden mit der secundären Rolle des geeignet eingestellten thätigen Inductoriums verbunden, sodass, wenn eine widerstands-
lose Nebenschliessung weggeräumt wird, die Schläge
des Inductoriums den Muskel durchfahren. Sowie dies
geschieht und mithin der Muskel in Tetanus geräth,
sieht man ihn den Hebel mit der Last aufziehen und
ihn in einer neuen Gleichgewichtslage einige Zeit festhalten, nachdem im ersten Augenblicke der Hebel je
nach dem Betrage seines Trägheitsmomentes mehr oder
weniger hoch über diese Gleichgewichtslage empor-
geschleudert war. Der ganze Vorgang kann auf einer
Fläche, die mit gleichmässiger bekannter Geschwindigkeit an einer mit dem Hebel verbundenen Zeichenspitze vorbeigeführt wird, aufgeschrieben werden.

Dieser Vorgang ist aber offenbar schon ein sehr zusammengesetzter, die mechanische Leistung des Muskels ist dabei nicht blos von der Intensität der hervorgebrachten Erregung, sondern auch von der Art des Uebergangs in den erregten Zustand abhängig und die eigentlich ursprüngliche Erscheinung kommt uns dabei gar nicht für sich zur Anschauung. Diese besteht nämlich offenbar darin, dass die elastische Zugkraft des erregten Muskels bei seiner anfänglichen Länge grösser ist als die des ruhenden, denn die wirkliche Zusammenziehung ist ja erst hiervon eine Folge, welche eintritt, wenn die angehängte Belastung, welche mit der elastischen Kraft des ruhenden Muskels im Gleichgewicht war, von der durch die Erregung gesteigerten elastischen Kraft überwogen wird.

Wir wollen jetzt suchen diese eigentliche Grunderscheinung der Muskelerregung möglichst rein zur Darstellung zu bringen, die, wie schon angedeutet, darin besteht, dass die elastische Zugkraft oder die Spannung des Muskels wächst, wenn Reize auf ihn einwirken. Zu diesem Ende müssen wir ihn verhindern seine Länge zu ändern und zugleich seine Spannung durch ein sichtbares Zeichen erkennbar machen. Dies kann, wenn auch nicht mathematisch genau, doch für unsere Zwecke vollkommen ausreichend geschehen durch eine Vorrichtung, die uns bei unseren fernern Untersuchungen noch vielfach dienen wird und die ich daher zunächst eingehender beschreiben muss.

Der obere Knochenansatz des Muskels (M Fig. 1) ist in eine Zange (Z) gefasst, welche an dem Stativ des Apparats befestigt ist, jedoch so, dass man sie durch eine Schraube höher oder tiefer stellen kann. Der andere Knochenansatz (k) des Muskels ist durch einen undehnbaren Draht mit einem Stiftchen (d) verbunden, welches in den starken Stahlhebel (H,H) 80 mm von seiner Achse A entfernt eingesetzt ist. Dieser Hebel ist beiläufig gesagt etwas über 320 mm lang und trägt ausser dem schon erwähnten Zäpfchen d noch eins d, an seinem andern Arme in 160 mm Ent-

fernung von der Achse. Die Achse A läuft mit Spitzen
so gut wie ohne Reibung in einem Lager, welches mit
dem Stativ des Apparats fest verbunden ist. Die
Achse trägt noch ein Röllchen von 4 mm und eins von
8 mm Halbmesser. Um das eine oder andere ist ein

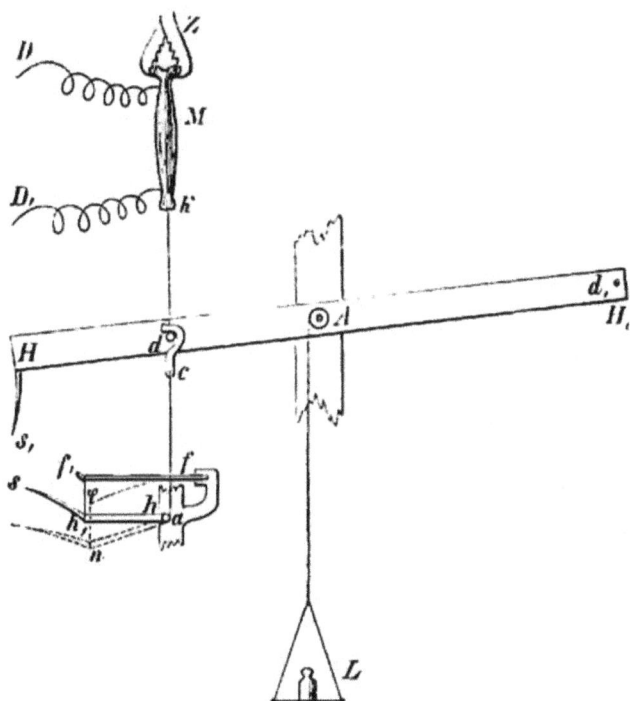

Fig. 1.

Faden geschlungen, an welchem eine Wagschale (L) hängt,
auf die beliebige Gewichte aufgelegt werden können.
Merklich senkrecht unter dem Zäpfchen d steht ein
Spitzenlager wie das Lager für die Achse A an dem
Stativ des ganzen Apparates befestigt. Darin ist die
Achse (a) eines ganz leichten, aber sehr steifen ein-
armigen Schilfhebels ($h h_i$) beweglich. Das freie Ende h_i

desselben ist durch ein steifes Drähtchen mit dem
freien Ende ($f,$) eines federharten Stahldrahtes oder
Glasstreifchens ($ff,$) verbunden, dessen anderes Ende (f)
in ein mit dem Stativ verbundenes Stück eingeklemmt
ist. Das f und h verbindende Drähtchen ist beiderseits nur eingehakt, sodass es sich sowol gegen die
Feder als gegen den Hebel drehen kann. Um die
Achse a ist ein vollkommen biegsamer, aber unausdehn-
barer Faden geschlungen, der an ihrer hintern Seite
aufsteigt und an seinem freien Ende ein aus Messingblech gebildetes Häkchen (c) trägt, das an das Zäpfchen d angehängt werden kann. Es braucht kaum
besonders bemerkt zu werden, dass der Faden etwas
hinter der Feder ($ff,$) vorbeigeht. Man sieht jetzt, dass
wenn der grosse Hebel ($HH,$) aufwärts gezogen wird,
die Schilfachse $hh,$ abwärts gedreht werden muss. Dies
kann aber nicht geschehen, ohne dass das Federende ($f,$)
niedergebogen wird, wobei ihre Spannung rasch zunimmt. Da nun die cylindrische Achse a, um welche
der Faden geschlungen ist, einen Halbmesser von nur
einem Millimeter hat, so wird von demselben nur ein
nach Bruchtheilen eines Millimeters zu messendes Stückchen abgewickelt sein, wenn die Feder schon ziemlich
weit (z. B. bis zum Punkte φ) niedergebogen ist und
eine grosse Spannung erlangt hat. Diese letztere hält
aber an dem kleinen Halbmesser der Achse als Hebelarm einer noch viel grösseren aufwärts wirkenden Zugkraft Gleichgewicht. Jede beliebige an d aufwärts
ziehende Kraft wird sich also mit der Federspannung
in Gleichgewicht setzen, ohne dass der Punkt d um
einen nennenswerthen Betrag aufsteigt. Die Grösse der
Zugkraft kann dabei mit grosser Genauigkeit bemessen
werden nach der Stellung, welche bei erreichtem Gleichgewicht der kleine Hebel $hh,$ einnimmt, denn je grösser
die Kraft; desto tiefer wird er das Federende herab-
biegen. Man kann zum voraus eine Scala empirisch
entwerfen, welche für jeden Kraftwerth die Stellung
des Hebels anzeigt. Am besten geschieht dies graphisch,

indem man an den Hebel h noch ein Zeichenspitzchen (s)
anbringt. Man lehnt dieselbe an die Trommel, an
welche hernach gezeichnet werden soll, und hängt an
den andern Arm des grossen Hebels bei d, nacheinander
verschiedene Gewichte, etwa 50 gr, 100 gr, 150 gr etc.
Selbstverständlich ist hierbei die Wagschale L zu entfernen. Man ertheilt durch das beschriebene Verfahren
dem Faden ca nacheinander Spannungen von 100 gr.
200 gr, 300 gr etc. Jedesmal steht dann natürlich
die Zeichenspitze s etwas tiefer. Indem man bei jeder
Lage die Trommel einmal umdreht, erhält man ein
System von parallelen Linien, welches als Spannungsscala dient, in die man später die Versuche unmittelbar
einzeichnen kann. Ist dabei mit dem grossen Hebel HH,
auch noch eine Zeichenspitze ($s_{,}$) verbunden, die an
dieselbe Trommel angelehnt ist, so erhält man zugleich
eine Anschauung von den minimen Erhebungen, welche
dieser Hebel bei den betreffenden Werthen der aufwärts gerichteten Zugkraft erleidet.

Ein Versuch, um die Grunderscheinung der Muskelerregung mit dem beschriebenen Apparat zu zeigen.
wird nun folgendermaassen ausgeführt. Als Muskelpräparat ist hier nicht zweckmässig der sonst äusserst
brauchbare Gastrocnemius des Frosches zu verwenden.
Sein Vorzug besteht neben der leichten Herstellbarkeit
des Präparates besonders darin, dass von seinem Nerven
ein sehr langes Stück verfügbar ist, was ihn zum un-
ersetzlichen Erforschungsmittel der Reizbarkeit der
Nervenfaser gemacht hat. Da wir aber hier den Muskel
direct reizen wollen, kommt es auf den Nerven gar
nicht an, dagegen ist erwünscht, dass die verwendeten
Muskelfasern möglichst lang sind, damit die doch nicht
ganz auszuschliessende Verkürzung gegen ihre Länge
nicht in Betracht kommt. Aus diesem Grunde empfiehlt
sich für unsern Zweck besonders die Muskelgruppe an
der innern Seite des Froschoberschenkels, welche vom
Becken zum Unterschenkel geht. Diese aus einigen
lang- und parallelfaserigen Muskeln bestehende Masse,

deren Länge bei einem mittelgrossen Frosche gut 50 mm
misst, wird isolirt und oben wird ein Stück vom Becken,
unten ein Stück des Unterschenkelknochens daran erhalten. Ersteres dient der Befestigung in der Zange,
letzteres zum Anhängen des Zwischenstückes k d. Die
eigenthümliche Befestigungsweise der in Rede stehenden
Muskelmasse beiderseits am vordern Rande des äusserst
schmalen Beckenknochens gibt uns übrigens noch die
Möglichkeit, von einem Frosche mittlerer Grösse ein
Präparat zu fertigen, welches in mechanischer Beziehung
genau die Dienste eines mehr als 100 mm langen Muskels thut. Man isolirt nämlich die fraglichen Muskelmassen sowol des rechten als des linken Beines, erhält
an beiden das Stück Unterschenkelknochen und schneidet
den Beckenknochen weg bis auf die schmale Leiste, an
welcher beide Muskelmassen befestigt sind. Klemmt
man jetzt das eine, z. B. das rechte Kniestück in die
Zange, so hängt zunächst die rechte Muskelmasse in
ihrer ganzen Länge herab und ihr unteres Ende bildet
der stehen gelassene Beckenkamm, von welchem dann
seinerseits die linke Muskelmasse als unmittelbare Fortsetzung der rechten herabhängt, und an ihr Kniestück
kann man das Verbindungsstück k d anknüpfen. Man
hat also in der That so gleichsam einen Muskel von
doppelter Länge, denn dass in seiner Mitte ein schmales
Knochenstreifchen eingewebt ist, hat auf sein mecha-
nisches Verhalten, wenn die Masse in ihrer ganzen
Länge gleichmässig gereizt wird, gar keinen Einfluss.
Zu vielen im weitern Verlaufe unserer Betrachtungen
vorkommenden Versuchen habe ich von der erwähnten
Muskelgruppe nur einen einzigen benutzt, der sich
durch seinen besonders regelmässigen Bau aus lauter
fast gleich langen und parallelen Fasern auszeichnet
und der in der Anatomie des Frosches den Namen
Musculus semimembranosus führt. Selbstverständlich
lassen sich auch die isolirten Mm. semimembranosi
beider Seiten zu einem Muskel von doppelter Länge
vereinigen.

Ist der Muskel in seiner Zange befestigt und das Zwischenstück kd angehängt, so werden zwei ganz feine leichte Drähtchen (D und D, Fig. 1) oben und unten angebunden, deren andere Enden mit den Polen der secundären Rolle eines Inductoriums in Verbindung stehen. Damit die Schläge des letzteren gezwungen sind, ganz durch den Muskel zu gehen und nicht eine Nebenleitung durch den Apparat finden, muss man das Zwischenstück kd isoliren, was durch Einfügung eines Glasringes in das sonst aus Draht gebildete Stück erreicht ist. Wird jetzt die Wagschale L, die mit Gewicht 100 gr wiegen mag, angehängt, so wird der Muskel, da der Hebelarm dA 20 mal grösser ist als der Durchmesser der Rolle bei A, mit 5 gr gespannt, und somit ein wenig gedehnt. Jetzt wird das Häkchen h an den Stift bei d angehängt, jedoch muss dabei der Faden ca noch ganz schlaff sein. Darauf hebt man die Muskelzange mit der Schraube solange, bis jener Faden ausgestreckt ist und die Zeichenspitze s Miene macht, sich zu senken. Dann haben wir also im Faden ca noch die Spannung Null und im Faden kd resp. im Muskel die Spannung 5 gr.

Lässt man jetzt durch Aufhebung einer Nebenschliessung die Schläge des Inductoriums in den Muskel eintreten, so sieht man, ohne dass sich seine Form merklich verändert, an dem Absteigen des Zeigers s, dass die Spannung des Muskels gewachsen ist. Bei einem gewissen Werthe bleibt der Spannungszeiger ruhig stehen, solange die Reizung dauert, wofern diese Dauer das Maass von etwa zwei Secunden nicht überschreitet. Sowie man die Reizung durch elektrische Schläge wieder aufhören lässt, kehrt der Spannungszeiger — in der Regel nicht ganz plötzlich — zu seiner Anfangslage zurück, zum Beweise, dass die Erhöhung der Spannung des Muskels wieder aufgehört hat.

Fig. 2 zeigt das bei einem solchen Versuche erhaltene Myogramm. Die mit 0, 200, 400 etc. bezeichneten parallelen Geraden geben die Spannungsscala. Die

obere unbezeichnete Linie ist von dem am Hebel befestigten Stifte geschrieben. Der Punkt 1 in der Nulllinie der Spannungscala markirt den Augenblick der
Reizung des 54 mm langen Muskels. Wie die ganz
kleine Erhebung in der obersten Linie sehen lässt,
bleibt der Muskel merklich unverkürzt.
Der Spannungszeiger geht indessen herab
bis nahe an die mit 1600 bezeichnete
Linie und zeichnet bis zum Punkte f
einen dazu parallelen Strich. Von diesem
Punkte, der das Aufhören des Reizes
markirt, schnellt er wieder zur Nulllinie empor. Wir sehen somit, dass der
Muskel bei seiner ursprünglichen Länge
von nahezu 54 mm, solange er sich im
tetanisirten Zustande befindet, eine
Spannung von nahezu 1600 gr ausübt,
während seine Spannung bei dieser
Länge im ruhenden Zustande Null (resp. 5 gr) ist.

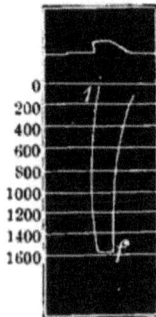

0
200
400
600
800
1000
1200
1400
1600

Fig. 2.

Wir haben also hier die Grundeigenschaften des
Muskels in ihrer einfachsten Erscheinungsform vor
Augen. Der elastische Strang, den der Muskel darstellt, verwandelt sich unter dem Einflusse des Reizes,
wenn jede secundäre Veränderung verhindert ist, in
einen elastischen Strang von grösserer Spannung, oder
da die Anfangsspannung äusserst geringfügig war,
können wir sagen: der ungespannte verwandelt sich in
einen gespannten elastischen Strang, und, was höchst
bemerkenswerth ist, sowie der Reiz aufhört, verwandelt
er sich von selbst zurück in einen elastischen Strang
ohne Spannung resp. von jener minimen Spannung, die
wir ganz vernachlässigen können.

Dieser letztere Umstand wird in den meisten Dar-
stellungen der Muskelphysiologie, soviel ich sehe, gleichsam als selbstverständlich betrachtet und wenig betont,
obwol er doch für die Brauchbarkeit des Muskels als
Motor im thierischen Haushalte ganz entscheidend ist.
Dass die Zurückverwandlung des Muskels in seinen

ursprünglichen Zustand nach Aufhören der ihn ver-
wandelnden Ursache keineswegs selbstverständlich ist,
leuchtet sofort ein, wenn man sich erinnert, dass durch
Erhitzung (über 50°) der Muskel auch in einen dem
erregten mechanisch sehr ähnlichen Zustand gebracht
wird, sodass auch die Spannung bei unveränderter
Länge zunimmt. Aber dieser Zustandsänderung folgt
nicht eine Wiederherstellung des ursprünglichen Zustandes, wenn die Ursache aufhört.

Kehren wir zu unserm Versuche zurück: Der 54 mm
lange Muskelstrang ohne Spannung hatte sich durch
den Reiz verwandelt in einen gleich langen elastischen
Strang von einer Spannung, die nahezu 1600 gr Gleichgewicht hält. Ein solcher aber kann offenbar betrachtet
werden als ein elastischer Strang, dessen natürliche
Länge (bei der er keine Spannung entwickelt) kleiner
ist als jene Länge, bei welcher wir ihn die grosse
Spannung ausüben sahen. Diese „natürliche Länge"
des gereizten Muskels können wir nun mit Hülfe unsers
Apparates leicht bestimmen. Wir richten alles wie zum
ersten Versuche ein, nur dass bei d das Häkchen c
nicht eingehängt wird. Dann ist der Muskel nicht
mehr gehindert, jene natürliche Länge anzunehmen, wobei der Hebel HH, natürlich eine neue Stellung annimmt, die an der rotirenden Trommel durch den an
H angebrachten Zeichenstift markirt wird. Mit einem
Worte, wir stellen den Versuch an, welcher schon weiter
oben als derjenige erwähnt wurde, welcher sonst gemeiniglich als der eigentliche Grundversuch über die
Muskelreizung angestellt zu werden pflegt. Unser
Muskel vom ersten Versuche lieferte dabei die um-
stehende Zeichnung (Fig. 3), in welcher man unten die
Fortsetzungen der 9 Parallellinien und oben den Weg
sieht, welchen die am Hebel HH befestigte Zeichenspitze
beschreibt. Die erste kleine Stufe der Erhebung entspricht einer kleinen hier nicht zu erörternden Verkürzung des Muskels beim Ablösen des Häkchens. Man
sieht nun im Moment des Reizes zunächst den Hebel bis b

emporschnellen, was vorläufig für uns ohne Interesse ist, dann aber setzt er sich nach einigen kleinen Schwingungen auf der Höhe c mit dem Muskel ins Gleichgewicht und bleibt hier stehen, bis der Reiz aufhört. Die Höhe von c über a misst also in doppelter Vergrösserung die Verkürzung des Muskels bei der Spannung Null (resp. 5 gr), oder mit andern Worten, da die Höhe von c über a etwa $= 44$ mm ist: der Muskel ist im tetanisirten Zustande ohne Spannung um **22** m kürzer als im ruhenden.

Unsere beiden Versuche haben uns also das Ergebniss geliefert: der Muskel, dessen natürliche Länge im ruhenden Zustande etwas weniger als 54 mm beträgt und der mit 5 gr gespannt in diesem Zustande 54 mm lang ist, übt im erregten Zustande bei dieser Länge die Spannung von nahezu 1600 gr aus und bei der Länge von $54 - 22 = 32$ mm die Spannung von 5 gr, oder wenn wir diesen geringen Spannungswerth ganz vernachlässigen, können wir sagen, die natürliche Länge unsers Muskels im erregten Zustande ist $= 32$ mm. Es folgt hieraus, dass der Muskel im erregten Zustande für alle zwischen 54 mm und 32 mm liegende Längenwerthe zwischen 1600 und 5 gr gelegene Spannungswerthe haben wird, die nach einem bestimmten Gesetze mit den Längenwerthen zusammenhängen. Einige dieser zusammengehörigen Längen- und Spannungswerthe können

Fig. 3.

wir an unserm Apparate sogleich zu bestimmen versuchen, und es sind in der Versuchsreihe, welcher die beiden soeben beschriebenen Versuche entnommen sind, einige derartige Bestimmungen in der That gemacht und zwar — beiläufig gesagt — noch vor der Bestimmung der natürlichen Länge des erregten Muskels in unmittelbarem Anschluss an den S. 14 beschriebenen Versuch. Das mit dem Spannungszeiger verknüpfte Häkchen war also an dem Hebel *HH* noch angehakt. Der Aufhängepunkt des Muskels am Stativ wurde um 10 mm erniedrigt, sodass bei einer Reizung der Muskel erst wenn er sich um diese 10 mm verkürzt hatte,

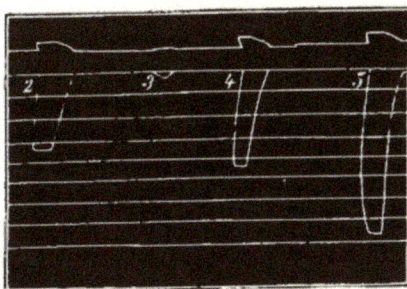

Fig. 4.

durch den Apparat an der weiteren Verkürzung verhindert wurde und den Spannungszeiger in Bewegung setzte. Unter diesen Umständen ist das Spannungs-Myogramm 2 der Fig. 4 (einer unmittelbaren Fortsetzung von Fig. 2) entstanden. Es lehrt uns, dass der Muskel bei der Länge $54 - 10 = 44$ mm im erregten Zustande eine Spannung von etwa 700 gr ausübte. Eigentlich war die Länge eine Spur (etwa $^3/_4$ mm) kürzer, wie die kleine Erhebung in der vom Hebel *HH* gezeichneten Linie sehen lässt, doch mag dies, um die Betrachtung nicht allzu sehr zu verwickeln, unbeachtet bleiben. Hierauf wurde der Anknüpfungspunkt des Muskels um 20 mm unter seine ursprüngliche Stellung herabgerückt. Der Spannungszeiger zeichnete alsdann

bei Reizung das sehr kleine Myogramm 3 (Fig. 4).
Es lehrt, dass bei der Länge $54 - 20 = 34$ mm der
Muskel im erregten Zustande eine Spannung von etwa
60 gr entwickelt. Es wurde dann noch einmal eine
Reizung unter denselben Umständen wie bei 2 bewerkstelligt, welche das Myogramm 4 ergab. Hier zeigt der
erregte Muskel also bei der Länge von $54 - 10 = 44$ mm,
eine Spannung von etwa 860 gr, während man eigentlich eine etwas kleinere Spannung als in Versuch 2
hätte erwarten sollen. Bei den zahlreichen Fehlerquellen hat die Abweichung nichts Auffallendes. Endlich wurde der Versuch 1 (S. 14) noch einmal wiederholt und so das Spannungs-Myogramm 5 (Fig. 4) gewonnen, das auch sehr nahe denselben Spannungswerth
wie 1 für die Länge 54 mm liefert.

In den Ergebnissen der beschriebenen Versuche hat
man nun in der That einiges Material zur Beurtheilung
des gesetzlichen Zusammenhanges zwischen der Länge
und der Spannung des gereizten Muskels, oder sie
liefern einige Punkte der „Dehnungscurve" desselben,
wenn man hierunter die graphische Darstellung jenes
gesetzlichen Zusammenhanges versteht. Wir fanden
nämlich

für die Länge	die Spannung
32 mm	Null resp. 5 gr,
34 „	60 gr (3),
44 „	700 und 860 gr (2 u. 4),
54 „	1580 und 1560 gr (1 u. 5).

In Fig. 5 sind diese Zahlenwerthe graphisch dargestellt in einem Coordinationssystem, dessen wagerechte
Abscissen die Spannungen in Grammen, dessen senkrecht (abwärts) gerichtete Ordinaten die zugehörigen
Längen in Millimetern messen. An die Punkte sind
die betreffenden Versuchsnummern, welche sie darstellen,
angeschrieben. Wenn man für die richtige Spannung
den Mittelwerth aus den zwei Bestimmungen nimmt, wo
zwei solche bei gleicher Länge gemacht sind, so ergibt

sich als Dehnungscurve annähernd eine gerade Linie,
oder die Spannungen stehen etwa im selben Verhältniss
wie die Ueberschüsse der Länge über die natürliche
Länge des gereizten Muskels.

In der so erhaltenen Dehnungscurve des Muskels im
erregten oder tetanisirten Zustande haben wir nun das

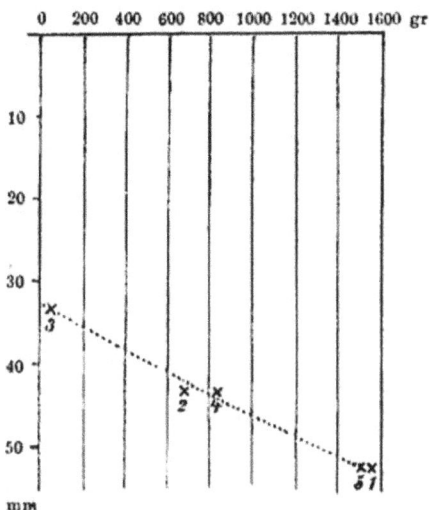

Fig. 5.

vollständige Material, um zu beurtheilen, wie und wie-
viel mechanische Arbeit derselbe beim Uebergange aus
dem einen in den andern Zustand unter verschiedenen
äussern Bedingungen zu leisten im Stande ist. Es ist
aber zu diesem Ende erforderlich, den Begriff der
„mechanischen Arbeit" selbst eingehend zu erörtern und
zu untersuchen, wie überhaupt ein gespannter elastischer
Strang bei seiner Entspannung Arbeit leistet.

Ehe wir jedoch an diese Untersuchung herantreten,
wollen wir noch einige andere Methoden kennen lernen,
durch welche man die Dehnungscurve des tetanisirten
Muskels, d. h. also die Abhängigkeit seiner Spannung
von seiner Länge, bestimmen kann.

Der erste, welcher solche Bestimmungen ausführte, war Ed. Weber, und zwar verfuhr er folgendermaassen. Er hängte an einen langen parallelfaserigen Muskel — den Hyoglossus des Frosches — nacheinander verschiedene Belastungen. Bei jeder Belastung maass er die Länge desselben im ruhenden Zustande, hierauf tetanisirte er ihn und maass, nachdem er sich zusammengezogen und wieder in Gleichgewicht gesetzt hatte, von neuem seine Länge. Er erhielt so nebeneinander die Dehnungscurve im ruhenden und im tetanisirten Zustande. Um den Ermüdungseinfluss möglichst auszuschliessen, machte er stets hintereinander eine Versuchsreihe mit wachsender und eine mit abnehmender Belastung am selben Muskel. Der Mittelwerth der beiden Längen, welche der Muskel in diesen beiden Reihen bei demselben Belastungswerth im einen und im andern Zustande zeigte, galt ihm für die wahre Länge welche dem ruhenden resp. dem tetanisirten Muskel bei einem mittlern Ermüdungsgrad für den betreffenden Belastungswerth zukommt. Die nachstehende Tabelle gibt eine solche Versuchsreihe Weber's in Zahlen.

Belastung	Länge	
	ruhend	gereizt
gr	mm	mm
5	41,6	14,5
10	42,3	15,9
15	43,2	17,2
20	44,1	19,0
25	45,1	21,8
30	45,9	27,2
25	46,1	27,7
20	45,7	25,2
15	45,1	23,2
10	44,2	21,0
5	42,4	10,0

In Fig. 6 sind diese Zahlen graphisch dargestellt in derselben Art wie in Fig. 5. Einer weitern Erläuterung bedarf daher die Figur nicht. Die annähernd gerade Linie *tt* schliesst sich am besten den arithmetischen Mitteln aus den Doppelbestimmungen der Längen des tetanisirten, die gegen die Abscissenachse concave Curve *rr* den Mitteln aus den Längen des ruhenden Muskels an. Es ergibt sich also auch so wieder die Dehnungscurve des tetanisirten Muskels als annähernd gerade, die Dehnungscurve des ruhenden Muskels dagegen erscheint gegen die Abscissenachse concav, d. h. der ruhende Muskel ist bei geringen Spannungen verhältnissmässig dehnbarer als bei grösseren. Die punktirt gezeichneten Stücke der beiden Curven zwischen den Ordinaten *o* und *s* sind blos die muthmaasslichen Fortsetzungen der ausgezogenen Theile, da für den Spannungswerth Null eigentlich keine genaue Längenbestimmung gemacht werden kann.

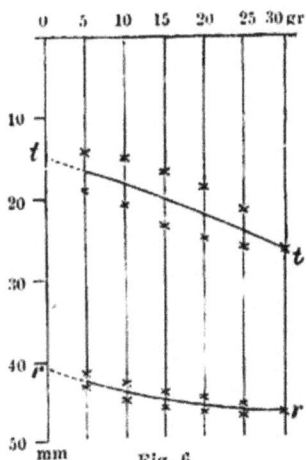

In Fig. 7 ist noch ein Versuch derselben Art dargestellt, welchen ich an der langen Muskelgruppe der innern Seite des Oberschenkels ausgeführt habe. Die Längen sind in natürlicher Grösse, die Spannungen in dem aus den Zahlen an der Abscissenachse ersichtlichen Maassstabe gegeben. Jede Länge ist hier nur einmal bestimmt,

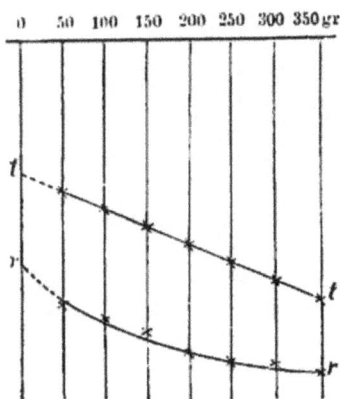

aber die Wirkung der Ermüdung war in dieser Versuchsreihe dadurch fast ausgeschlossen, dass sie angestellt ist an Muskeln, die von Blut durchströmt
waren. Auch hier ist die Dehnungscurve des erregten
Muskels annähernd gerade und die des ruhenden Muskels concav.

Erst vor wenigen Jahren hat Blix in Upsala ein
Myographion construirt, mittels dessen man die Dehnungscurve eines Muskels im einen oder im andern
Zustande oder auch irgendeines andern elastischen
Stranges in einem stetigen Zuge verzeichnen kann.
Man sieht leicht, dass diese Aufgabe gelöst wäre, wenn
man die Belastung eines Muskels von Null an stetig
vergrössern resp. von irgendeinem Werthe an bis auf Null
stetig verkleinern könnte und dabei die Lage des freien
Muskelendes auf einer Platte verzeichnete, die wagerecht verschoben würde genau mit der Geschwindigkeit,
mit welcher die Belastung sich ändert. Man erhielte
so offenbar eine Curve, deren wagerechte Abscissen den
Belastungen, d. h. Spannungen und deren Ordinaten,
den zugehörigen Dehnungen proportional wären. Diesen
Zweck kann man aber folgendermaassen erreichen. Man
verknüpft den Muskel wie bei dem früher beschriebenen
Myographion mit einem Hebel, an dessen Verlängerung
ein Zeichenstift befestigt ist, der in vergrössertem Maassstabe die Hebung oder Senkung des Muskelendes auf
einer Platte verzeichnet. Die Belastung aber wird
nicht mit dem Hebel fest verknüpft, sondern an einem
darauf verschiebbaren Bügel angehängt. Steht jetzt
der Bügel auf der Achse des Hebels, so ist das Moment der Last und folglich die Spannung des Muskels
Null und es wird um so grösser, je weiter man den
die Last tragenden Bügel von der Achse auf dem Hebel
fortrückt. Ist er bis zum Angriffspunkt des Muskels
geschoben, so ist die Spannung des Muskels der Last
gerade gleich. Es wird sich also beim Vorschieben des
Bügels von der Achse nach dem Anknüpfungspunkte
der Muskel dehnen. Ist nun die Platte, auf welcher

gezeichnet wird, mit dem Bügel in solcher Verbindung,
dass sich genau ebenso viel wie dieser wagerecht ver-
schiebt, so muss auf ihr in einem Zuge die Dehnungscurve entstehen.

Auf diesen Gedankengang gründet sich die Construction des Blix'schen Myographion, nur ist aus technischen Rücksichten der Muskelhalter mit dem Hebel
zum verschiebbaren Stücke gemacht, während die Platte
und eine Coulisse, welche den Bügel an seitlicher Verschiebung hindert, im Raume fest sind. Die wesent-
lichen Theile des Apparates sind in der schematischen
Zeichnung Fig. 8 dargestellt. SS ist ein Schlitten,

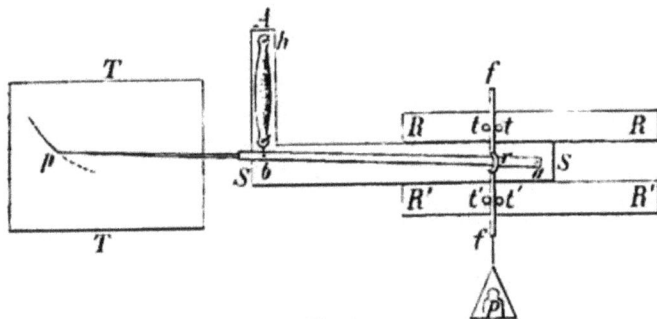

Fig. 8.

welcher sich zwischen den Schienen RR und $R'R'$ hin-
und herschieben lässt. Der Schlitten trägt bei a die
Achse des Hebels ab und auf einem seitlichen Ansatz-
stücke A den Muskelhalter h. Das andere Ende des
Muskels ist bei b mit dem Hebel verknüpft. Die Belastung bildet das Gewicht P, welches mittels des
Rähmchens r auf den Hebel drückt. Dies Rähmchen
läuft nach oben und nach unten in die steifen Stäbchen f
aus, die durch zwei Paare von Stiften tt und $t't'$ so
geführt werden, dass das System frf sich nur auf und
ab, nicht aber nach rechts oder links bewegen kann.
Ist jetzt der Schlitten so weit wie möglich nach links
geschoben, sodass die Achse a gerade im Rähmchen

steht — dies ist nämlich durch eine eigenthümliche Knickung der Achse ermöglicht — so ist die Spannung des Muskels offenbar Null, und wenn man jetzt den Schlitten nach rechts zieht, sodass immer weiter von a entfernte Punkte des Hebels den Druck von P aufnehmen, so wächst die Spannung des Muskels stetig an. Bei irgendeiner Stellung des Schlittens ist die Spannung $= \dfrac{ra}{ba} P$ und wird also gleich P, wenn $ra = ba$ geworden, d. h. wenn der Anknüpfungspunkt b gerade an das Rähmchen getreten ist. Die an der Verlängerung des Hebels angebrachte Zeichenspitze p zeichnet also auf der mit den Schienen RR und $R'R'$ im Raume fest bleibenden Tafel T die Dehnungscurve des Muskels in stetigem Zuge. In der wirklichen Ausführung liegt das Instrument horizontal und das Gewicht hängt an einem über eine Rolle geschlungenen Faden. Ohne weitere Correctionen kann die von dem Blix'schen Myographion gezeichnete Curve als Dehnungscurve in rechtwinkeligen Coordinaten allerdings nur gelten, wenn die Drehung des Hebels sich in so engen Grenzen hält, dass der vom Zeichenstift gezeichnete Kreisbogen noch als ein zur Verschiebungsrichtung senkrechter gerader Strich gelten kann. Dies ist aber bei der wirklichen Anwendung in der That immer sehr annäherungsweise der Fall.

In Fig. 9 ist ein mit diesem Apparat gezeichnetes Myogramm (verkleinert) möglichst genau wiedergegeben. Die Verknüpfungsstelle des Muskels mit dem Hebel war 200 mm, die Zeichenspitze 480 mm von der Achse entfernt. Bei der Endstellung des Schlittens, wo das Belastungsrähmchen mit der Achse zusammenfällt und also die Belastung Null ist, zeichnet bei Drehung des Hebels die Spitze den äussersten Kreisbogen links, an welchen die Zahlen angeschrieben sind. Dieser Bogen, den wir als gerade Linie betrachten wollen, ist also die Ordinatenachse, in welcher die Längen oder Längenänderungen des Muskels zu messen sind, und

zwar entsprechen, wie man sieht, 14 mm in dieser Linie
je einem Centimeter Muskellänge. Zum Versuche diente
ein Präparat von der S. 12 beschriebenen Art. Die natürliche Länge des Doppelmuskels im ruhenden Zustande,
welche nicht ganz genau gemessen wurde, betrug etwas
weniger als 90 mm. Der Schlitten war zu Anfang weit
nach rechts zurückgezogen, sodass das Rähmchen ganz
nahe am Muskel stand, und 2000 gr angehängt. Jedoch
war dem Hebel nicht freie Bewegung nach abwärts gestattet, sondern er war an einen am Schlitten selbst

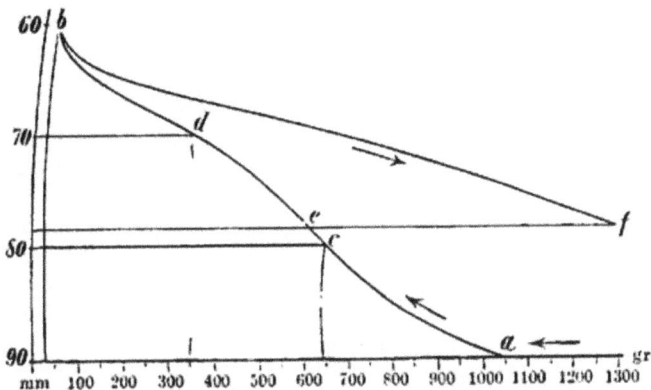

Fig. 9.

angebrachten Zapfen angelehnt, sodass die Last den
Muskel nur bis auf 90 mm Länge dehnen konnte.
Wurde bei dieser Lage des Hebels der Schlitten verschoben, so zeichnete die Spitze die wagerechte Gerade,
an welcher die Zahlen 0, 100, 200 u. s. w. angeschrieben
sind. In dieser Linie sind die Spannungen des Muskels resp. die ihm zur Last fallenden Bruchtheile des
auf die Schale gelegten Gewichtes zu messen, und zwar
entspricht, weil die constante Länge des Hebelarmes,
an welchem der Muskel angreift, 200 mm beträgt,
jedes Millimeter in dieser Linie 10 Grammen, im Maassstabe der Zeichnung nur etwa 0,6 mm. Demgemäss
sind die Zahlen angeschrieben. Der Versuch verlief nun

folgendermaassen. Wie gesagt, stand der Schlitten zunächst ganz rechts und hingen 2000 gr am Rähmchen,
sie konnten aber den Muskel nicht mit der ganzen
Kraft ihres Moments dehnen, weil der Hebel angelehnt
war. Nun wurde der Muskel tetanisirt. Er konnte
sich gleichwol zunächst nicht verkürzen, weil bei der
anfänglichen Stellung des Schlittens das Moment der
Last noch viel grösser war als das Moment der Muskelspannung für 90 mm Länge. Jetzt wurde während der
Dauer des Tetanus der Schlitten nach links vorgeschoben,
wobei sich das Moment der Last verringert. Als bei
dieser Verschiebung die Zeichenspitze am Punkte a der
Grundlinie angekommen war, begann die Erhebung der
Spitze über dieselbe oder die Verkürzung des Muskels.
Aus der Lage des Punktes a in der Spannungsscala an der
Grundlinie sehen wir, dass die Spannung des tetanisirten
Muskels bei 90 mm Länge 1050 gr beträgt. Bei der
weitern Verschiebung zieht sich der Muskel weiter zusammen und die Zeichenspitze zeichnet die Curve ab,
in welcher wir ohne weiteres die Dehnungscurve des
tetanisirten Muskels vor Augen haben. In der That,
betrachten wir beispielsweise den Punkt c unserer Curve,
ihm entspricht die Ordinate 80 und die Abscisse 650,
d. h. als die Zeichenspitze auf diesem Punkte stand, war
die Muskellänge um 10 mm kleiner als 90, d. h. der Muskel
80 mm lang und das Rähmchen mit der Last war in
Wirklichkeit 65 mm von der Achse entfernt, die Last
spannte also den Muskel bei dieser Länge mit $\frac{65}{200}$ 2000,
d. h. mit 650 gr. Während der Zeichenstift auf dem
Punkte d stand, ist auf Grund einer entsprechenden
Betrachtung die Länge des Muskels 70 mm, seine
Spannung 350 gr. Es gibt also jeder Punkt der Curve
die zusammengehörigen Werthe der Länge und Spannung des tetanisirten Muskels. Bis zur völligen Entlastung des Muskels ist aus den schon mehrfach erwähnten Gründen der Schlitten nicht vorgeschoben.
Der letzte Punkt der Curve b gibt zur Spannung von

etwa 25 gr die Länge des Muskels etwa = 62 mm
und die eigentliche natürliche Länge unsers Muskels
im tetanisirten Zustande hätten wir uns also noch
etwas kleiner vorzustellen. Der Gesammtanblick zeigt
wiederum, dass die Dehnungscurve des tetanisirten
Muskels annähernd eine Gerade ist, was sich auch bei
den andern Methoden gefunden hatte.

Da mit dem Blix'schen Myographion die Zeichnung
der ganzen Dehnungscurve in weniger als einer Secunde
ausgeführt werden kann, also die Veränderung des Muskels durch Ermüdung während der Dauer des Versuchs völlig verschwindet, so kann man jetzt auch den umgekehrten Weg einschlagen und den zum voraus tetanisirten und zusammengezogenen Muskel durch allmählich
steigende Belastung ausdehnen. Dabei zeigt sich nun
ein sehr unerwartetes Ergebniss. In Fig. 9 ist bf die
auf diese Weise gezeichnete Dehnungscurve desselben
Muskels. Nachdem nämlich die Curve ab gezeichnet
war, blieb der Schlitten links stehen, der Muskel wurde
eine kurze Zeit in den Ruhezustand versetzt, wobei er
sich natürlich verlängerte. Hierauf wurde er abermals
tetanisirt. Er verkürzte sich wieder bis zum Punkte b
und nun wurde der Schlitten nach rechts gezogen und
der tetanisirte Muskel durch die wachsende Belastung
gedehnt. Da der Muskel durch die erste Tetanisirung
ermüdet war, hätte man nun erwarten sollen, dass die
Dehnungen bei gleicher Belastung grösser ausfielen als
beim ersten Versuche, mit andern Worten: dass die
neue Dehnungscurve unterhalb der ersten läge. So
sahen wir ja die nach den andern Methoden aus einzelnen Punkten construirten Dehnungscurven regelmässig
um so tiefer liegen, je später die Bestimmungen gemacht wurden (s. die einzelnen Punkte in den Figuren
5 und 6 mit einziger Ausnahme eines Punktes in
Fig. 5). Auch beim Blix'schen Myographion fällt die
später gezeichnete Dehnungscurve unterhalb der frühern,
wenn beidemal dieselbe Manipulation gemacht wird.
Lassen wir aber wie in Fig. 9 auf eine Dehnungscurve

mit Entlastung eine solche mit wachsender Belastung, also mit Ausdehnung des Muskels folgen, so liegt sie hoch über der erstern, d. h. jeder Länge des Muskels entspricht jetzt eine viel grössere Spannung. In der That entspricht in der Curve bf z. B. der Muskellänge von etwa 79 mm eine Spannung von nahezu 1300 gr, während bei der Entspannung (Curve ab) dieser Länge nur eine Spannung von etwa 600 gr entspricht.

Diese grosse Differenz zwischen den beiden Dehnungscurven, je nachdem sie mit abnehmender oder mit wachsender Spannung gezeichnet sind, kann unmöglich aus blossen Fehlern der Methode erklärt werden. Es wirkt zwar die Reibung des Rähmchens beim Durchgleiten des Hebels, wie man leicht sieht, dahin, dass die wachsenden Spannungen zu gross und die abnehmenden Spannungen zu klein gezeichnet werden, wenn man aber die Dehnungscurve eines ganz unveränderlichen elastischen Stranges, z. B. einer Spiralfeder von Stahl, mehrmals hintereinander aufzeichnet, abwechselnd durch Hin- und Herschieben des Schlittens, so sieht man, dass dieser Fehler, obwol er keineswegs verschwindend klein ist, Differenzen wie die der Curve ab und bf nicht entfernt hervorbringen kann. Wäre der Muskel gar nicht ermüdet, sondern beim zweiten Versuche noch ganz derselbe elastische Körper wie beim ersten, so würde der Schnittpunkt der Dehnungscurve mit der Grundlinie vermöge der Reibung des Apparats höchstens von a etwa nach dem Punkte 1100 verrückt erscheinen. Da aber die Ermüdung im allgemeinen die Dehnbarkeit erhöht, würde diese Verrückung nicht einmal zur Erscheinung kommen.

Die gänzlich veränderte Lage der Dehnungscurve bei wachsender Belastung beweist, wie mir scheint, dass durch den Act der Dehnung selbst im tetanisirten Muskel der die Zusammenziehung bedingende Process gesteigert wird. Diese Thatsache ist um so merkwürdiger, als für den ruhenden Muskel die Dehnung keineswegs ein Reiz ist. Manche Autoren haben zwar vermuthet und behauptet, dass der ruhende Muskel durch Dehnung grösser werde, es ist aber vor einiger Zeit von E. Fick durch express zu diesem Zwecke angestellte Versuche schlagend erwiesen, dass selbst sehr plötzliche Dehnung den ruhenden Muskel nicht im mindesten reizt. Wir sehen aber jetzt, dass der Act der Dehnung, obwol er für sich den Erregungsprocess nicht hervorruft, einen schon bestehenden Erregungsprocess steigert. Man wird dies nicht so aufzufassen haben, dass die Dehnung zu dem Reizquantum etwas hinzufügt, sondern, dass sie die Reizbarkeit steigert und dass infolge davon der von aussen zugeführte Reiz eine grössere Wirkung hervorbringt.

ZWEITES KAPITEL.

Arbeitsleistung durch elastische Kräfte.

Unter „positiver Arbeit" versteht die Mechanik den Vorgang, bei welchem der Angriffspunkt einer Kraft im Sinne derselben fortrückt, unter „negativer Arbeit" den umgekehrten, wobei ein solcher Angriffspunkt im entgegengesetzten Sinne der auf ihn wirkenden Kraft fortrückt. Das Maass der positiven oder negativen Arbeit ist das Product der Kraft mit der Wegstrecke, welche ihr Angriffspunkt auf ihrer Wirkungsrichtung zurückgelegt hat. Die Einheit der Arbeitsgrössen ist also das Product aus der Längeneinheit, dem Meter, und der Krafteinheit, dem Kilogramm*, und wird als

---

* In neuerer Zeit wird häufig die Gewichtseinheit (Kilogramm resp. Gramm oder Milligramm) definirt als die Maasseinheit für die Quantitäten Materie oder Massen. Obgleich sich sehr bedeutende Naturforscher dieses Systems bedienen, kann ich mich nicht entschliessen, das von den classischen Mechanikern des vorigen Jahrhunderts gegründete System der Einheiten zu verlassen, aus dem einfachen

Kilogrammeter bezeichnet. Positive Arbeit ist stets
und ausschliesslich die Ursache der Neuerzeugung von
Bewegung. Wo wir also in einem System von Massen
die Summe der vorhandenen Bewegungsenergie vergrössert sehen, können wir mit Sicherheit schliessen,
dass die im System wirksamen Kräfte im ganzen einen
positiven Betrag von Arbeit geleistet haben. Die Summe
der vorhandenen Bewegungsenergie muss indessen dabei
geschätzt werden nach Maassgabe der halben Producte
der bewegten Massen mit den Quadraten (nicht den
ersten Potenzen) ihrer Geschwindigkeiten. Andererseits
muss die Bewegungsenergie des Systems nothwendig
vergrössert sein, wenn die wirksamen Kräfte im ganzen
einen positiven Betrag von Arbeit geleistet haben. Umgekehrt kann man sicher sein, dass im ganzen ein negativer Betrag von Arbeit (mehr negative als positive
Arbeit) geleistet ist, wenn die Bewegungsenergie eines
Systems vermindert ist, und wenn man sicher weiss,
dass in einer Zeit negative Arbeit von den Kräften
eines Systems geleistet ist, so muss die Bewegungsenergie abgenommen haben. Es ist aber noch bestimmter die Zunahme der Bewegungsenergie stets gleich
der gesammten geleisteten positiven Arbeit resp. die
Abnahme der Bewegungsenergie der geleisteten negativen Arbeit, oder es ist stets $dE + dL = o$, wenn
man unter dE die (positive oder negative) Zunahme
der Bewegungsenergie, unter dL die dazu erforderliche
(positive oder negative) Arbeit versteht.

Um diesen das Princip der Erhaltung der Energie
allerdings noch nicht ganz präcis aussprechenden, aber

Grunde, weil die ursprüngliche Vorstellung einer Gewichts-
grösse ganz offenbar die Vorstellung von einer gewissen
Muskelanstrengung, also von einer Kraft ist, welche auf-
gewandt werden muss, um dem Gewichte Gleichgewicht zu
halten, wofür schon der Ausdruck Gleichgewicht das be-
redteste Zeugniss gibt. Denn Gleichgewicht findet eben
zwischen Kräften und nicht zwischen Mengen von Materie
statt.

doch schon ziemlich abstract klingenden Sätzen mehr
Anschaulichkeit zu geben, wollen wir uns an einige
einfache Beispiele erinnern. Das nächstliegende und
daher mit Recht am häufigsten benutzte Beispiel bildet
die Zusammenstellung der Erde und eines beliebigen
schweren Körpers. Darin wirkt auf den letztern eine
durch sein Gewicht gemessene Kraft in der Richtung
der Verbindungslinie seines Schwerpunkts und des Erd-
mittelpunkts. Diese Kraft leistet positive Arbeit, wenn
jener Schwerpunkt sich dem Erdmittelpunkt nähert, und
dem ausgesprochenen Princip entsprechend sehen wir
denn auch in der That die Bewegung zunehmen, wenn
der schwere Körper, ohne dass andere Kräfte auf ihn
wirken, sich dem Erdmittelpunkt nähert, d. h. wenn er
frei herabfällt. Umgekehrt, wenn der schwere Körper
gegen die Schwere aufsteigt, sich vom Erdmittelpunkt
entfernt, so nimmt seine Geschwindigkeit und damit
seine Bewegungsenergie ab. Dass hier wirklich die
Zu- resp. Abnahme der Bewegungsenergie der geleisteten
positiven resp. negativen Arbeit gleich ist, lässt sich
leicht aus den bekannten Fallgesetzen sehen.

In der That sei die Geschwindigkeit des betrachteten
schweren Körpers zu Anfang $= v_0$ und abwärts gerichtet, dann wird er nach dem Fallgesetz in der nun
folgenden Zeit t den Weg $H = v_0 t + \frac{1}{2} g t^2$ zurück-
legen, wo g die bekannte Grösse ist, welche die Intensität der Schwere an der Erdoberfläche misst und
seine Geschwindigkeit zu Ende dieser Zeit ist $v_0 + g t$,
welche wir mit v_1 bezeichnen wollen. Die zum
Durchfallen der Strecke H gebrauchte Zeit t ist also

$$= \frac{v_1 - v_0}{g}$$ oder gleich der Differenz der End- und

Anfangsgeschwindigkeit dividirt durch die Intensität
der Schwere. Setzt man diesen Werth von t in die
Gleichung $H = v_0 t + \frac{1}{2} g t^2$, so ergibt sich

$$H = \frac{v_0 v_1 - v_0^2}{g} + \frac{1}{2} \frac{(v_1 - v_0)^2}{g} \text{ oder } H = \frac{\frac{1}{2} v_1^2 - \frac{1}{2} v_0^2}{g}$$

Ist aber die Masse unsers Körpers m, so wirkt auf ihn die Anziehung der Erde mit einer Kraft von mg Krafteinheiten oder Kilogrammen und die beim Durchfallen der Strecke H von der Schwere geleistete positive Arbeit ist mgH, andererseits ist die Bewegungsenergie des Körpers nach der obigen Definition bei seiner Anfangsgeschwindigkeit v_0 $\frac{1}{2} m v_0{}^2$ und bei seiner Endgeschwindigkeit v_1, nachdem er die Strecke H durchfallen hat $\frac{1}{2} m v_1{}^2$, also ist die Zunahme der Bewegungsenergie $\frac{1}{2} m v_1{}^2 - \frac{1}{2} m v_0{}^2$, welche Grösse zufolge der obigen Gleichung $= mgH$ oder gleich der geleisteten positiven Arbeit der Schwere ist. Ganz ebenso ergibt sich die Gleichheit der negativen Arbeit und der Abnahme der Bewegungsenergie, wenn man annimmt, dass die ursprüngliche Geschwindigkeit v_0 aufwärts gerichtet war und der Körper während einer gewissen Zeit t aufsteigt durch die Strecke $H = v_0 t - \frac{1}{2} g t^2$.

Wir wollen nun einen schweren Körper betrachten, der an einem über eine Rolle geschlungenen Faden hängt, an dessen anderm Ende ein gleiches Gewicht befestigt ist. Dann wirken auf jeden der beiden Körper zwei gleiche und entgegengesetzt gerichtete Kräfte, abwärts sein eigenes Gewicht, aufwärts die demselben gleiche Spannung des Fadens. Denkt man sich dies System im einen oder im andern Sinne in Bewegung, sodass der erste Körper steigt oder sinkt, so wird offenbar gleich viel positive und negative Arbeit, also im ganzen gar keine Arbeit geleistet, denn der eine Körper sinkt um ebenso viel, als der andere steigt (die vermittelnde Spannung des Fadens kommt gar nicht in Betracht, da seine Länge ungeändert bleibt). Dem Princip der Erhaltung der Kraft gemäss darf also durch den Vorgang weder Bewegungsenergie entstehen noch vergehen. In der That sehen wir auch das System, irgendwie in Bewegung gesetzt, mit beharrlicher Geschwindigkeit weiter gehen, bis irgendein äusserer Umstand, Aufschlagen des sinkenden Gewichts oder dergleichen, der Bewegung ein Ende macht. Selbst-

verständlich muss man dabei absehen von der Verzögerung durch den Reibungswiderstand, der übrigens
durch sorgfältige Herstellung der Maschine bis zum
Unmerklichen verringert werden kann.

Dieses einfache Beispiel kann uns noch dazu dienen,
dem Princip der Erhaltung der Kraft eine andere
Fassung zu geben, welche für viele Betrachtungen sehr
fruchtbar ist. Statt nämlich das ganze System auf einmal ins Auge zu fassen und zu sagen: da im ganzen
keine Arbeit geleistet ist, so ist auch Bewegungsenergie
weder neu entstanden noch ver-
nichtet, können wir, zunächst blos
auf den sinkenden Körper achtend,
sagen: die auf diesen Körper wirkende Kraft — nämlich seine Schwere
— hat positive Arbeit geleistet, der
Erfolg dieser Arbeit ist aber nicht
Erzeugung von Bewegungsenergie,
sondern ein gleich grosser Betrag
von negativer Arbeit einer andern
gleich grossen Kraft, welche von
jener gleichsam überwunden worden
ist. Verallgemeinert führt diese Anschauung von der Sache zu dem
Satze: die Wirkung der positiven
Arbeit einer Kraft kann entweder
bestehen in der Erzeugung eines
gleichen Quantums von Bewegungs-
energie oder eines gleichen Quantums von negativer
Arbeit einer andern in dem System wirkenden Kraft.

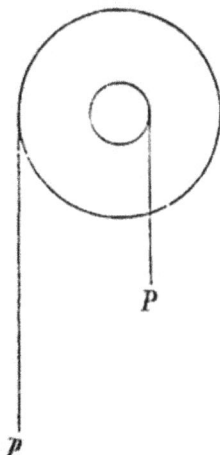

Fig. 10.

Eine kleine Abänderung des vorigen Beispieles lässt
sehen, dass die negative Arbeit leistende Kraft keineswegs der, welche die positive Arbeit leistet und welcher
sie entgegenwirkt, gleich zu sein braucht. — In der
That denken wir uns auf einer Achse zwei Rollen
(siehe Fig. 10). An einem um die kleinere Rolle geschlungenen Faden hänge ein Gewicht P und an dem

um die grössere geschlungenen Faden das Gewicht p, das so viel mal kleiner als P ist, wie viel mal der Halbmesser R seiner Rolle grösser ist als der Halbmesser r der andern. Es sei mit einem Worte $np = P$ und $R = nr$. Dann halten sich die beiden Gewichte bekanntlich auch Gleichgewicht, und wenn man sich das System so in Bewegung denkt, dass p abwärts geht, so steigt P auf, ohne dass Beschleunigung oder Verzögerung eintritt. Wir haben den paradoxen Fall vor Augen, dass die kleinere Kraft (die Schwere von p) eine grössere (die Schwere von P) überwindet, aber die positive Arbeit von p bringt doch nur ein gleiches Quantum negativer Arbeit von P hervor. Denn das $n$fache Gewicht P steigt nur durch $\dfrac{1}{n}$ von der Wegstrecke, durch welche p sinkt, da sich der Faden, an welchem P hängt, auf eine kleinere Rolle aufwickelt, während sich der Faden, an welchem p hängt, von einer n mal grösseren Rolle abwickelt und beide Rollen als fest auf derselben Achse sich um denselben Winkel drehen.

Wäre das Gewicht P nicht ganz das $n$fache von p, so würde nicht genau Gleichgewicht zwischen den beiden Kräften stattfinden und bei einer Bewegung des Systems würde nach der ursprünglich formulirten Auffassungsweise, wenn p sinkt, im ganzen positive Arbeit geleistet und mithin Bewegungsenergie entstanden sein, d. h. das System muss sich am Ende einer gewissen Zeit schneller bewegen als zu Anfang. Im Sinner de zweiten Auffassungsweise hätten wir zu sagen: die Kraft p hat einen gewissen Betrag von positiver Arbeit geleistet und die Wirkung derselben besteht einerseits in der Hervorbringung eines gewissen, aber nicht gleichen Betrags von Bewegungsenergie, andererseits darin, dass eine andere Kraft überwunden ist oder negative Arbeit geleistet hat.

Die Leistung von negativer Arbeit nennt man gegen-

wärtig gern das Hervorbringen oder Ansammeln von
„potentieller Energie". Man versteht unter der potentiellen Energie eines Systems von Körpern den ganzen
Betrag von positiver Arbeit, welchen vermöge der augen-
blicklichen räumlichen Beziehungen der Körper die darin
wirksamen Kräfte überhaupt leisten könnten, wenn alle
Angriffspunkte derselben, soweit es die natürlichen Bedingungen des Systems zulassen, im Sinne der Kräfte
verschoben würden. Die potentielle Energie einer P Kilogrammeter wiegenden Masse, die sich H Meter über dem
Boden befindet, wäre also, sofern nur die Schwere als
wirksame Kraft berücksichtigt wird, gleich PH Kilogrammeter. Mehr positive Arbeit kann nämlich die Schwere
in dem System dieser Masse und des Erdkörpers nicht
leisten. Wird die gedachte Masse um h Meter gehoben, so
ist die potentielle Energie des Systems nunmehr $P(H+h)$
Kilogrammeter, denn jetzt könnte die Schwere in dem
System $P(H+h)$ Kilogrammeter Arbeit beim Herabfallen
bis zum Boden leisten. Man sieht schon durch dieses
Beispiel allein, wie jede in einem System geschehende
negative Arbeit die vorhandene potentielle Energie vermehrt und jede positive dieselbe vermindert.

Man kann für irgend ein der Einwirkung von aussen
entzogen gedachtes System von Körpern die in einem
Augenblicke vorhandene potentielle und Bewegungsenergie zu einer Summe vereinigen und kann alsdann
das Princip der Erhaltung der Kraft in folgendem Satze
aussprechen: Die Summe der potentiellen und Bewegungsenergie des Systems ist eine ein für allemal
constante Grösse, die durch keine positive oder negative Arbeit der im System wirksamen Kräfte ge-
ändert werden kann. Ein sehr geeignetes Beispiel, um
den so ausgesprochenen Satz anschaulich zu machen,
gibt ein schwingendes Pendel. In der That, betrachten
wir ein solches, bestehend aus einer in einen Punkt
vereinigt gedachten Masse m, die an einem trägheits-
losen Faden hängt, in der durch die Fig. 11 dargestellten Lage ab, und zwar soll seine Masse in diesem

3*

Augenblicke die nach rechts gerichtete tangentiale Geschwindigkeit v_1 haben. Die Höhe des Massenpunktes
über dem Boden sei in der gedachten Lage H Meter. Dann
ist die vorhandene Bewegungsenergie $\frac{1}{2} m v_1{}^2$ und die
vorhandene potentielle Energie $g m H$, da $g m$ das
Gewicht der Masse m ist. Nach Ablauf einer gewissen
Zeit wird nun das Pendel offenbar aus der Lage $a\,b$
in die Lage $a\,c$ gekom-
men sein. Der schwere
Massenpunkt hat sich
vom Erdboden entfernt
um einen Betrag, den
wir mit h bezeichnen
wollen. Es ist also ne-
gative Arbeit geleistet
oder, wie die Anschau-
ung ergibt, die poten-
tielle Energie des Sy-
stems ist vermehrt, denn
sie ist jetzt $g m\,(H + h)$.
Dafür ist aber die Ge-
schwindigkeit, wie man
weiss, beim Aufsteigen
vermindert. Sie sei jetzt
$v_2 < v_1$, es ist also weniger Bewegungsenergie
vorhanden, nämlich

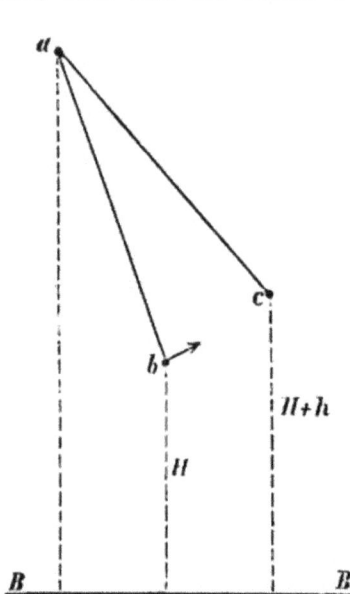

Fig. 11.

$$\tfrac{1}{2} m v_2{}^2.$$

Dass nun in der That die Summe $\frac{1}{2} m v_2{}^2 + g m\,(H + h)$
$= \frac{1}{2} m v_1{}^2 + g m H$ ist, lässt sich aus den bekannten
Gesetzen der Pendelschwingung ableiten. Unter der
vereinfachenden Voraussetzung, dass die Schwingungen
des Pendels sich innerhalb enger Winkelgrenzen halten,
ist es ganz leicht zu sehen. Es ist nämlich alsdann
bekanntlich die Winkelgeschwindigkeit in dem Augenblicke, wo die Abweichung des Pendels von der senkrechten Lage durch den Winkel φ gemessen wird,

$$= \sqrt{\frac{g}{l}} \sqrt{A^2 - \varphi^2},$$ wenn g die Beschleunigung durch die Schwere ($= 9_{,8} \cdots$ Meter) bedeutet und die Maximalelongation des Pendels $= A$ seine Länge $= l$ ist. Die tangentiale Geschwindigkeit wird alsdann

$$= l \sqrt{\frac{g}{l}} \sqrt{A^2 - \varphi^2}$$

sein. Gleichzeitig ist aber die Höhe des Schwerpunktes über dem Boden $H = S - l \cos \varphi$, wenn man unter S die Höhe des Aufhängepunktes über demselben versteht. Wir haben also in irgendeinem Punkte der Bahn, welcher durch die Abweichung φ gegeben ist, die potentielle Energie des Systems $m g (S - l \cos \varphi)$ und die Bewegungsenergie $\frac{1}{2} m g l (A^2 - \varphi^2)$. Ihre Summe oder die gesammte Energie des Systems ist somit

$$m g S + \tfrac{1}{2} m g l A^2 - m g l (\cos \varphi + \tfrac{1}{2} \varphi^2).$$

Nun ist aber, wenn nur kleine Werthe für den Winkel φ zugelassen werden, bis auf Grössen vierter Ordnung genau $\cos \varphi = 1 - \frac{1}{2} \varphi^2$, mithin fällt der variable Winkel φ ganz aus dem Ausdruck, der sich zurückzieht auf die constante Summe

$$m g (S - l) + \tfrac{1}{2} m g l A^2.$$

Es ist somit bewiesen, dass für ein schwingendes Pendel die Summe der potentiellen und Bewegungsenergie von seiner jeweiligen Lage unabhängig ist, d. h. also, durch die bei diesem Vorgange bald positive, bald negative Arbeit der Schwere nicht verändert wird.

Der zweiten Fassung des Princips der Erhaltung der Energie können wir noch einige andere Formen geben, welche für manche Fragen heuristisch wichtige Winke geben können. So können wir z. B. sagen: Wenn in einem System von Körpern bei einem Vorgange, bei welchem äussere Einwirkungen keine Rolle spielen, irgendwelche Kräfte sichtlich positive Arbeit geleistet

haben und keine äquivalente Vermehrung der sicht-
baren potentiellen und kinetischen Energie stattgefunden
hat, so muss in irgendeiner zunächst unsichtbaren
Form die kinetische oder potentielle Energie des Systems vermehrt worden sein, d. h. es müssen molekulare Kräfte. überwunden oder die molekularen Bewegungen gesteigert sein. Man kann ferner behaupten:

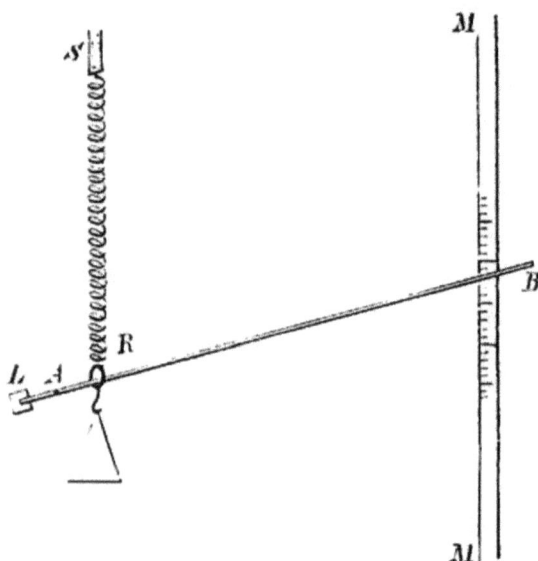

Fig. 12.

Wenn in einem System sichtlich potentielle Energie
entstanden ist, ohne dass in sichtbarer Weise Kräfte
eine positive Arbeit geleistet haben oder sichtbare
kinetische Energie verschwunden ist, so müssen nothwendig in unmittelbar nicht sichtbarer Weise molekulare Kräfte positive Arbeit geleistet haben oder es
muss die Intensität unsichtbarer Molekularbewegungen
abgenommen haben.

Wir kehren nach dieser Erinnerung an die allgemeinen Grundbegriffe zur Untersuchung der Frage zurück, wie die elastischen Kräfte eines gedehnten elastischen Stranges Arbeit zu leisten im Stande sind und wie man den Betrag dieser Arbeit berechnet. Um zu sehen, wie dies geschehen kann, nehmen wir ein wirkliches Beispiel an. Für eine aus Stahldraht gewickelte Spiralfeder wurde in folgender Art die Dehnungscurve bestimmt. Das obere Ende S der Feder ist an einem Stativ befestigt, an dem untern freien Ende hängt ein Ring R und ein Häkchen. Durch den Ring ist ein etwa 1 m langer Zeiger LB aus Schilf gesteckt, der bei A um eine am Stativ befestigte Achse leicht drehbar ist, jenseit der Achse bei L ist der Zeiger durch ein Gegengewicht fast ganz äquilibrirt. Parallel der herabhängenden Feder und zehnmal so weit von ihr als der Punkt A, ist ein in Centimeter getheilter Maassstab aufgestellt, vor welchem der Zeiger spielt und an welchem die Dehnungen der Feder in zehnfacher Vergrösserung abgelesen werden können, welche erfolgen, wenn man an den Haken unter R eine Wagschale anhängt und Gewichte auflegt. Diese in grossen Dimensionen ausgeführte Vorrichtung eignet sich sehr gut zu Demonstrationen vor einem grossen Zuhörerkreise. Eine damit angestellte Versuchsreihe ergab folgende Zahlen:

Länge der Feder	bei der Belastung
264 mm	0 gr*
266.5 „	100 „
268.5 „	200 „
273 „	300 „
280 „	400 „

---

* Eigentlich betrug zu Anfang die Belastung 37 gr, das Gewicht von Ring, Haken und Uebergewicht des Zeigers. Von dieser kleinen Anfangsbelastung, die noch kaum 1 mm Dehnung hervorbringt, können wir indessen füglich ganz absehen.

Länge der Feder	bei der Belastung
288 mm	500 gr
299 „	600 „
312 „	700 „
325 „	800 „
338 „	900 „
359 „	1000 „
365 „	1100 „
379 „	1200 „

Das Ergebniss ist in Fig. 13 graphisch dargestellt. Auf der Abscissenachse sind die Belastungen oder die ihnen gleichen Spannungen der Feder aufgetragen, sodass 5 mm Abscissenlänge 100 gr bedeuten. Die der Wirklichkeit entsprechend nach unten aufgetragenen Ordinaten messen die zu den Spannungen gehörigen Längen in fünffacher Verkleinerung. Die Curve ab ist also die sogenannte Dehnungscurve unserer Feder. Sowie man dieselbe vor Augen hat, kann man sich sofort eine Vorstellung machen von der Arbeit, welche die elastischen Zugkräfte der Feder leisten, wenn man ihr gestattet, sich von 379 mm Länge auf die Länge von 264 mm zusammenzuziehen.

Das untere Ende der Feder oder irgendeine damit verbundene Masse bildet den Angriffspunkt einer nach oben gerichteten Kraft von 1200 gr, wenn die Feder auf 379 mm Länge gedehnt ist, und den Angriffspunkt einer ebenso gerichteten Kraft von 1100 gr, wenn die Länge nur noch 365 mm beträgt. Zieht sich also zunächst die Feder von 379 auf 365 mm zusammen, so hat der Angriffspunkt einer in ihrer Intensität unterdess von 1200 auf 1100 gr abnehmenden Kraft 14 mm im Sinne dieser Kraft zurückgelegt, die Kraft hat also eine Arbeit geleistet, welche jedenfalls grösser ist als 14×1100 und kleiner als 14×1200 Grammillimeter ist. Diese beiden Grössen hat man in der Figur in Form zweier rechteckiger Flächenräume vor Augen $cdef = 14 \times 1100$ und $cbgf = 14 \times 1200$. Bei der

weitern Zusammenziehung von 365 auf 352 mm leistet
die Spannkraft der Feder nach derselben Betrachtung
eine Arbeit grösser als 13×1000 und kleiner als
13×1100, welche Grössen ihre graphische Darstellung
in den Rechtecken $fhin = 13 \times 1000$ und $fein$
$= 13 \times 1100$ finden. Schreitet man so durch die

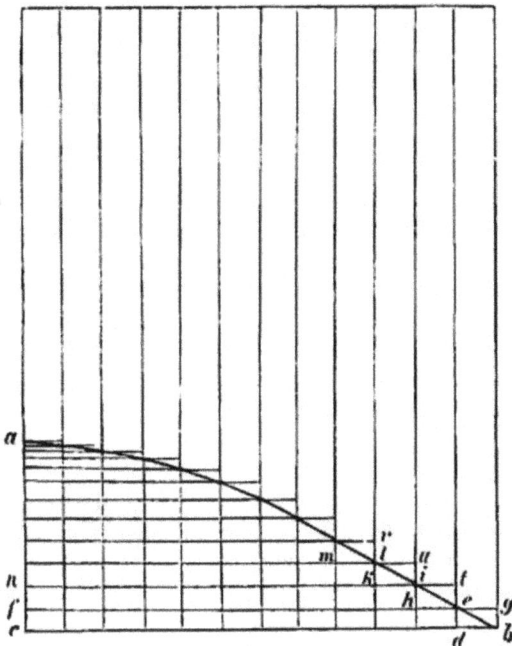

Fig. 13.

Zahlen der Tabelle weiter fort, so ergibt sich, dass die
Summe der Arbeit, welche die Spannung der Feder
bei der Zusammenziehung von 379 bis 264 mm leistet,
grösser ist als die Summe der kleinern und kleiner
als die Summe der grössern rechteckigen Streifchen ist.
Jene Summe ist aber dargestellt in dem treppenförmig
begrenzten Flächenraum $acdehiklm........a$ und diese
in dem Flächenraum $acbgetinlv......a$.

Noch genauer hätte man den Werth der ganzen Arbeit erhalten, wenn man die Längen der Feder für alle
Belastungswerthe von 50 zu 50 gr beobachtet hätte.
Man hätte dann offenbar zwei treppenförmige Flächenräume erhalten, die aus noch schmälern rechteckigen
Streifchen zusammengesetzt gewesen wären, deren Unter-
schiede also noch kleiner wären, und wieder wäre der
wahre Werth der Arbeit kleiner als der eine und grösser
als der andere dieser Flächenräume. Man sieht leicht,
wenn man sich die Zerlegung in infinitum fortgesetzt
denkt, dass der wirklich genaue Werth der Arbeit der
Federkräfte bei der vollständigen Zusammenziehung
sich darstellt in dem dreieckigen Flächenraum, dessen
eine Seite die Dehnung (ac), dessen andere Seite die
Anfangsspannung (cb) und dessen dritte, im allgemeinen
krumme Seite die Dehnungscurve ($a.....licb$) ist.

Die so berechnete Arbeit kann nun je nachdem das
freie Ende der Feder mit andern Körpern verknüpft
wird, verschiedene Wirkungen hervorbringen. Als erstes
Beispiel wollen wir einen Fall betrachten, wo die Wirkung der Arbeit der Federkräfte besteht in Ueberwindung der Schwere, wo also ebenso viel potentielle
Energie in Hebung von Last entsteht, als durch die
Entspannung der Feder vergeht. Wir denken uns zu
dem Ende unsere Feder wieder mit angehängter Schale,
die mit den Gewichten 1200 gr wiegt. Die Länge wird
also wieder 379 mm betragen. Wir nehmen jetzt ein
Hundertgrammstück ab, dann wird sich offenbar die
Feder auf 365 mm zusammenziehen, da sie bei dieser
Länge die Spannung von 1100 gr ausübt. Es sind
demnach die noch anhängenden 1100 gr um 14 mm
gehoben oder es hat die Schwere eine negative Arbeit
von 14 × 1100 Grammillimeter geleistet, während die
Spannkräfte der Feder eine nur um den dem kleinen
Dreieckchen dab entsprechenden Betrag grössere positive Arbeit geleistet haben. Nehmen wir dann ein weiteres Hundertgrammstück weg, so zieht sich die Feder
von 365 auf 352 mm zusammen und es werden mithin

die zurückbleibenden 1000 gr um 13 mm gehoben. also
leistet die Schwere in diesem Stadium 13 × 1000 oder
13000 Grammillimeter negative Arbeit. Fährt man so
fort, die Feder zu entlasten. wobei immer die zurück-
bleibende Last um das Stück gehoben wird. um welches
sich die Feder zusammenzieht, so ist im ganzen durch
die positive Arbeit ihrer elastischen Kräfte eine negative Arbeit der Schwere bewirkt worden, welche sich in
dem treppenförmig begrenzten Flächenstück $acdchik\dots a$
darstellt, in welchem wir weiter oben schon nahezu das
Maass der gesammten positiven Arbeit der elastischen
Federkräfte bei vollständiger Entspannung erkannt
haben. Der ganz kleine Ueberschuss der letztern kann
natürlich nicht ohne Wirkung geblieben sein, denn jede
positive Arbeit wirkt. Ihre Wirkung besteht offenbar
in einem unmessbar kleinen Wärmequantum, das durch
die bei diesem Vorgange nicht ganz ausgeschlossenen
kleinen Schwingungen in den Theilen des Apparats
frei wird. Eine eigentlich in Betracht kommende Menge
von kinetischer Energie hat die Feder nicht erzeugt.

Man kann nun versuchen, die elastischen Kräfte des
sich zusammenziehenden Stranges der Schwere in der
Art entgegenwirken zu lassen, dass in jedem Augenblicke des stetig ablaufenden Vorganges die Spannung
der Schwere genau Gleichgewicht hält und dass mithin
der Vorgang ein umkehrbarer wird, d. h. dass, wenn man
der Federspannung ein ganz kleines (eigentlich unendlich kleines) Uebergewicht lässt, sie sich ganz zu-
sammenziehend ein Gewicht hebt, und dass, wenn man
der Schwere ein kleines Uebergewicht gibt, das herab-
sinkende Gewicht die Feder von der ursprünglichen
bis zur gewählten Länge ganz ausspannt, ohne dass es
bei der einen oder der andern Art des Herganges zu
einer beachtenswerthen Beschleunigung der Masse käme.

Man kann sich leicht verschiedene Maschinerien aus-
denken, mittels deren die Schwere eines bestimmten
Gewichtes in jeder Höhe, die es durchläuft, ziemlich
genau der Spannung der an derselben Maschinerie an-

geknüpften Feder Gleichgewicht hält. Die einfachste
derartige Maschinerie bildet ein Winkelhebel. Natürlich müssen seine Abmessungen und seine Anfangs- und
Endlage für jeden individuellen Fall nach der Dehnungscurve des elasti-
schen Stranges berech-
net werden. Für die be-
stimmte Spiralfeder, die
uns bisher als Beispiel
diente, müssen die beiden
Arme des Winkelhebels
einen Winkel von **35°**
miteinander machen. Je-
der Arm muss **102** mm
lang sein. Man denke
sich den Winkelhebel in
der Fig. **14** gezeichneten
Stellung, wo die Hal-
birungslinie des Winkels
wagerecht steht, und
denke sich die auf **379**
mm gedehnte, also **1200**
gr Spannung ausübende
Feder an *a* angeknüpft
mittels eines sehr langen
dünnen, verticalen Drah-
tes (die Feder selbst ist
in der Figur nicht dar-
gestellt, sie ist in der
Verlängerung von *aF*
hoch über *F* zu denken).
Am Hebelarm *b* sei eben-
falls mittels eines dünnen
Drahtes eine Wagschale angeknüpft, die mit den darauf
gesetzten Gewichten **1200** gr wiegt. Der Draht *bL*
gehe vor, der Draht *aF* hinter den Hebelarmen vorüber, sodass sie nicht in Verwirrung kommen können.
Man hat jetzt offenbar Gleichgewicht, da ja die Feder

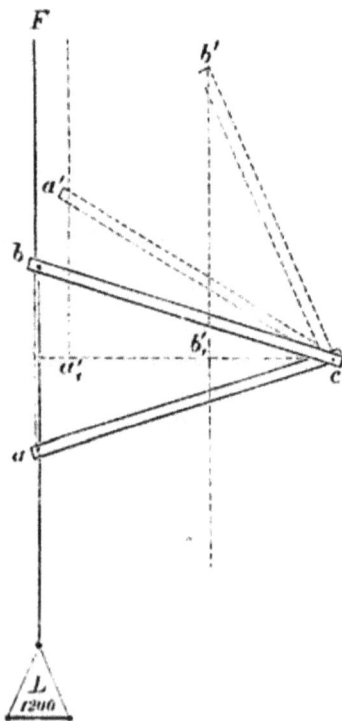

Fig. 14.

bei 379 mm Länge gerade 1200 gr Spannung ausübt
und beide gleiche Kräfte am selben virtuellen Hebelarm
dem Perpendikel aus c auf die Richtung der beiden
Drähte wirken. Denkt man sich jetzt den Winkelhebel
in der durch punktirte Linien gezeichneten Lage $a'cb'$,
so ist der mit der Feder verknüpfte Punkt gestiegen,
also die Feder hat sich um eine gewisse Grösse verkürzen können und ihre Spannung hat also abgenommen.
Gleichwol kann noch immer Gleichgewicht zwischen ihr
und der Schwere der 1200 gr stattfinden, denn diese
letztere wirkt jetzt an dem viel kleinern virtuellen
Hebelarm cb_1', während die Federspannung am grössern
Hebelarm ca_1' angreift. Ist endlich der Hebelarm bc
bis zur verticalen Lage gekommen, so ist der Hebelarm der Schwere gleich Null geworden und es bedarf
gar keiner Spannung mehr, um am andern Hebelarm
der Schwere Gleichgewicht zu halten. Bei den gewählten Abmessungen entspricht nun in der That die
Veränderung der Hebelarme ziemlich genau der Span-
nungsänderung der Feder, sodass auf jedem Punkte des
Weges Gleichgewicht besteht, und dass die Verkürzung
der Feder um 115 mm und damit die volle Entspannung gerade eingetreten ist in dem Augenblicke, wo
der Hebelarm cb die lothrechte Stellung erreicht hat.
Der Hub des Gewichts beträgt bei dieser Drehung
der Maschine 71 mm und die negative Arbeit der
Schwere würde demnach $= 71 \times 1200 = 85200$
Grammillimeter sein. Dieser Werth liegt, wie es sein
muss, zwischen dem Werthe des kleinern und des
grössern treppenförmig begrenzten Flächenraums, denn
der erstere stellt 80200, der letztere 91700 Grammmillimeter vor.

Es gelingt nun in der That mit Hülfe dieser Maschine, durch Entspannung der Feder eine Last in
stetigem Zuge zu heben, sodass die negative Arbeit der
Schwere fast genau gleich der positiven Arbeit der
elastischen Kräfte ist. Gibt man dem Hebel nämlich
die Stellung acb (Fig. 14) und nimmt von den 1200 gr

nur 50 weg, so steigt der Hebel bis zur lothrechten Lage von bc auf und die Feder ist vollständig entspannt. Legt man dann die 50 gr wieder auf und legt noch fernere 50 gr zu, so sinkt er wieder bis zur Lage acb herab, wo er dann allerdings angehalten werden muss, denn über dieselbe hinaus entsprechen die Aenderungen der Hebelarme nicht mehr der Dehnungscurve.

Andererseits kann die Arbeit der elastischen Kräfte eines sich zusammenziehenden Stranges so wirken, dass lediglich kinetische Energie entsteht, ohne dass irgendeine Gegenkraft negative Arbeit leistet. Man muss, um dies zu erreichen, mit dem freien Federende eine Masse verbinden, auf welche sonst keine Kraft, also insbesondere auch nicht die Schwere einwirkt. Dies kann z. B. so ausgeführt werden, dass man die Feder wagerecht legt, anspannt und an ein mit dem freien Ende verbundenes Stück einen Stab wie einen Pfeil an die Bogensehne anstemmt und dann loslässt. Die Spannung der Feder drückt nun gegen den Pfeil, und da keine Kraft entgegenwirkt, so wird er mehr und mehr beschleunigt und er hat, wenn die Feder vollständig entspannt ist, eine Geschwindigkeit erreicht, mit der er wagerecht fortfliegt und deren Quadrat mit der halben Masse des Pfeiles multiplicirt seine kinetische Energie darstellt. Diese müsste der aus der Dehnungscurve des Stranges berechneten positiven Arbeit gleich sein, wofern dieselbe gar keine andere Wirkung ausgeübt hätte. Diese Voraussetzung ist aber nie zu erfüllen; da es nämlich bei dieser Art der Wirkung immer zu mehr oder weniger grossen Beschleunigungen nicht blos des Pfeiles, sondern auch der Theile des Stranges oder der Feder selbst kommt, so geht immer ein Theil der Arbeit darauf, die innern molekularen Widerstände gegen solche Bewegungen zu überwinden, und die schliessliche Wirkung dieses Theils der Arbeit wird in einer Erwärmung des Stranges bestehen.

Nach der obigen Berechnung der Arbeit unserer Feder müsste sie, wenn sie sich von **379** auf **264** mm zu-

sammenzieht, einen Pfeil von 100 gr Gewicht mit einer
Geschwindigkeit von 4,08 m schleudern, da aber eben
einer so schnellen Bewegung sich sehr bedeutende innere
Widerstände entgegenstellen, wird diese Geschwindigkeit in Wirklichkeit bei weitem nicht erreicht werden.
Es wäre nicht der Mühe werth, dies durch besondere
Versuche festzustellen, da wir viel bessere Mittel haben,
die von einem elastischen Strang hervorgebrachte kinetische Energie mit der berechneten Arbeit der elastischen Kräfte zu vergleichen. Man kann nämlich weit
zweckmässiger den elastischen Strang an einem Hebel
angreifen lassen, an dem man genau äquilibrirte Massen
anbringt, sodass blos ihre Trägheit, nicht aber ihr
Gewicht der Spannung zur Last fällt. Dieser Hebel
wird dann durch die elastischen Kräfte in drehende
Bewegung versetzt und so lange darin beschleunigt, bis
die Entspannung vollständig erfolgt ist. Aus der schliesslich erlangten Winkelgeschwindigkeit und dem Trägheitsmoment des Hebels könnte man nun die hervorgebrachte kinetische Energie berechnen. Dies wäre indessen ziemlich umständlich und man kann die kinetische
Energie des Hebels einfacher schätzen, wenn man sie
schliesslich in potentielle Energie der Schwere verwandelt. Man braucht zu dem Ende nur um eine mit dem
Hebel verbundene, um dieselbe Achse drehbare Rolle
einen Faden zu schlingen und daran ein Gewicht zu
hängen, das vorläufig in solcher Höhe aufgestützt ist,
dass während der ganzen Beschleunigung der Faden
noch schlaff ist und das Gewicht erst nachdem der
Hebel seine Endgeschwindigkeit erreicht hat, der Weiter-
bewegung desselben entgegenwirkt. Es wird alsdann,
indem sich der Faden aufwickelt, steigen und dabei die
Bewegung der Hebelmasse verzögern, bis seine negative
Arbeit der vorhandengewesenen kinetischen Energie gleich
geworden ist. Man hat also dann schliesslich wieder in
Form des Hubes einer Last den mechanischen Effect der
elastischen Arbeit vor Augen, obwol derselbe ursprünglich blos in Erzeugung von kinetischer Energie bestand.

Versuche dieser Art könnte man unmittelbar an dem Fig. 1 dargestellten Hebel anstellen, aber zweckmässiger ist es, namentlich für die später zu beschreibenden Versuche mit Muskeln, denselben nur zu benutzen zur Ueber-

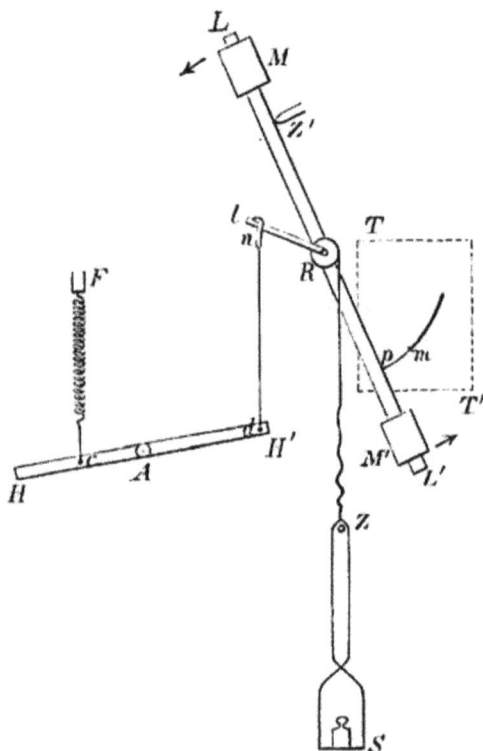

Fig. 15.

tragung des Zuges auf einen zweiten mit äquilibrirten Schwungmassen besetzten Hebel, der bequemer für grössere Excursionen eingerichtet ist. Es entsteht so die Fig. 15 dargestellte, etwas verwickelt aussehende, aber sehr einfach functionirende Maschinerie. HH' ist

der schon früher beschriebene, bei A um eine Achse
drehbare Stahlhebel, an dessen Rolle keine Last angebracht wird. Daneben wird jetzt ein zweites Stativ
gestellt, das die Achse eines zweiten leichten Holz-
hebels LL' trägt. Daran ist noch ein ebenfalls höl-
zerner Seitenarm befestigt, aus welchem bei l ein Stahl-
stiftchen hervorragt. Auf dem Hebel LL' sind grosse
Bleimassen M und M' verschiebbar, die man so stellen
kann, dass der Schwerpunkt des ganzen Systems in die
Achse fällt und dass er also in jeder Lage im Gleichgewicht ist. Bei p trägt der Hebel auf seiner hintern
Seite eine Zeichenspitze, die auf einer dahinter auf-
gestellten berussten Platte TT' einen Kreis zeichnet,
wenn sich der Hebel dreht. Auf der Achse des Hebels
steckt nun noch die Rolle R, um welche ein Faden
geschlungen ist, an dem die Wagschale S mittels eines
Bügels aus starkem Draht befestigt ist. Beim Beginne
des Versuchs ist dieser Bügel bei Z auf einen mit dem
Stativ verbundenen Zapfen aufgestützt, sodass der Faden
sich erst spannt und die Wagschale aufhebt, wenn der
Hebel LL' bei seiner Drehung im Sinne der Pfeile an
einen gewissen Punkt gekommen ist, den man vorläufig
empirisch ermittelt und durch eine Marke (m) in dem
von der Spitze bei p beschriebenen Kreise bezeichnet.
Der zu prüfende elastische Strang, z. B. wieder eine
Spiralfeder aus Stahldraht, wird wie in der Figur
angedeutet, bei F am Stativ des Hebels HH' befestigt
und ihr unteres Ende an dem Stifte c dieses letztern
angehängt. Hierauf wird durch Niederdrücken des
Hebelendes H die Feder auf die gewünschte Spannung
gebracht und der Hebel in dieser Lage vorläufig festgehalten. Hierauf wird eine an dem Zäpfchen d mittels
eines ziemlich langen Drähtchens befestigtes Häkchen n
an den Stift bei l angehängt und dem Hebel LL' eine
solche Lage gegeben, dass nd gerade gestreckt ist.
Diese Lage muss aber ausserdem noch die Bedingung
erfüllen, dass der Punkt p des Hebels die Marke m

noch nicht ganz erreicht hat, wenn die Feder vollständig entspannt ist, was leicht durch passende Stellung der verschiedenen Theile des Apparats zu erreichen
ist. Sind auf diese Weise alle Theile in der richtigen
Lage verknüpft, so lässt man den Hebel bei H los und
es fängt nun die Spannung des Stranges an, auf das
System zu wirken, c wird aufwärts, mithin d abwärts
gezogen, ebenso l, und der Hebel LL' wird also anfangen, sich im Sinne der Pfeile zu drehen. Der Feder-
kraft wirkt keine Kraft entgegen und es wird also keine
negative Arbeit geleistet, die ganze positive Arbeit der
elastischen Kräfte wird, soweit sie nicht zur Ueberwindung innerer Widerstände verbraucht wird, Beschleunigung der Massen des Systems bewirken. Erst
wenn die Feder vollständig entspannt ist und der Hebel
LL' nunmehr mit der erlangten Endgeschwindigkeit
weiter geht, wickelt sich der Faden so weit auf die
Rolle R auf, dass die Schale von dem Zapfen bei Z
abgehoben wird und nun ihr Gewicht die Bewegung
verzögert. Der Hebel steigt alsdann weiter und die
Spitze p beschreibt einen Kreisbogen über die Marke m
hinaus. Ist die kinetische Energie des Systems durch
die negative Arbeit von S erschöpft, so kehrt der Hebel
um und der Bügel fällt wieder auf den Zapfen Z zurück.
Beim Rückgang nimmt aber der Stift bei l das Häkchen u nicht wieder mit, weil dieses von dem Stifte
abfällt, sowie der Hebel langsamer geht als L, was
sogleich nach Entspannung der Feder eintritt, da die
Trägheit von HH' verschwindend klein ist gegen die
von LL'. Wie hoch nun das Gewicht S gestiegen war
in dem Augenblicke, wo es das System zur Ruhe brachte,
kann man aus der Länge des über m hinausragenden
Bogenstückes ersehen.

An einer Spiralfeder von 61 mm Länge, welche durch
Dehnung auf 76,5 mm eine Spannung von 710 gr erlangt, wurden mit diesen Vorrichtungen Versuche angestellt. Aus der Dehnungscurve berechnete sich bei
der Zusammenziehung von 76,5 auf 61 mm eine positive

Arbeit von 5530 Grammillimeter. In Wahrheit hob der durch eine solche Zusammenziehung in Schwung gesetzte Hebel beispielsweise einmal 800 gr 5,9 mm hoch, was einer Arbeit von 4720 Grammillimeter entspricht. Dies sind etwa 85 Proc. der berechneten positiven Arbeit. Da nun vielleicht doch wol 5 Proc. von der dem Hebel $L L'$ wirklich ertheilten kinetischen Energie durch Widerstände gegen seine Bewegung aufgezehrt werden dürften, so können wir annehmen, dass unter günstigen Umständen ungefähr 90 Proc. der positiven Arbeit einer sich zusammenziehenden Stahlfeder zur Erzeugung kinetischer Energie in Form von Massenbewegung verwandt werden können und nur etwa $\frac{1}{10}$ davon zur Ueberwindung innerer Reibungswiderstände verbraucht und in Wärme verwandelt wird.

Etwas weniger günstig war das Resultat, wenn die Schwungmassen des Hebels $L L'$ seiner Achse näher gestellt waren. Es kamen dabei höchstens 80 Proc. der berechneten Arbeit schliesslich als negative Arbeit der Schwere zum Vorschein. Offenbar hat dies seinen Grund darin, dass jetzt wegen des geringern Trägheitsmoments der Maschine alsbald grössere Geschwindigkeiten erreicht wurden, welchen die innern und äussern Widerstände verhältnissmässig mehr entgegenwirken. Auch wenn die Anfangsspannung der Feder geringer gemacht wurde, sodass im ganzen weniger Arbeit geleistet wurde, erschien ein kleinerer Bruchtheil des berechneten Betrags in Form von negativer Arbeit der Schwere. Als Beispiel mögen folgende Zahlen dienen. Die Feder zog sich von 73 mm Länge (Spannung 540 gr) auf ihre natürliche Länge 61 mm zusammen, wobei ihre elastischen Kräfte eine Arbeit von etwa 3060 Grammillimeter leisten. Der dadurch in Bewegung gesetzte Schwunghebel hob 600 gr auf 4 mm Höhe. Die negative Arbeit der Schwere war also 2400 Grammillimeter, was nur etwa 80 Proc. der berechneten Arbeit ausmacht, obwol die Schwungmassen am Hebel wie im ersten Versuche standen. Bei einer Zusammenziehung

4*

von 68 auf 61 mm kamen gar nur 60 Proc. der berechneten Arbeit zum Vorschein. Vermuthlich rühren
diese scheinbar ungünstigen Resultate bei kleinerer
Gesammtarbeit von unwesentlichen äussern Umständen
her, deren Erörterung indessen hier unterbleiben mag,
da diese Versuche an sich für uns kein Interesse bieten,
vielmehr nur zur Erläuterung der Methoden dienen
sollen, die wir später auf die Untersuchung der Muskelarbeit anzuwenden haben.

Das wesentliche Ergebniss dieser Versuche ist, dass
bei Strängen von so vollkommener Elasticität, wie eben
eine stählerne Spiralfeder ist, fast die ganze Arbeit der
elastischen Kräfte bei der Entspannung zu äussern mechanischen Effecten verwandt werden kann, sowol wenn
die Entspannung in „umkehrbarer" Weise geschieht,
indem eine der jeweiligen Spannung fast gleiche Gegenkraft überwunden wird, als auch wenn die elastischen
Kräfte nur Beschleunigung von trägen Massen bewirken,
wofern nur in diesem letztern Falle die trägen Massen
gross genug sind, um keine allzu grossen Geschwindigkeiten zu Stande kommen zu lassen. Bei Körpern von
weniger vollkommener Elasticität ist dies anders. Da
zehren die innern Widerstände unter allen Umständen
einen namhaften Bruchtheil der Arbeit der elastischen
Kräfte auf, sodass nie die gewonnene kinetische Energie
in Bewegung gesetzter fremder Massen der aus der
Dehnungscurve berechneten Arbeit annähernd gleich
erscheint. So ist es schon bei Kautschuksträngen und
mehr noch, wie wir später sehen werden, beim Muskel.

Es gibt nun noch eine dritte Art, die Arbeit elastischer Kräfte zu mechanischen Leistungen zu verwenden, die sich aus den beiden vorher betrachteten zu-
sammensetzt. Man verknüpft nämlich das freie Ende
des gespannten elastischen Stranges mit trägen Massen
und lässt auf diese noch eine Gegenkraft wirken, welche
aber der elastischen Spannung nicht Gleichgewicht hält.
Dann wird die Differenz beider Kräfte im Sinne der
letztern die Masse in Bewegung setzen und es entsteht

also einerseits kinetische Energie, andererseits negative
Arbeit der Gegenkraft, und die Summe beider wird
bei vollkommener Elasticität des Stranges der positiven
Arbeit seiner elastischen Kräfte gleich sein. Man kann
diese Bedingungen leicht herstellen an dem Fig. 15
dargestellten Apparat. Man braucht nur den Zapfen
bei Z wegzulassen und die Schale mit der Last von
vornherein an die Rolle anzuhängen, dafür aber wird
jetzt der Hebel selbst bei Z' angestützt an einen mit
dem Stativ fest verbundenen Anschlag, sodass die Last
bei S durch Vermittelung der beiden Hebel nicht eher
dem elastischen Strange F entgegenwirken kann, als
bis dessen Zusammenziehung begonnen und dadurch
den Hebel LL' von dem festen Anschlag abgehoben
hat. Natürlich darf das Gewicht bei S nicht so gross
sein, dass der dem Strange zur Last fallende Theil
seiner Anfangsspannung gleich ist oder gar dieselbe
übertrifft. Denn sonst würde gar keine Zusammenziehung möglich sein. Lässt man unter diesen Voraussetzungen das Hebelwerk los, so steigt das Gewicht
mit beschleunigter Geschwindigkeit solange, als die
Spannung des sich zusammenziehenden Stranges grösser
ist als der Theil des Gewichts, welcher ihr bei c entgegenwirkt. Von diesem Augenblicke an bewegt sich natürlich die Maschinerie mit verzögerter Geschwindigkeit,
aber wenn die Last gewisse Grenzen nicht überschreitet,
dreht sie sich doch noch weiter und es wird sogar
dann noch kinetische Energie vorhanden sein, wenn der
Strang sich vollständig zusammengezogen und die Spannung Null erlangt hat. Die in diesem Augenblicke
vorhandene kinetische Energie plus der bis zu demselben
geleisteten negativen Arbeit des Gewichts S muss bei
vollkommener Elasticität der berechneten positiven Arbeit der elastischen Kräfte gleich sein. Man braucht
indessen nicht diese beiden Summanden gesondert zu
messen, um den Vergleich anzustellen; man lässt vielmehr das System ruhig weiter schwingen, wobei jene
erlangte kinetische Energie durch die negative Arbeit

der Schwere des weiter steigenden Gewichts aufgezehrt wird. So hat man schliesslich den ganzen mechanischen Effect der elastischen Arbeit in der Form eines Hubes der Last S vor Augen, der ermessen werden kann aus der Länge des auf der Tafel T verzeichneten Kreisbogens, der aber diesmal von Anfang an in Rechnung zu ziehen ist, nicht erst von einer zuvor gezeichneten Marke, da ja eben im gegenwärtigen Falle das Gewicht vom Anfang der Bewegung an im Steigen begriffen war.

Es ist nicht nöthig, Zahlenbelege von Versuchen dieser Art an Stahlfedern zur Erläuterung beizubringen, da sich schon bei den Versuchen der vorigen Art gezeigt hat, dass die elastische Arbeit einer solchen Feder fast vollständig zu äusserm mechanischen Effect verwandt werden kann, und da diese dritte Versuchsweise der Erzielung äusserer mechanischer Effecte noch weit günstiger ist als die zweite.

DRITTES KAPITEL.

Arbeitsleistung des tetanisirten Muskels.

Wir wollen nun die elastische Kraft des sich contrahirenden tetanisirten Muskels auf die drei im vorigen Kapitel beschriebenen Arten zu mechanischen Leistungen verwenden. Will man die Muskelarbeit nach der ersten Art an einem Winkelhebel so wirken lassen, dass der Spannung in jedem Stadium der Bewegung die Last annähernd Gleichgewicht hält, so muss natürlich der Winkel verstellbar sein, sodass er sich dem individuellen Falle anpassen lässt. Man kann sich zu diesem Zwecke des Fig. 16 dargestellten Apparats bedienen. Zwei Messingschienen, die der Länge nach einen Schlitz haben,

sind zu einem Kreuz zusammengeschraubt, dessen Arme
nach Belieben unter verschiedenem Winkel gestellt und
in jeder Lage durch Anziehen der Schraube befestigt
werden können. Die durch die Pressschraube gehende
Achse läuft in Spitzen aus, die in einem am Stativ des
Apparats befestigten Lager laufen. Am einen Arme
des Kreuzes kann ein Laufgewicht L in jeder Entfernung von der Achse festgeschraubt werden. Die Ent-

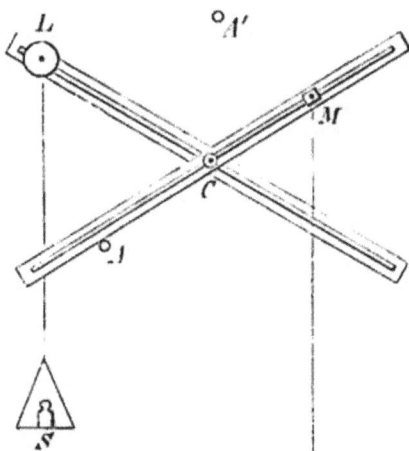

Fig. 16.

fernung lässt sich an einem auf der Schiene aufgetragenen
Maassstab ablesen. An den durch den Schlitz der
Schiene gehenden Stift des Laufgewichts kann mittels
eines Drahtes noch weitere Last S angehängt werden,
falls die 200 gr, welche das Laufgewicht für sich wiegt,
nicht ausreichen sollten. An dem andern Kreuzarme
kann wieder in beliebiger Entfernung ein Zäpfchen (M)
festgeschraubt werden, an welches ein Draht angehängt
wird, mittels dessen die Spannung des Muskels abwärts
ziehend auf M wirkt. Die belastete Seite des Kreuzes

ist vorläufig auf einen am Stativ befestigten Anschlag A
gestützt, und durch einen zweiten festen Anschlag A'
wird das Kreuz verhindert, sich weiter im Sinne eines
Uhrzeigers umzudrehen, als bis der belastete Hebelarm
die Verticalstellung erreicht hat. Um die Muskelspannung auf M abwärts ziehend wirken zu lassen, wird
das untere Ende des an M hängenden Drahtes an das
Zäpfchen d des Fig. 1 (S. 9) dargestellten Myographion-
hebels angehakt. Um die Berechnung nicht allzu sehr zu
verwickeln, muss der M und d verbindende Draht bei der
ganzen erfolgenden Bewegung in merklich senkrechter
Lage bleiben. Er muss zu diesem Zwecke sehr lang
sein im Verhältniss zu den wagerechten Verschiebungen,
welche die Punkte M und d bei den Drehbewegungen
erleiden, 60 cm Länge sind indessen hierfür vollkommen
ausreichend. Um soviel höher als der Myographionhebel muss also das Kreuz an einem Stativ befestigt sein.

Es kommt jetzt vor allem darauf an, das Kreuz so
zu stellen, dass das Moment des bei L wirkenden Gewichts in jedem Stadium der Bewegung dem Moment
der bei M wirkenden Muskelspannung annähernd Gleichgewicht hält. Da, wie wir schon gesehen haben, die
Dehnungscurve eines aus lauter gleichlangen parallelen
Fasern gebildeten tetanisirten Muskels sehr annähernd
eine gerade Linie ist, so kann, wie sich leicht zeigen
lässt, jener Forderung sehr annähernd genügt werden,
wenn der spitze Winkel zwischen den beiden Kreuz-
armen 60° beträgt und der Drehungswinkel von der
anfänglichen Stellung bis zur senkrechten Lage des belasteten Armes ebenfalls = 60° ist, wofern nur die
absoluten Werthe der Hebelarme cM und cL und des
Gewichts $L + S$ so gewählt sind, dass einerseits die
volle entwickelte Spannung in der Anfangsstellung die
Last eben merklich überwiegt und dass mit Erreichung
der Endstellung die Zusammenziehung des Muskels
gerade vollendet ist.

Wie der zuletzt erwähnten Bedingung zu genügen
ist, das soll sogleich durch die Beschreibung eines

wirklich ausgeführten Versuchs gezeigt werden. Der erste Act desselben hat den Zweck, zu bestimmen, welche Spannung der Muskel bei seiner ursprünglichen natürlichen Länge ausübt, wenn man ihn in den tetanisirten Zustand überführt, und welche natürliche Länge ihm in diesem Zustande zukommt, d. h. bis zu welcher Länge er sich in diesem Zustande ohne Belastung verkürzt. Diese beiden Grössen können wirklich, wie man sogleich sehen wird, in einem Acte wenigstens bei einer einzigen Reizung bestimmt werden. Der Semimembranosus eines sehr grossen Frosches war mit seinem Beckenansatz in der Zange des Myographions befestigt und das Häkchen des Spannungsmessers bei a eingehakt, ganz wie es in Fig. 1 (S. 9) dargestellt ist. Die an der Achse A hängende Schale wiegt nur 100 gr, sodass, wenn der Spannungszeiger auf Null steht, die Spannung 5 gr beträgt, welcher geringe Betrag ganz ausser Acht gelassen werden kann. Die beiden Zeichenstifte s und s' des Spannungszeigers und des Hebels HH' sind an einer berussten Trommel angelehnt, auf welcher bereits zuvor die Spannungsscala wie früher (S. 11) in Form einer Reihe von Parallellinien aufgetragen ist. Jetzt wurde die Trommel in Bewegung gesetzt und hierauf der Muskel durch Wegräumung einer Nebenschliessung zur Inductionsspirale der Muskel tetanisirt. Sofort lässt das Niedergehen des Zeichenstiftes s die Zunahme der Spannung erkennen, während der Hebel h nur um einen verschwindend kleinen Betrag steigt, welcher die minime Verkürzung des Muskels in doppelter Grösse darstellt. Sowie die Spannung ihr Maximum erreicht hat, wird das Häkchen c mittels eines daran befestigten Fadens, der in der Figur nicht gezeichnet ist, vom Stifte a abgezogen und so dem Muskel gestattet, die Länge anzunehmen, welche ihm im tetanisirten Zustande ohne Spannung oder eigentlich bei der Spannung von 5 gr zukommt. Beim Vorgang der Zusammenziehung war allerdings zeitweise der Stahlhebel etwas über die Gleichgewichtslage hinaus geschleudert, aber nach wenigen raschen Oscillationen bleibt er auf der Höhe stehen, welche der neuen Länge des Muskels entspricht.

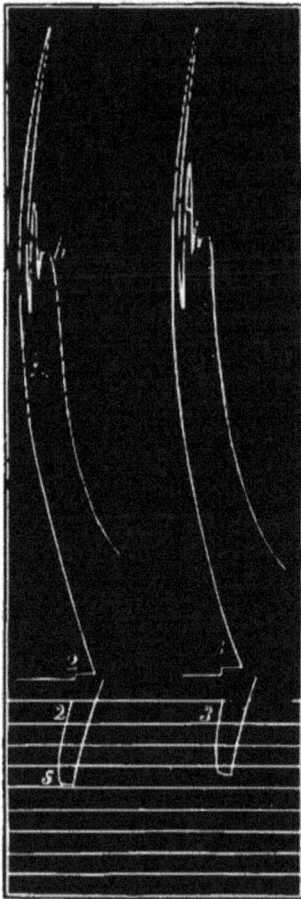

Der beschriebene Versuch hat das in Fig. 17,₂ genau copirte Myogramm ergeben, aus welchem wir die Anfangsspannung und die natürliche Länge des tetanisirten Muskels entnehmen können. Jene lesen wir unmittelbar an der Spannungsscala zu 800 gr ab, denn der Spannungszeiger ist bis s auf der Linie 800 heruntergegangen. Die natürliche Länge des tetanisirten Muskels ergibt sich $= 24$ mm. Die Zeichenspitze des losgelassenen Hebels war nämlich vor Aufhören des Reizes beim Punkte h stehen geblieben, 52 mm über ihrer Anfangslage. Da aber die Zeichenspitze doppelt so weit von der Achse absteht, als der Angriffspunkt des Muskels, so ist die Verkürzung des Muskels die Hälfte von der Erhebung der Zeichenspitze, also 26 mm, und da die ursprüngliche Länge des ruhenden Muskels 50 mm war, so ist die natürliche Länge des tetanisirten Muskels $50 — 26 = 24$ mm. Mit andern Worten, unser Muskel übt im tetanisir-

Fig. 17.

ten Zustande bei der Länge von 24 mm die Spannung Null, bei der Länge von 50 mm die Spannung 800 aus, und wenn wir annehmen, dass in diesem Zustande die Spannung der Längenzunahme proportional wächst oder dass die Dehnungscurve eine gerade Linie ist, so ist die Arbeit, welche seine elastischen Kräfte beim Uebergange von der Länge 50 mm zur Länge 24 mm leisten, der Inhalt eines dreieckigen Flächenraums, dessen Höhe die Verkürzung von 26 mm, dessen Grundlinie die Spannung von 800 gr repräsentirt, d. h. $\frac{1}{2} \times 26 \times 800 = 10400$ Grammillimeter.

Nach dem beschriebenen wurde nun mit demselben Muskel ein Versuch am Winkelhebel angestellt. Das Häkchen M (Fig. 16) ist 52 mm von der Achse entfernt festzuschrauben, da bei 60° Drehung der Niedergang des Punktes M seiner Entfernung von der Achse gleichkommt und in der That bei einer Verkürzung von 26 mm, welche zu erwarten ist, der Punkt M um 52 mm niedergezogen wird, sofern der Draht am Häkchen d (Fig. 1) des Stahlhebels befestigt wird, welches eine doppelt so grosse Bewegung abwärts macht, als die Verkürzung des Muskels beträgt. Die abwärts gerichtete Zugkraft am Punkte d resp. M (Fig. 16) ist aber nur die Hälfte der Muskelspannung. Wenn diese also zu Anfang der Zusammenziehung 800 betrüge, so wäre das Moment derselben an der Achse C des Winkelhebels $52 \times 400 \times \cos 30° = 20800 \cos 30°$. Damit also der Winkelhebel mit der Tetanisirung sich anfangen könnte zu drehen, müsste der andere Arm so belastet werden, dass das Moment der Belastung um eine Spur kleiner wäre. Dies würde z. B. der Fall sein, wenn wir 200 gr in 100 mm Entfernung von der Achse bei L anbrächten, denn dann wäre das Moment der Last $20000 \cos 30°$. Nun dürfen wir aber nicht erwarten, dass beim zweiten Versuche die Anfangsspannung von 800 gr ganz erreicht wird, da der Muskel durch den ersten Versuch doch etwas ermüdet ist. Es wurden daher beim Versuche am Winkelhebel 200 gr in nur

90 mm Entfernung angebracht. Nachdem der Apparat
richtig eingestellt war, sodass bei der geringsten Zusammenziehung das Kreuz anfangen musste sich zu
drehen, wurde der Muskel tetanisirt, und es erfolgte
richtig die Drehung um volle 60°, welche der Verkürzung um 26 mm entspricht. Bei dieser Drehung
wurde aber die Last von 200 gr um 45 mm gehoben,
also war die negative Arbeit der Schwere 45×200
$= 9000$ Grammillimeter, welche nur um etwa $^1/_{10}$
hinter der aus dem ersten Versuche berechneten positiven Arbeit der elastischen Kräfte des Muskels zurücksteht. Wie schon bemerkt wurde, hat man aber auch
kein Recht, genaue Gleichheit dieser beiden Arbeitsgrössen zu erwarten, da der Muskel beim zweiten Versuche nicht mehr genau derselbe Körper ist wie beim
ersten. Eine Vorstellung vom Gange der Veränderung des
Muskels bei den aufeinander folgenden Versuchen, oder
kurz gesagt, vom Gange der Ermüdung kann man sich
in unserm Falle verschaffen, wenn man auf den Versuch
am Winkelhebel noch einen Versuch der ersten Art
folgen lässt. Dieser Versuch (s. das Myogramm 3, Fig. 17)
ergab für 50 mm Länge eine Spannung von etwas über
600 gr und die Spannung Null für 23 mm Länge. Dass
die Verkürzung sogar 1 mm mehr betrug als im ersten
Versuche, ist nur eine Zufälligkeit; sie wird sonst auch
durch die Ermüdung verkleinert, aber bei weitem nicht
in dem Maasse wie die Anfangsspannung. Zufolge
dieses Ergebnisses wäre also bei dem zwischen dem ersten
und dritten mitteninne liegenden Versuche eine Verkürzung, die zwischen 26 und 27 mm, und eine Anfangsspannung, welche zwischen 800 und 600 gr mitteninne liegt, zu erwarten gewesen. Also 26,5 mm Verkürzung und 700 gr Anfangsspannung. Wäre dieses Ergebniss schon vor Einstellung des Winkelhebels bekannt
gewesen, so hätte der Stift M 53 mm von der Achse
entfernt gestellt werden müssen, und der andere Arm
hätte derart belastet werden müssen, dass das Moment der
Last an der Achse $= 53 \times 350 \cos 30° = 18550 \times \cos 30°$

gewesen wäre, es hätten also 200 gr in 92 mm Entfernung von der Achse angebracht werden müssen. Wie
man sieht, war die Belastung des Hebels, welche nach
frühern Erfahrungen auf Grund des ersten Versuchs in
Wirklichkeit gewählt worden war, fast genau dieselbe.
Die wirklich geleistete negative Arbeit der Schwere,
9000 Grammillimeter, wird also von der positiven Arbeit der elastischen Kräfte, die nach dem erst nachträglich auszumittelnden Gange der Ermüdung zur Zeit
des Versuchs zu erwarten gewesen wäre ($200 \times \frac{92}{2}$
$= 9200$ Grammillimeter) nur um etwa mehr als 2 Proc.
übertroffen.

Wir können mithin aus diesen Versuchen den bemerkenswerthen Satz folgern: Wenn der vollständig
tetanisirte Muskel sich zusammenzieht und
dabei eine äussere Kraft überwindet, welche
immer der jeweiligen Spannung annähernd
Gleichgewicht hält, so ist der mechanische
Effect, d. h. die negative Arbeit der Gegenkraft oder die gewonnene potentielle Energie
der aus der Dehnungscurve berechneten positiven Arbeit der elastischen Kräfte des Muskels genau äquivalent. Der Muskel verhielt sich
bei einem solchen Vorgange genau wie eine gespannte Stahlfeder. Es wird dabei kein namhafter
Bruchtheil der positiven Arbeit unter Mitwirkung innerer Widerstände in Wärme verwandelt. Da die Hervorbringung äusserer mechanischer Effecte Ueberwindung von Gegenkräften oder Erzeugung kinetischer
Energie in Form von Massenbewegung der eigentliche
Zweck der Muskelarbeit ist, so kann man auch wol
sagen, bei der beschriebenen Art der Muskelbewegung
mit „allmählicher Entlastung" werden die elastischen
Kräfte des Muskels zu zweckmässiger Leistung vollständig ausgenutzt. Es ist vielleicht nicht überflüssig,
ausdrücklich vor einem Misverständniss zu warnen,
welchem der soeben ausgesprochene Satz ausgesetzt

sein könnte. Es ist in ihm nicht etwa die Behauptung eingeschlossen, dass bei der Zusammenziehung des Muskels nach der beschriebenen Weise überhaupt keine Wärme in demselben entstünde. Er sagt nur aus, dass dabei keine Wärme durch die Arbeit schon als solcher vorhandener elastischer Kräfte entwickelt wird.

Wir untersuchen jetzt zweitens, in welchem Maasse die elastischen Kräfte des Muskels zu äusseren mechanischen Wirkungen kommen, wenn dieselben ausschliesslich zur Beschleunigung der Bewegung eines trägen Massensystems verwendet werden, auf welches sonst gar keine Kräfte einwirken. Alle zur Beantwortung dieser Frage erforderlichen Grössen können durch einen einzigen Versuch mit dem Fig. 15 dargestellten Apparat bestimmt werden. Nur muss bei diesem Versuche der in Fig. 1 gezeichnete Spannungszeiger mitbenutzt werden. Es ergibt sich dadurch die Fig. 18 dargestellte Versuchsanordnung. Bei F ist statt der Stahlfeder der Muskel mit seinem oberen Knochenende eingespannt, und an das Zäpfchen c, mit welchem das untere Ende des Muskels verknüpft ist, wird das Häkchen des Spannungszeigers wie in Fig. 1 angehakt. Die Rolle des Hebels HH' wird nur ganz wenig belastet, um den Muskel zu Anfang im ruhenden und hernach im tetanisirten Zustande geradezustrecken, ohne ihm eine für den Versuch in Betracht kommende Spannung zu ertheilen. Es betrug in den Versuchen das Gewicht der belasteten Schale 100 gr, welches dem an einem zwanzigfachen Hebelarm angreifenden Muskel eine Spannung von nur 5 gr ertheilt. Die Muskelklemme F wird nun so justirt, dass der zum Spannungszeiger führende Faden nur eben gestreckt ist, ohne dass die Feder des Spannungszeigers im mindesten gebogen wird, was man durch die Stellung des Zeichenstiftes vom Spannungszeiger auf der Nulllinie genau controliren kann. Nun wird der Muskel tetanisirt. Die Spannung desselben steigt von dem Werthe Null (resp. 5 gr) auf einen sehr hohen Werth an, der sich durch die Stellung des herabgehenden Spannungszeigers zu erkennen gibt. Hierbei hebt sich der Hebel nur ganz wenig (wie aus dem Myogramm Fig. 19, S. 65, zu ersehen ist). Sowie der Spannungszeiger

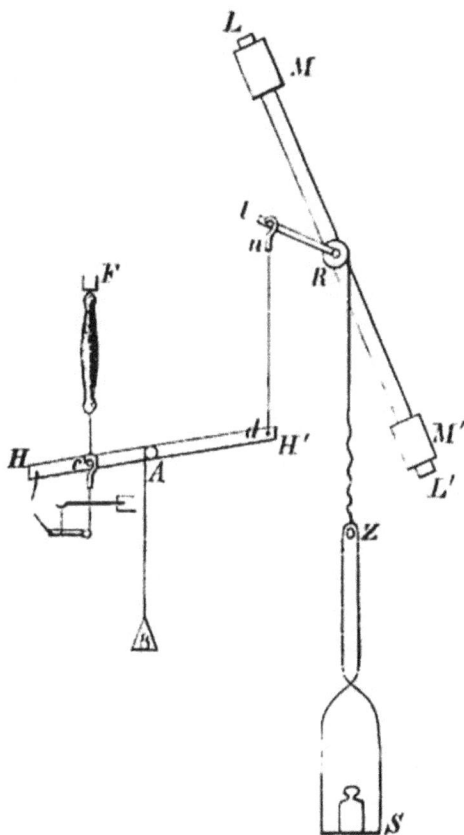

Fig. 18.

auf dem tiefsten Stande stehen bleibt, zum Zeichen, dass der Tetanus zur vollen Entwickelung gekommen ist, wird das Häkchen von dem Stifte *c* abgezogen und die Maschine dem Zuge des Muskels überlassen. Von diesem Augenblicke an verläuft mithin der Versuch genau so, wie der S. 49 beschriebene Versuch mit der Spiralfeder, denn der Muskel verhält sich ja jetzt im ganzen wesentlich so wie ein gedehnter elastischer Strang, dessen Ende mit der beweglichen Maschinerie verknüpft ist. Bis zur Vollendung der Zusammenziehung beschleunigt der Muskel die Maschine, insbesondere den mit äquilibrirten Schwungmassen besetzten Hebel LL', und dieser würde nach Erreichung seiner Endgeschwindigkeit sich in infinitum weiter drehen. Bei unserer Anordnung aber spannt sich beim Weiterdrehen alsbald der Faden, und die Wagschale mit der Last wird vom Zapfen abgehoben und steigt so lange, bis die kinetische Energie des Hebels durch die negative Arbeit der Schwere aufgezehrt ist, und man hat wieder wie in den Versuchen mit der Stahlfeder (s. S. 50) den mechanischen Effect der elastischen Kräfte in Form von negativer Arbeit der Schwere vor Augen. Auch in diesen Versuchen muss natürlich vor Beginn des Versuchs in dem Bogen, welchen die mit dem Hebel LL' verbundene Zeichenspitze an der festen berussten Tafel zeichnet, der Punkt markirt werden, bei welchem sie steht, wenn sich die Wagschal von dem stützenden Zapfen abhebt.

Sahen wir nun (S. 51), dass die elastischen Kräf einer gespannten Stahlfeder durch Arbeiten an äqui brirten trägen Massen fast vollständig zur äusseren Wirk samkeit kamen, so zeigt sich beim Muskel ein ga anderes Verhalten. Der schliessliche mechanische Eff. [1] erreicht hier nicht entfernt den Betrag der Arbe. welcher sich aus der muthmaasslichen Dehnungscurve be rechnet. Die Einzelheiten eines bestimmten Versuchsbeispiels mögen uns eine Anschauung davon geben. Fig. 19 stellt das Myogramm eines Versuchs der beschriebenen Art an der rotirenden Trommel dar. Die zehn wagerechten Striche unten sind die Spannungsscala und es entspricht der. Zwischenraum zwischen je zweien einem Spannungszuwachs von 200 gr. Der Spannungszeiger steht vor der Reizung auf der obersten der zehn

wagerechten Linien, zum Zeichen, dass die Spannung
gleich Null ist. Der Zeiger des Hebels HH' zieht
währenddessen die darüber liegende wagerechte Linie.
In dem Augenblicke, wo er sich beim Punkte a befindet, beginnt der Reiz. Man sieht, wie hier der
Hebel H sich nur eine kaum merkliche Spur erhebt,
während der Spannungs-
zeiger bis nahe zu der
dem Werthe 600 gr ent-
sprechenden Linie mo-
mentan niedergeht (s. c
Fig. 10), die er dann
bei d vollständig erreicht.
Jetzt wird das Häkchen
abgezogen, das den Span-
nungszeiger mit dem He-
bel verknüpft. Jener
schnellt momentan zu-
rück und der Hebel HH',
den Hebel LL' mitneh-
mend, hebt sich so weit,
dass sein Zeiger den
Punkt f erreicht. In-
zwischen hat sich aber
auch das den Hebel LL'
mit HH' verbindende
Häkchen (s. Fig. 9) ge-
löst, und während LL'
seine Bewegung selbst-

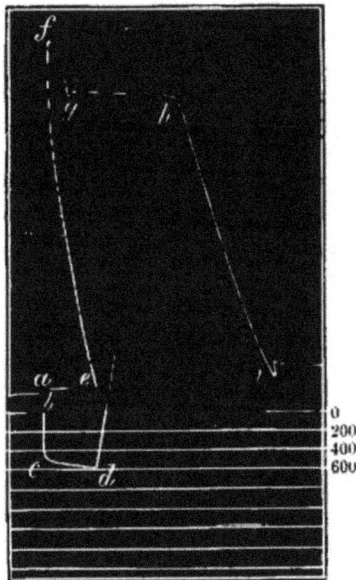

Fig. 19.

ständig weiter ausführt, setzt sich die an HH' hängende
unbedeutende Last mit dem tetanisirten Muskel ins
Gleichgewicht bei einer Lage, bei welcher der Stift die
ein wenig sinkende Linie gh zeichnet. Die Spannung
des tetanisirten Muskels ist also für diese Lage des
Hebels gleich Null. Beim Punkte h hört der tetani-
sirende Reiz auf und der Hebel h geht nicht ganz momentan nach i zurück.

Dies wäre nun nach dem bisjetzt eingenommenen

Standpunkt folgendermaassen zu deuten. Der Muskel
übt im tetanisirten Zustande bei seiner ursprünglichen
Länge eine Spannung von 600 gr aus und bei einer
um 18 mm kleinern Länge die Spannung Null. Der
Punkt *g* liegt nämlich 36 mm höher als der Punkt *e*
und diese Höhe ist das Doppelte von der Verkürzung
des Muskels. Mit andern Worten, der Muskel würde
im tetanisirten Zustande durch 600 gr um 18 mm gedehnt werden. Da aber die muthmaassliche Dehnungscurve des tetanisirten Muskels, durch die früher angewandten Methoden bestimmt, annähernd eine gerade
Linie ist, so müssten seine elastischen Kräfte, wenn er
sich um jene 18 mm zusammenzieht, eine Arbeit
$= \frac{1}{2} \times 600 \times 18 = 5400$ Grammillimeter sein. Dieser
Arbeit war aber der äussere mechanische Effect keineswegs äquivalent. Der Schwunghebel LL' hat nämlich
nach Ausmessung des (hier nicht gezeichneten) Myogramms an der festen Tafel die Last von 700 gr um
4,5 mm gehoben. Der äussere mechanische Effect entspricht also nur einer Arbeit von 3150 Grammillimetern.
In andern Fällen bleibt der mechanische Effect noch
weit mehr hinter der berechneten Arbeit zurück. Als
Beispiel mögen folgende Zahlen dienen, die einer und
derselben Versuchsreihe angehören, wo das Trägheitsmoment des Hebels LL' bedeutend kleiner war als in
dem soeben ausführlich mitgetheilten Versuch.

Zusammen-ziehung h	Anfangs-spannung S	$\frac{1}{2} h S$ in Gramm-millimetern.	Wirklicher mechanischer Effect in Grammillimetern.
26	1600	20800	4480
24	1500	18000	3960
26	1450	18850	3200
27	1000	13500	1850

Hier sinkt in einem Falle der mechanische Effect
sogar auf $\frac{1}{7}$ der berechneten Arbeit. Aus den Ver-

suchen mit der Stahlfeder geht hervor, dass die Widerstände in der angewandten Maschinerie zu ihrer Ueberwindung jedenfalls nur einen sehr kleinen Bruchtheil
der aufgewendeten Arbeit erfordern. Es muss also bei
der Zusammenziehung des Muskels entweder ein grosser
Bruchtheil der Arbeit seiner elastischen Kräfte auf
Ueberwindung innerer Widerstände in dem sich zusammenziehenden Muskel verwandt werden und mithin
darin Wärme erzeugen, oder es kommen unter den Bedingungen der beschriebenen Versuchsanordnung überhaupt nicht so grosse elastische Kräfte zur Wirksamkeit wie bei den zuerst beschriebenen Versuchen am
Winkelhebel. Dies würde mit andern Worten heissen,
dass, wenn der Muskel blos träge Massen schleudert,
ohne dass eine Gegenkraft wirkt, und sich daher ziemlich schnell zusammenziehen kann, seine Spannung nicht
der Zusammenziehung proportional, sondern rascher abnimmt. Diese Frage wird weiter unten noch eingehender
zu erörtern sein.

Wenn die durch den Muskel in Bewegung gesetzten
Massen sehr klein sind, so sinkt der mechanische Effect
nach aussen noch tiefer als in den vorstehenden Beispielen und erreicht selbstverständlich sogar die Grenze
Null, wenn die Massen selbst gleich Null werden. Um
ein Beispiel zu geben, führe ich einen Versuch an, wo
der Stahlhebel HH', allein in Schwung versetzt, eine
Last von 400 gr aufhob. Bei einer Anfangsspannung
von 1300 gr und einer Zusammenziehung von 31 mm,
wobei eine Arbeit von über 20000 Grammillimetern
anzunehmen wäre, wurden die 400 gr nur um 1,6 mm
durch den in Schwung versetzten Hebel gehoben, was
einen mechanischen Effect von blos 640 Grammillimetern
ergibt.

Wenn man an der Fig. 15 dargestellten Einrichtung
eine kleine Abänderung anbringt, so arbeiten die elastischen Kräfte des sich zusammenziehenden Muskels
unter Umständen, welche gleichsam die Mitte halten
zwischen den Bedingungen am Winkelhebel (Fig. 16)

und den zuletzt gesetzten. Man braucht nämlich nur,
wie schon S. 53 beschrieben ist, den Zapfen Z wegzu-
nehmen, welcher in den letzten Versuchen die Schale
stützte, sodass diese von vornherein am Schwunghebel
hängt. Damit aber die Last nicht den schon ruhenden
Muskel spannt und dehnt, wird der Schwunghebel selbst
bei Z' angestützt. Auch die weitern Bedingungen und
Vorgänge bei solchen Versuchen sind schon S. 53 beschrieben. Es wirkt nun von vornherein den elastischen
Muskelkräften eine Kraft entgegen, die ihnen aber nicht
Gleichgewicht hält, sodass ausser der negativen Arbeit
dieser Gegenkraft kinetische Energie erzeugt wird,
welche mit jener negativen Arbeit zusammen schliesslich als Hub der Lastschale erscheint.

Wie zu erwarten ist, kommt bei dieser Art des Wir-
kens ein grösserer Bruchtheil der aus der Dehnungscurve berechneten Muskelarbeit als äusserer mechanischer Effect zum Vorschein.

Als Beispiel mögen folgende Versuche einer Reihe
dienen.

Zusammen-ziehung h	Anfangs-spannung S	Berechnete Arbeit $\frac{1}{2} h S$	Last in Grammen.	Geleistete Arbeit.
mm	gr	Gramm-millimeter		Gramm-millimeter
35	1400	24500	1000	11500
34	2000	34000	1200	16200
36	2000	36000	1400	17640

Man sieht, dass hier die wirklich nach aussen geleistete Arbeit nahezu die Hälfte von der berechneten
erreicht, während bei der blossen Schleuderung träger
Massen meistens nur ein Drittheil der berechneten Arbeit als mechanischer Effect zu erzielen war, wenigstens
für die Werthe des Trägheitsmoments der geschleuderten
Masse, welche an unserm Apparat herzustellen waren.

VIERTES KAPITEL.

Der Nutzeffect der Muskelzusammenziehung.

Wir haben bisher stets den Muskel bei seiner Zusammenziehung so arbeiten lassen, dass dieselbe von
der natürlichen Länge im ruhenden Zustande aus-
ging. Man kann aber auch den Act so einrichten, dass
man zum voraus den ruhenden Muskel dehnt, festhält
und dann, nachdem der Tetanus entwickelt ist, sein
mit träger Masse verbundenes Ende freilässt resp. daran
unveränderliche oder veränderliche Gegenkräfte wirken
lässt, die von der entwickelten Spannung überwunden
werden. Es versteht sich von selbst und wird durch
zahlreiche in dieser Weise angestellte Versuche bestätigt,
dass dabei die Arbeit beträchtlich grösser ausfällt als
bei Zusammenziehungen, die von der natürlichen Länge
des ruhenden Muskels ausgehen. Es kommen ja bei
Zusammenziehung von noch grösserer Länge aus die
sämmtlichen Spannkräfte des andern Falles zur Wirkung,
und dazu noch grössere, welche in jenem Falle nicht
wirken. Dieser quantitative Unterschied ist aber nicht
der einzige. Um noch einen andern Unterschied deutlich
zu machen, wollen wir uns die Dehnungscurve des Muskels im ruhenden und im tetanisirten Zustande vorstellen.
Es sei Fig. 20 ab die natürliche Länge des ruhenden
Muskels und ac die natürliche Länge des tetanisirten,
sodass der letztere bei der Länge ac die Spannung Null
hat. Wir haben nun früher schon gesehen, dass die
Dehnungscurve des tetanisirten Muskels annähernd eine
gerade Linie ist. Sie könnte also etwa so auslaufen
wie die gerade cf, wenn wir die Spannungen in der
Abscissenachse, wie die Zahlen andeuten, und die zugehörigen Längen als Ordinaten auftragen. Es würde
also unter den gemachten Voraussetzungen der Muskel

im tetanisirten Zustande bei der Länge $hg = ab$, bei der er im ruhenden Zustande ungespannt ist, eine Spannung von 700 gr ausüben, und wenn wir mit ihm einen Versuch wie die bisher beschriebenen ausführten, eine Arbeit seiner elastischen Kräfte anzunehmen haben, gemessen durch das Dreieck $cbg = \frac{1}{2}\,700 \times 16$ Grammmillimeter. Wäre er aber vor der Tetanisirung auf die Länge $ad = if$ gedehnt gewesen, bei welcher er, wie

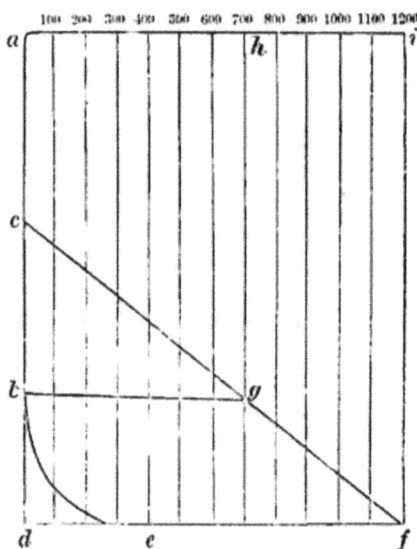

Fig. 20.

die Figur zeigt, im tetanisirten Zustande die Spannung 1200 gr entwickelt, so würde bei einer vollen Zusammenziehung bis zur Länge ac von den elastischen Kräften eine Arbeit geleistet werden gleich dem Flächenraume des Dreiecks $cdf = \frac{1}{2}\,1200 \times dc$. Diese Arbeit ist nun aber nicht ausschliesslich die Wirkung der durch den Tetanus entwickelten innern Kräfte des Muskels, sondern ein Theil dieser Arbeit muss zuvor von einer

fremden Kraft am Muskel geleistet sein, um ihn im
ruhenden Zustande von der Länge ab auf die Länge ad
zu dehnen. Um diesen Theil der Arbeit zu schätzen,
braucht man nur die Dehnungscurve des ruhenden Muskels auch noch in die Figur einzuzeichnen. Sie ist,
wie man schon durch die classischen Untersuchungen
Weber's weiss, gegen die Abscissenachse (als welche in
der Fig. 20 die obere gerade Linie anzusehen ist)
concav, d. h. mit andern Worten, die Dehnbarkeit des
ruhenden Muskels nimmt mit wachsender Belastung ab
oder jedes folgende Hundert Gramm, das der Belastung
zugelegt wird, dehnt ihn um weniger, als das vorhergehende Hundert. Die Dehnungscurve des ruhenden Muskels mag also etwa verlaufen wie die krumme
Linie be in Fig. 20. Der dreieckige, theils geradlinig, theils krummlinig begrenzte Flächenraum bdc
gibt also das Maass jener Arbeit, die durch fremde
Kräfte geleistet werden muss, um den ruhenden Muskel
von der Länge ab auf die Länge ad zu dehnen. Es
ist klar, dass diese Arbeit vom ruhenden Muskel
selbst wieder geleistet werden könnte, wenn man ihn
in geeigneter Weise wieder entlastete, etwa an einem
für seine Dehnungscurve eingerichteten Winkelhebel
oder indem man sein Ende mit einer blos trägen Masse
verknüpfte und die spannende Kraft aufhören liesse zu
wirken, wo dann die Masse durch den sich zusammenziehenden ruhenden Muskel beschleunigt werden würde,
bis derselbe seine natürliche Länge ab wieder erreicht
hätte. Es ist daher offenbar angezeigt, die ganze Arbeit, welche die Spannkräfte des Muskels leisten, wenn
er bei der Länge if ($= ad$) tetanisirt wird und
sich ganz zusammenzieht bis zur Länge ac, d. h. das
Dreieck cdf in zwei Theile zu zerlegen, nämlich in
den soeben betrachteten Theil bdc und in den durch
das viereckige, theils geradlinig, theils krummlinig begrenzte Flächenstück $cbef$ dargestellten. Für diesen
letzteren Theil der Arbeit schlage ich den Namen des
„Nutzeffects" vor. Wenn man sich nämlich den Muskel

als Organ eines lebenden Wesens vorstellt, so kann nur
der hier in Rede stehende Theil seiner Arbeit, vorausgesetzt, dass die ganze Arbeit in äussern mechanischen
Effect umgesetzt wird, für die subjectiven Zwecke des
lebenden Wesens nutzbar gemacht werden. Das andere,
durch $b\,d\,c$ dargestellte Stück seiner Arbeit dient nur
dazu, irgendeine Veränderung rückgängig zu machen,
welche vorher durch äussere Kräfte an dem Muskel
hervorgebracht worden war. In der Regel wird dieser
nicht zum Nutzeffect gerechnete Theil der Muskelarbeit
bei der Bewegung unserer Gliedmaassen wesentlich derjenige sein, welcher dazu dient, die Schwere des bewegten Gliedes selbst zu überwinden. Nehmen wir z. B.
an, unser M. deltoideus habe seine natürliche Länge bei
etwas unter den Horizont geneigter Stellung des Armes,
dann wird dieser Muskel gedehnt und gespannt durch
die positive Arbeit der Schwere des Armes, während
derselbe bis zur senkrecht hängenden Stellung herabsinkt. Nehmen wir nun ein Gewicht in die Hand und
heben es (um die Vorstellung möglichst einfach zu
machen, mit gestrecktem Arme) zu irgend einem Zwecke
in die Höhe, so muss die Schwere des Arms selbst mit
überwunden werden und ein dem entsprechender Theil
von Arbeit geht also für den Zweck des Subjectes,
fremde Lasten zu heben, verloren, sodass nur die
übrige Arbeit als „Nutzeffect“ bezeichnet zu werden
verdient. In Fällen, wo die Zusammenziehung mit der
natürlichen Länge des ruhenden Muskels beginnt, ist,
wie die Figur sofort sehen lässt, der Nutzeffect der
ganzen zu leistenden Arbeit gleich, denn es ist in
diesen Fällen keine Arbeit äusserer Kräfte erforderlich gewesen, um den ruhenden Muskel zu dehnen.

Um Misverständnissen zu begegnen, mag hier erwähnt
werden, dass Weber in seiner mehrfach erwähnten grund-
legenden Abhandlung über die Muskelarbeit den ganzen
Betrag derselben als Nutzeffect bezeichnet hat. Es ist
aber noch daran zu erinnern, dass Weber die Arbeit
bei der Tetanisirung eines Muskels unter Bedingungen

bestimmt hat, unter welchen nur ein Theil davon wirklich geleistet werden kann.

Es drängt sich hier eine Betrachtung auf, welche die Beziehung der Gestalt der Dehnungscurven des ruhenden und tetanisirten Muskels als besonders zweckmässig erscheinen lässt. Da nämlich der ruhende Muskel von seiner natürlichen Länge aus anfangs so ausserordentlich dehnbar ist, so kostet seine Dehnung bis zu den Längen, welche im lebenden Organismus überhaupt in Betracht kommen, nur ausserordentlich wenig Arbeit. Wenn also dieser Theil von der ganzen, bei nachfolgender Tetanisirung zu leistenden Arbeit abgezogen wird, so bleibt ein verhältnissmässig sehr grosser Theil als wirklicher Nutzeffect übrig, was nicht in dem Maasse der Fall wäre, wenn die Dehnungscurven anders verliefen, insbesondere, wenn der ruhende Muskel für kleine Belastungen nicht so ausserordentlich dehnbar wäre. Die nebenstehende Fig. 21 wird dies sofort anschaulich machen. In Wirk-

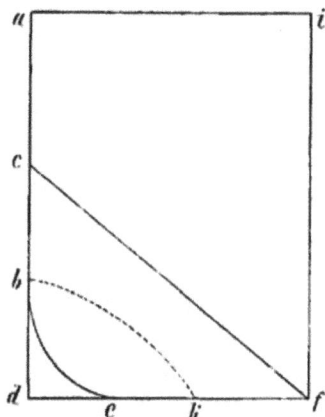

Fig. 21.

lichkeit verläuft die Dehnungscurve des ruhenden Muskels von der Länge ab (ähnlich wie in der ausführlichern Figur 20) etwa wie die Linie be und die Dehnungscurve desselben Muskels im tetanisirten Zustande wie cf. Der Nutzeffect, gemessen durch $cbef$, ist also nur wenig kleiner als das ganze Arbeitsdreieck cdf. Verliefe dagegen die Dehnungscurve des ruhenden Muskels etwa wie die punktirte Linie bk (einen ähnlichen Verlauf hat die Dehnungscurve einer Spiralfeder aus Draht), so würde der weit grössere Theil bdk von dem ganzen Arbeitsdreieck abzuziehen sein, um

den Nutzeffect *cbkf* zu erhalten. Noch grösser würde
das Misverhältniss sein, wenn etwa gleichzeitig die
Dehnungscurve des tetanisirten Muskels gegen die Abscissenachse stark concav verliefe.

Allen bisherigen Betrachtungen lag die Voraussetzung
zu Grunde und in allen beschriebenen Versuchen wurde
sie auch verwirklicht, dass der Muskel bis zur vollen

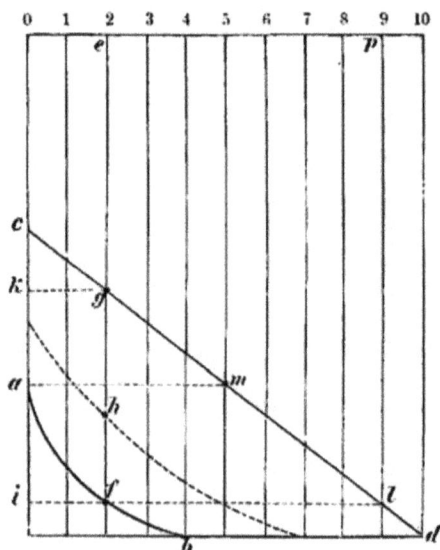

Fig. 22.

Entwickelung des tetanisirten Zustandes bei der Länge
festgehalten wurde, welche er ursprünglich im ruhenden
Zustande hatte, sei es nun die natürliche oder eine
durch Dehnung in diesem Zustande erzwungene Länge.
Ganz anders gestalten sich die Vorgänge, wenn, wie es
bei künstlichen Versuchen sowol als beim natürlichen
Gebrauch des Muskels im lebenden Körper häufig vorkommt, der Muskel sich schon während der Entwickelung des tetanischen Zustandes verkürzen kann. Es ver-

steht sich von selbst, dass dieser Uebergang kein augenblicklicher ist, er dauert je nach der Beschaffenheit bei verschiedenen Muskeln und je nach dem Ernährungszustand desselben Muskels sehr verschieden lange Zeit, bei den gewöhnlichen quergestreiften Wirbelthiermuskeln stets mehr als $1/_{10}$ Secunde, kann aber auch mehr als eine ganze Secunde dauern. Wir wollen uns nun diesen Uebergang selbst genau vorstellen an der Hand des oben schon gebrauchten Bildes von den beiden Dehnungscurven desselben Muskels. Es seien dieselben beispielsweise $a\,b$ für den ruhenden und $c\,d$ für den tetanisirten Zustand (s. Fig. 22). Dann wissen wir, dass z. B. für 200 gr Spannung die Länge des ruhenden Muskels gleich ef und des tetanisirten gleich eg ist und dass er in voll entwickeltem Tetanus bei der Länge ef (gleich pl) eine Spannung von etwa 900 gr ausüben würde. In der Uebergangsperiode aus dem ruhenden in den tetanisirten Zustand muss es demnach in stetiger Aufeinanderfolge Zwischenstadien geben, in welchen die Länge des Muskels für 200 gr Spannung zwischen ef und eg liegt und die Spannung für die Länge ef zwischen 200 und 900 gr. Greifen wir beispielsweise dasjenige, fast unmittelbar auf den Ruhezustand folgende Zwischenstadium heraus, in welchem die Länge für 200 gr Spannung gleich eh und die Spannung bei der Länge ef etwa 500 gr wäre. Wir könnten uns also in diesem Zwischenstadium die durch h gehende punktirte Curve als Dehnungscurve denken. Nehmen wir nun an, während des Uebergangs aus dem ruhenden in den erregten Zustand sei das untere Ende des Muskels nicht festgehalten und auch nicht mit träger Masse verknüpft, sondern es wirke an diesem Ende nur eben eine Gegenkraft von 200 gr. Diese Bedingung lässt sich fast mathematisch genau realisiren auf verschiedene Weise, und sie ist sogar schon sehr annähernd erfüllt, wenn z. B. einfach ein Gewicht von 200 gr frei am Muskel hängt, denn die Masse desselben bildet einen sehr kleinen Trägheitswiderstand für die hier in Betracht

kommenden Bewegungen. In einem solchen Falle wird
nun bei der Reizung des Muskels die Spannung von
900 gr nicht entfernt zu Stande kommen, sondern sowie dieselbe auch nur um ein Minimum über 200 gr
gestiegen ist, wird sich der Muskel factisch bis zu der
Länge zusammenziehen, welche ihm in dem betreffenden
Stadium des Uebergangs für die Spannung von 200 gr
zukommt, und er wird in dem soeben beispielsweise
herausgegriffenen Stadium factisch die Länge ch haben
und die Spannung 200 gr ausüben. So wird es weiter
gehen, bis er mit voller Entwickelung des Tetanus die
Länge eg erreicht hat. Er hat dann auf dem ganzen
Wege seines freien Endes von f bis g die Spannung
200 gr oder eigentlich eine Spur mehr ausgeübt und
mithin eine Arbeit geleistet, die sich misst durch den
Flächenraum des Rechtecks $gfik$. War die Gegenkraft
ein Gewicht von 200 gr, so ist dies in der That um
fg gehoben. Dies ist die Grösse, welche Ed. Weber
als die bei Tetanisirung eines Muskels zu leistende
Arbeit oder als den Nutzeffect der Tetanisirung definirt
hat. Man sieht ohne weiteres, dass diese Grösse der
Null gleich wird, wenn man zur Anfangslänge die natürliche Länge des ruhenden Muskels oa nimmt. Denn
es ist alsdann die vom Angriffspunkt der Kraft durchlaufene Wegstrecke ac, aber der andere Factor, die
Intensität der Kraft, ist gleich Null. Dieser Fall ist
realisirt, wenn man den Muskel ohne angeknüpfte Masse
und ohne Gegenkraft einfach frei sich contrahiren lässt,
wo natürlich in der That keinerlei Wirkung nach aussen
ausgeübt wird.

Sehr verwickelt gestaltet sich der Vorgang, wenn
das untere Ende des Muskels zwar auch nicht, wie in
den früher beschriebenen Versuchen, bis zur Entwickelung des Tetanus festgehalten wird, aber mit träger
Masse verknüpft ist und noch eine Gegenkraft daran
wirkt, deren Werth übrigens auch gleich Null sein darf.
Wir wollen als Beispiel wieder eine Gegenkraft von
200 gr annehmen, sodass die Anfangslänge im ruhenden

Zustand wieder gleich *ef* ist. Es soll aber eben jetzt ausserdem noch eine gewisse, sonst ohne Widerstand bewegliche träge Masse mit dem Muskelende verknüpft sein, etwa der mit äquilibrirten Massen besetzte Schwunghebel unseres mehrfach gebrauchten Apparats. Stellen wir uns jetzt wieder den Augenblick vor, in welchem der Muskel sich in dem vorhin beispielsweise gewählten Stadium des Uebergangs befindet, so wird er sich in diesem Augenblicke offenbar noch nicht wie vorhin bis zur Länge *eh* verkürzt haben, da die angeknüpfte Masse vermöge ihrer Trägheit in der kurzen Zeit nicht so weit folgen konnte. Ist die Masse sehr gross, so wird sie vielleicht noch gar nicht in merkliche Bewegung gekommen sein und der Muskel also noch immer merklich die Länge *ef* haben, und mithin vermöge der punktirten Dehnungscurve die Spannung von nahezu 500 gr ausüben. Man sieht also, dass durch die Verknüpfung des Muskels mit trägen Massen, auch wenn man sein Ende von vornherein frei lässt, viel grössere Spannungswerthe bei der Tetanisirung wirksam werden können, als die Anfangsspannung, welche man dem ruhenden Muskel durch eine dehnende Gegenkraft, z. B. eine angehängte Last, ertheilt hatte. Die vom Muskel geleistete Arbeit wird also unter diesen Bedingungen grösser ausfallen als das Rechteck *gfik*, aber sicher kleiner als das Dreieck *cil*. Welcher Bruchtheil dieser an sich überhaupt möglichen Arbeit wirklich geleistet wird, das hängt von den besondern Umständen ab, und man wird erwarten dürfen, dass er im allgemeinen um so grösser sein wird, je grösser die mit dem Muskel verknüpfte Masse ist, denn um so mehr wird sie durch ihre Trägheit die effective Verkürzung verzögern, sodass die volle Entwickelung des Tetanus noch bei nahezu der ursprünglichen Länge erreicht wird und also beinahe die grösstmöglichen Spannungswerthe zur Wirkung kommen.

Es ist gut, zu bemerken, dass bei Verknüpfung des Muskels mit trägen Massen auch dann ein erheblicher

Betrag von Arbeit geleistet werden kann, wenn keine
Gegenkraft wirkt, also die Verkürzung ausgeht von der
natürlichen Länge des ruhenden Muskels, denn die
Trägheit der Masse übernimmt jetzt in gewissem Maasse
die Rolle des Hakens, mit welchem wir bei unsern früher
beschriebenen Versuchen das Muskelende festhielten,
bis der Tetanus voll entwickelt war. Die obere Grenze
der in einem solchen Falle zu leistenden Arbeit wäre
natürlich der Flächenraum des Dreiecks cam (Fig. 22),
doch wird sie nie erreicht werden, so wenig wie sie in den
Versuchen erreicht wurde, wo wir den Muskel wirklich
festhielten bis zur vollen Entwickelung des Tetanus, und
ihn dann auf äquilibrirte träge Massen wirken liessen.

Man wird nach den vorstehenden Erörterungen erwarten
müssen, dass weit weniger Arbeit geleistet wird, wenn
man dem Muskel von Anfang der Reizung an gestattet, auf
die an seinem Ende befestigte Masse bewegend zu wirken,
als wenn man ihn bis zur Entwickelung des Tetanus
festhält. In der That zeigt sich dies in der augenfälligsten Weise, wenn die mit dem Muskel verknüpften
Massen klein sind. Als Beispiel mag ein Versuch dienen,
welcher genau unter den Bedingungen des S. 67 beschriebenen Versuchs an demselben Muskel angestellt
wurde, mit dem einzigen Unterschied, dass der Muskel
nicht wie dort vorläufig durch den Spannungsmesser
festgehalten wurde. Er war also blos mit dem sonst
unbelasteten und von vornherein frei beweglichen Stahlhebel des Myographions verknüpft und dieser, durch
die Zusammenziehung in Schwung gesetzt, ergriff die
Last von 400 gr durch einen Faden, welcher um eine
auf der Achse a steckende Rolle von 8 mm Halbmesser
geschlungen war. Er hob dieselbe nur um 0,4 mm.
Der Muskel hatte also jetzt, wo er in der Verkürzung
von Anfang an nur durch die Trägheit des Stahlhebels
gehemmt war, nur $0,4 \times 400 = 160$ Grammillimeter
Arbeit geleistet, während er, bis zur Entwickelung des
Tetanus festgehalten, unter sonst gleichen Bedingungen
640 Grammillimeter geleistet hatte. (S. Seite 67.)

Der Unterschied wird natürlich um so kleiner, je
grösser das Trägheitsmoment der mit dem Muskelende
verknüpften Massen ist. Sehr merkwürdig ist es aber,
dass wenn jenes Trägheitsmoment sehr gross
ist, die Arbeit bei ungehemmter Tetanisirung
diejenige bei anfänglich festgehaltenem Muskelende übertreffen kann. Als Beispiel dieses anscheinend paradoxen Verhaltens mag ein Versuch dienen,
welcher sich dem S. 65 ausführlich beschriebenen an-
schliesst. Derselbe Muskel wurde auf gleiche Weise mit
dem Stahlhebel und durch diesen mit dem Schwunghebel
LL' verknüpft, welcher wieder die Schwungmassen an
den äussersten Enden trug. Jetzt aber wurde der
Muskel nicht durch den Spannungsmesser während der
Entwickelung des Tetanus an der Verkürzung gehindert,
sondern er konnte von Anfang der Bewegung an auf
die mit ihm verknüpften Massen bewegend einwirken
und sich dabei verkürzen. Gleichwol leistete er jetzt
3990 Grammillimeter, während er (s. S. 66) im Uebergangs-
stadium an der Verkürzung gehindert, nur 3150 Grammmillimeter geleistet hatte. Selbst wenn das Trägheitsmoment des Schwunghebels beträchtlich kleiner war, kam
diese seltsame Erscheinung, wenn auch in geringerem
Maasse, noch zu Stande. So folgte beispielsweise auf
den ersten Versuch der S. 66 tabellarisch mitgetheilten
Versuchsreihe ein Versuch am selben Muskel mit ungehemmter Zusammenziehung, in welchem 4760 statt
4480 Grammillimeter Arbeit geleistet wurden.

Es stehen der Erklärung dieser unerwarteten Erscheinung zwei Wege offen. Beim Versuch mit anfäng-
lichem Festhalten des Muskels kommen zuerst sehr
grosse Spannkräfte zur Wirkung und diese beschleunigen
schon früh die ganze Maschinerie so, dass die Zusammenziehung des Muskels nicht rasch genug folgen kann.
Dies würde in andern Worten heissen, die innern Widerstände im Muskel erfordern zu ihrer Ueberwindung soviel von seiner Arbeit, dass der Vortheil der grossen
Anfangsspannungen dadurch mehr als aufgewogen wird.

Es könnte aber auch zweitens angenommen werden,
dass durch die anfänglich vergebliche Anstrengung (nicht
Arbeit) gegen den Spannungsmesser der innere Zustand
des Muskels verändert, der Muskel „ermüdet" wäre,
sodass bei der nun folgenden Contraction, selbst wenn
sie langsam erfolgt, nicht mehr so hohe Spannungswerthe durch gleiche Wegstrecken der Verkürzung zur
Verfügung stehen. Die Frage, ob die eine oder die
andere Annahme richtig ist, kann übrigens nicht wohl
durch Beobachtung der Muskelarbeit allein entschieden
werden. Es müsste vielmehr die Beobachtung noch
anderer Zeichen für die innern Veränderungen in der
Muskelsubstanz zu Hülfe genommen werden.

FÜNFTES KAPITEL.

Allgemeine Betrachtungen über die Muskelkraft.

Wir haben in den bisherigen Betrachtungen die Kräfte,
welche bei der Muskelzusammenziehung Arbeit leisten,
unbedenklich als „elastische" Kräfte bezeichnet. In der
That wird kein unbefangener Beschauer des Phänomens
Anstoss an dieser Bezeichnung nehmen, da es von der
Zusammenziehung eines gedehnten Kautschukstranges
kaum zu unterscheiden ist. Gleichwol entspann sich
vor einigen und zwanzig Jahren zwischen Weber und
Volkmann eine lebhafte Discussion, welche das all-
gemeinste Interesse in der physiologischen Welt erregte
und sich durch eine Reihe von Jahren hinzog. Wenn
auch in neuester Zeit dieser Streit in der Literatur
ruht, so ist doch wol anzunehmen, dass noch nicht
überall die Zweifel geschwunden sind, und es dürfte
daher auch heute noch nicht ganz überflüssig sein, die

hier vertretene Anschauungs- und Bezeichnungsweise, welche nur die consequente Ausführung der Weber'schen ist, gegen die erhobenen Einwände zu vertheidigen.

Da es sich im Grunde genommen um einen Wortstreit handelt, der aber gleichwol entschieden werden muss, so wird alles darauf ankommen, eine scharfe Definition des Wortes „Elasticität" zu geben. Man nennt bekanntlich Wirkungen der Elasticität sehr verschiedenartige Erscheinungen an sehr verschiedenartigen Körpern, wie z. B. das Abprallen zweier Billardkugeln voneinander, die Fortpflanzung der Schallwellen in der Luft, das Fortschnellen des Pfeiles durch einen gespannten Bogen, die Zusammenziehung eines gedehnten Kautschukstranges u. s. w. Eine alle diese Fälle umfassende Definition der Elasticität könnte, wie mir scheint, etwa folgendermaassen gegeben werden: Elasticität nennen wir diejenige Eigenschaft eines Körpers, vermöge deren die molekularen, nicht in die Ferne wirkenden Kräfte, resp. die molekularen Bewegungen des Körpers zusammenhängende Massen als solche in Bewegung setzen können und zwar unter Vermittelung einer Gestaltveränderung des Körpers. Die fremden Massen, welche so in Bewegung gesetzt werden oder gesetzt werden könnten, müssen mit irgendeinem Theile der Oberfläche des Körpers durch besondere molekulare Kräfte (Adhäsion, Cohäsion oder dergl.) verknüpft sein, welche ihn zwingen, die bei der Gestaltveränderung des Körpers erfolgende Bewegung des betreffenden Oberflächentheils mitzumachen. Unter diese Definition passt das Abschnellen eines Pfeils vom Bogen und ebenso gut die Fortpflanzung der Schallwellen in der Luft, nur muss man im letztern Falle als die in Bewegung gesetzte zusammenhängende Masse die an eine dichtere angrenzende dünnere Luftschicht ansehen, welche durch den Druck der erstern fortgeschoben wird. Auch dadurch wird die Definition nicht hinfällig, dass ein elastischer Körper zuweilen seine Gestalt verändert, ohne fremde Körper wirklich zu bewegen, denn er könnte es doch wenigstens immer thun.

Unter die gefundene Definition passt nun aber ohne Frage auch die Zusammenziehung des Muskels, denn bei ihr werden ja auch durch Vermittelung der Gestaltveränderung eines Körpers andere Körper bewegt, welche mit einem Theile der Oberfläche des erstern verknüpft sind. Welcher Natur die Molekularkräfte sind, wodurch die Bewegungen bewirkt werden, kann für die Bezeichnung derselben als „elastische Erscheinungen“ durchaus nicht maassgebend sein. In der That nimmt man an, dass die Streckung eines entspannten Bogens durch besondere molekulare Anziehungskräfte, und dass die Ausdehnung der Gase durch die Bewegungsenergie ihrer Molekule bewirkt wird, und dennoch bezeichnet man diese beiden auf so total verschiedene Weise verursachten Erscheinungen als „elastische“. Wenn also auch einmal in Zukunft nachgewiesen würde, — was viele Physiologen für wahrscheinlich halten — dass bei der Muskelzusammenziehung wesentlich elektrische Kräfte im Spiele sind, so würde dies doch nicht verbieten, die resultirende Kraft bei der Zusammenziehung des Muskels als eine „elastische“ zu bezeichnen.

Was die Gegner der Weber'schen Theorie besonders bestimmt haben dürfte, an der Bezeichnung der Muskelkräfte als „elastischer Kräfte“ Anstoss zu nehmen, ist wol der Umstand, dass der Muskel solche Kräfte entwickeln kann, ohne dass vorher durch die Arbeit äusserer Kräfte seine Gestalt gewaltsam verändert worden ist, wie es ja eben der Fall ist, wenn man den ganz ungedehnten ruhenden Muskel in den Erregungszustand versetzt, oder dass er gewaltsam gedehnt, bei der Reizung noch grössere Spannkraft entwickelt, als mit welcher er gedehnt wurde. Dasselbe kann aber geschehen bei Erscheinungen, an deren Bezeichnung als elastischer niemand Anstoss nimmt. Man denke sich z. B. einen Pumpenstiefel mit Luft gefüllt und den Kolben darin in gewisser Höhe im Gleichgewicht; wenn

jetzt die Temperatur der Luft erhöht wird, so wird
der Druck vergrössert und der Kolben weiter getrieben,
ohne dass er vorher gewaltsam eingetrieben zu sein
brauchte, und doch nennt man dies eine Wirkung der
Elasticität. Der Muskelzusammenziehung äusserlich ähnlicher ist die freilich geringe Zusammenziehung, welche
ein gedehnter Kautschukstrang bei der Erwärmung erfährt. Hier entwickelt auch ein Strang grössere Spannung, als die ist, mit welcher er gedehnt wurde, und
zieht sich, wenn die Gegenkraft gleich bleibt, zusammen.
Eine noch weit grössere innere Aehnlichkeit mit dem
Wesen der Muskelzusammenziehung bieten aber die
gleichfalls elastischen Kräften nach allgemeinem Sprach-
gebrauch zugeschriebenen mechanischen Wirkungen von
Explosionen. Denken wir uns z. B. in dem soeben als
Vergleichsgegenstand gebrauchten Pumpenstiefel statt
Luft Knallgas und lassen wir einen elektrischen Funken
durchschlagen, so wird der Kolben plötzlich mit grosser
Gewalt hervorgetrieben werden, wiederum ohne dass
vorher bei seinem Einsetzen die geringste Gewalt angewandt zu sein brauchte. Es sind also hier wie im
Muskel durch innere Vorgänge vorher nicht vorhanden
gewesene „elastische" Kräfte entwickelt worden. Wir
können diesen Vorgang ganz analog anschauen, wie wir
die Muskelzusammenziehung dargestellt haben, und
sagen, durch den innern Vorgang ist der Körper in
einen andern verwandelt, dem unter dem vorhandenen
Druck eine andere Gestalt (grösseres Volumen) zukommt
als dem ursprünglichen. Aus dem Gemenge von Sauerstoff und Wasserstoffmolekulen niedriger Temperatur
ist nämlich ein Aggregat von Wassermolekulen sehr
hoher Temperatur entstanden.

Manche Erscheinungen der Muskelarbeit, die zum
Theil schon berührt, später aber noch eingehender
zu behandeln sind, und die ganz besonders als Argu-
mente gegen die Weber'sche Anschauungsweise gedient
haben, finden eine bis ins einzelnste gehende Analogie
in der Explosion einer Pulverladung, welche eine

Kugel aus dem Geschützrohr hervortreibt. Wieder verwandelt die Explosion den Körper in einen von anderer natürlicher Gestalt, nämlich das kleinen Raum einnehmende Gemenge von Schwefel, Salpeter und Kohlenstoffmolekulen in ein Gemenge von Kohlensäure, Stickstoff und Schwefelkalium, dem ein viel grösseres natürliches (ohne Druck ein unendliches) Volumen zukommt. Es entstehen somit ganz neue elastische Kräfte. Wenn auch die Zeit des Abbrennens einer Pulverladung sehr kurz ist, so ist sie doch merklich und eine Grösse von ähnlicher Ordnung wie die Zeit, die auf den Uebergang des Muskels aus dem ruhenden in den tetanisirten Zustand hingeht. Man kann daher durch dieses Beispiel den Unterschied der beiden Arten von Arbeitsleistung des Muskels sehr gut beleuchten, die wir weiter oben beschrieben haben, wo blos träge Masse in Bewegung gesetzt wird und wo einmal der Muskel bei seiner ursprünglichen Länge bis zur vollen Entwickelung des Tetanus gewaltsam festgehalten wird, während ihm das andere mal gestattet ist, sich schon während dieses Uebergangs zu verkürzen. Man könnte nämlich auch beim Schusse einmal die Kugel im Laufe, der sie hermetisch schliessen müsste, an Ort und Stelle festhalten, bis die ganze Patrone abgebrannt ist. Hier würde die Spannung der entwickelten Gase zu einer enormen Höhe steigen, da ihre ganze Menge auf das Volumen der Patrone zusammengedrängt wäre. Diese kolossale Spannung wäre, wenn nun die Kugel losgelassen würde, im ersten Augenblick als beschleunigende Kraft wirksam. Nach Maassgabe des Vorrückens der Kugel im Laufe würde sich dann die beschleunigende Kraft vermindern wie die Spannung des Muskels bei seiner Verkürzung. Die gewöhnliche Art des Schusses entspricht dagegen ganz dem Vorgange am Muskel, welcher S. 76 fg. beschrieben ist, wo seine Spannung lediglich gegen die Trägheit einer Masse wirkt, die vom Beginn der Reizung an schon folgen kann. In der That theilen wir die Zeit der ganzen Explosion beispielsweise in zehn gleiche

Theile und nehmen der Einfachheit wegen an, im Anfange jedes Zehntels explodirte ein Zehntel der Ladung momentan, dann gilt für das erste Zehntel der Zeit eine gewisse natürliche Form des ganzen Gemenges von Gas und noch unverbranntem Pulver, der sie zustrebt. Vermöge dieses Strebens wird die Kugel schon bewegt und die wirkliche Form verändert. Für das zweite Zehntel der Zeit ist aber wieder eine andere Form (noch grösseres Volumen) die natürliche, da aber die wirkliche Form schon nicht mehr die ursprüngliche ist, so übt die Gasmasse jetzt keinen so grossen Druck auf die Kugel aus, wie er ausgeübt worden wäre, wenn die zwei Zehntel der Ladung oder gar die ganze Ladung momentan explodirt wäre. Dieselbe Betrachtung lässt sich auf die ferneren Zehntel der Ladung anwenden. Man sieht, bei beweglich gedachtem Geschosse kommen, da die Ladung nicht ganz momentan explodirt, so hohe Spannungen der Gase gar nicht zur Wirksamkeit, wie wenn das Geschoss bis zum vollständigen Abbrennen festgehalten würde, ganz analog wie beim Muskel jene höchsten Spannungswerthe nicht entstehen, wenn schon während der Entwickelung des Tetanus Verkürzung erfolgen kann. Obwol man nun bei der soeben angedeuteten Zergliederung für jeden Augenblick der Explosionsdauer ein anderes Volumen als „natürliches" Volumen in Rechnung zu bringen hätte, so würde doch niemand Anstoss nehmen an der Bezeichnung der das Geschoss treibenden Kräfte als „elastischer Kräfte". Es kann also der analoge Umstand in der Zergliederung der Muskelzusammenziehung kein Hinderniss sein, sie als eine Wirkung „elastischer" Kräfte aufzufassen.

Das Gleichniss mit dem Schusse erläutert auch die Möglichkeit, dass, wie wir oben (S. 79) sahen, bei der freien Zusammenziehung mehr Arbeit geleistet werden kann als bei der anfänglich gehemmten. Es könnte nämlich auch beim Schusse das Geschoss, wenn es bis zum Ende der Explosion an Ort und Stelle gehalten würde, durch die ausserordentliche Anfangsspannung

sogleich sehr stark beschleunigt werden, sodass ein
grosser Theil der Arbeit durch die Reibung am Geschützrohr aufgezehrt würde. Mit andern Worten würde
dies heissen, dass sogleich ein grosser Theil der bei
der Explosion entwickelten Wärme unter Vermittelung
der Reibung an das Geschützrohr abgegeben würde.

Es ist noch ein Punkt, welcher wol zu Bedenken
gegen die Auffassung der Muskelkräfte als elastischer
Anlass gegeben hat. Wenn ein Muskel im ruhenden
Zustand durch eine gewisse Last zu einer gewissen
Länge gedehnt worden ist und nun in Tetanus versetzt
wird, so hält er dieser Last, wie wir sahen und wie
allgemein bekannt ist, bei einer kleinern Länge Gleichgewicht; damit aber dieses Gleichgewicht bestehen bleibt
und die Last den Muskel nicht wieder zu seiner frühern
Länge dehne, muss der tetanisirte Zustand durch immer
neue Reizung erhalten werden. Dabei aber verlaufen,
wie ebenfalls bekannt und wie später noch eingehend
zu besprechen ist, im Muskel Processe, bei welchen
chemische Kräfte positive Arbeit leisten. Man könnte
nun sagen, dies unterscheidet den Fall wesentlich von
der Wirkung elastischer Kräfte, die eine Gegenkraft im
Gleichgewicht halten, ohne dass irgendwelche Kräfte
positive Arbeit zu leisten brauchen. Es ist aber leicht,
Beispiele zu ersinnen, in denen zur Erhaltung eines
Gleichgewichts zwischen zwei Kräften Arbeit geleistet
werden muss (deren Aequivalent natürlich als Wärme
erscheint) und wo keiner daran Anstoss nimmt, wenn
die eine der im Gleichgewicht befindlichen Kräfte eine
„elastische" genannt wird. Man denke sich z. B. folgende
Vorrichtung: Ein Cylinder, dessen Wand für Wärme
undurchlässig ist, enthalte ein Gas, dazu noch ein brenn-
bares Präparat, etwa aus Kohlenstoff, Wasserstoff und
Sauerstoff, bei dessen Verbrennung Kohlensäure und
Wasser entsteht, und endlich einen Körper, welcher
Kohlensäure und Wasser absorbirt. In den Cylinder sei
luftdicht ein belasteter Kolben eingesetzt. Er wird das
Gas etwas comprimiren und den Druck desselben er-

höhen. Diese Compression entspräche der Dehnung des ruhenden Muskels. Nun entzünde man das brennbare Präparat; die plötzlich neu hinzukommende Gasmasse wird die Spannung so erhöhen, dass der Kolben gehoben wird. (Hub der Last durch die Muskelzusammenziehung.) Wäre nur wenig von dem brennbaren Stoff vorhanden, so würde der andere Körper alsbald die gebildeten Gase wieder absorbirt haben und der Kolben sänke vielleicht herab (Wiederausdehnen des Muskels unter Herabsinken der Last, wenn der Tetanus nicht unterhalten wird), ein wenig grösser, bliebe nur das Volumen des ursprünglich vorhandenen Gases beim gleichen Drucke wegen der zugeführten Wärme, was unter Umständen in gewissen Nebenerscheinungen bei der Muskelzusammenziehung sogar auch seine Analogie hat. Ist aber das brennbare Präparat in grossem Vorrath vorhanden und wird sein Brennen unterhalten, so könnte sich ein stationärer Zustand herstellen, bei dem in der Zeiteinheit ebenso viel Kohlensäure und Wasser neu erzeugt würde, als der absorbirende Körper wegschafft, und so lange dieser Zustand dauert, würde der Kolben gehoben bleiben. (Dauernde Hochhaltung der Last durch den dauernd unterhaltenen Tetanus des Muskels.) Wenn endlich das Feuer erlischt, kommt die Absorption des Gases ins Uebergewicht und der Kolben sinkt wieder herunter bis auf einen kleinen Rest von Hebung, welcher, wie schon ausgeführt, durch Erwärmung bedingt wäre. (Herabsinken der Last nach Aufhören der tetanisirenden Reizung des Muskels.) Niemand wird Anstoss daran nehmen, wenn man sagt, in dem fingirten Beispiel ist der belastete Kolben hochgehalten durch die elastische Spannung der Verbrennungsgase, obwol auch hier ein Process nöthig war, bei dem chemische Kräfte positive Arbeit leisteten, um das Gleichgewicht zu erhalten.

Es ist vielleicht nicht überflüssig, noch ein anderes Beispiel ähnlicher Art zu erörtern, das von Volkmann eigens aufgestellt ist, um Weber's Theorie oder, wie

ich lieber sagen möchte, Ausdrucksweise, zu widerlegen.
Volkmann verglich den ruhenden Muskel mit einer
elastischen Drahtspirale, deren Windungen einander
nicht berühren, und den tetanisirten mit einer solchen,
welche von einem elektrischen Strome durchflossen wird.
Dieses Beispiel hat in der That grosse Analogie mit dem
Uebergange des Muskels aus dem einen in den andern
Zustand. In dem Augenblicke, wo der Strom den
schraubenförmig gewundenen Draht durchfliesst, nimmt
entweder, wenn man die Länge constant hält, die Spannung zu oder die Länge nimmt ab, wenn man die
spannende Gegenkraft constant lässt, weil zu den ursprünglich vorhandenen Molekularkräften des Drahts,
welche sich mit einer spannenden Kraft von irgend-
welchem Werthe (den Werth Null nicht ausgeschlossen)
in Gleichgewicht gesetzt hatten, die elektrodynamische
Anziehung der Windungen aufeinander hinzukommt.
Nach der oben gegebenen Definition von elastischen
Erscheinungen kann man aber offenbar diese Anziehungskräfte in die elastischen einreihen und sagen, durch
den Strom wird die Spirale in einen Körper von andern elastischen Eigenschaften verwandelt, d. h. in einen
Körper, bei welchem Länge und Spannung nach einem
andern Gesetze voneinander abhängen als bei der nicht
durchströmten Spirale. Eine fernere Analogie besteht
aber darin, dass die Erhöhung der Spannung oder die
Verkürzung nicht stattfinden kann, ohne dass Kräfte
positive Arbeit leisten. Wendet man den Strom einer
hydroelektrischen Kette an, so sind die arbeitenden
Kräfte bekanntlich chemische und ihr ganzes Aequivalent wird theils in der Kette, theils im Draht als
Wärme frei, wenn keine mechanische Arbeit geleistet
wird. Es lässt sich in dieser Beziehung aber noch
eine Bemerkung machen, die später noch für Vorgänge
am Muskel zu verwerthen ist. Hält man das untere
Ende der Spirale fest, sodass keine Verkürzung eintreten kann, so entsteht, wie schon gesagt, durch Vermehrung der Spannung potentielle Energie, und dem

entspricht ein Ausfall an Wärmeentwickelung, d. h. es wird etwas weniger Wärme frei als das Aequivalent der chemischen Arbeit in der Kette. Dieser Ausfall an Wärme ist, beiläufig sei es bemerkt, nach den bekannten Gesetzen der Elektricitätsbewegung bedingt durch die Induction des momentanen Gegenstroms bei Entstehung des Hauptstroms. Solange dann der neue Gleichgewichtszustand dauert, wird in jeder Zeiteinheit das volle Wärmeäquivalent der chemischen Arbeit gebildet. Wird aber schliesslich der Strom wieder unterbrochen, ohne dass mechanische Arbeit von der Spirale geleistet wurde, d. h. ohne dass sie sich verkürzen konnte, so wird beim Unterbrechen bekanntlich ein gleichgerichteter momentaner Strom inducirt und dadurch in dieser Zeit etwas mehr Wärme entwickelt als das Aequivalent der in derselben geleisteten Arbeit chemischer Kräfte. Dies Mehr entspricht dem Verschwinden der vorhanden gewesenen potentiellen Energie.

Endlich will ich noch einen Einwand besprechen, der gegen Weber's Auffassungsweise der Muskelkraft als elastischer Kraft von Heidenhain erhoben ist, durch welchen er sie ganz direct widerlegt zu haben glaubt. Er hat nämlich bewiesen, dass der Betrag der chemischen Processe im Muskel und damit die finale Form, welcher er bei der Contraction zustrebt, nicht blos vom zugeführten Reizquantum, sondern auch von den äussern Umständen abhänge, unter welchen die Zusammenziehung erfolgt — ein Satz, mit welchem wir uns bald im weitern Verlauf unserer Darstellung eingehend zu beschäftigen haben werden und der hier nur vorgreifend erwähnt sein mag. Diesen Satz hält nun Heidenhain für absolut unvereinbar mit der Auffassung der Muskelkräfte als elastischer Kräfte. Dass er aber sehr wohl damit vereinbar ist, kann uns der schon benutzte Vergleich mit einem Schusse lehren. Wenn hier die Patrone von hinten angezündet wird (wie dies bei älterer Einrichtung der Gewehre der Fall war) und die Kugel liegt locker im Laufe, so spritzt ein Theil der

Pulverladung unverbrannt aus dem Rohr. Ist dagegen die Kugel mit einem weichen Mantel fest in die Züge des Laufs eingepresst, sodass sie sich anfangs nicht schnell bewegen kann, dann verbrennt die Ladung vollständiger und die finale Form, der sie zustrebt, ist mithin ein weit grösseres Gasvolumen als im erstern Falle. Der Gang der Explosion hängt also ab von den äussern Umständen, unter welchen sie verläuft, und dennoch nimmt niemand Anstoss an der Bezeichnung ihrer Wirkung als einer Wirkung der „Elasticität".

SECHSTES KAPITEL.

Die Zuckung des Muskels.

Wir haben im vorigen Kapitel alle Bedenken weggeräumt, welche der Auffassung im Wege stehen, wonach die Arbeit des Muskels anzusehen ist als die Arbeit elastischer Kräfte, welche ein Körper ausübt, der eine andere Form hat, als diejenige, welche in dem betreffenden Augenblicke ihm zukäme, wenn er sich im Gleichgewicht befinden sollte. Wir können somit auf Grund dieser Anschauungsweise nunmehr auch die Arbeit erörtern, welche ein Muskel bei einer sogenannten „Zuckung" leistet, eine weit verwickeltere Aufgabe, als die früher behandelte, welche die Arbeit beim Uebergang in den tetanisirten Zustand betrifft. Denn während dort, wenigstens bei der einfachsten Fassung des Problems, ein neuer, schon fertig vorhandener und andauernder Zustand des Muskels ins Auge gefasst werden kann, handelt es sich bei der neuen Aufgabe um eine ganz flüchtige Veränderung des Zustandes, während welcher die Arbeit geleistet wird.

Unter Zuckung des Muskels versteht man den Vorgang, welcher erfolgt, wenn ein einziger momentaner Reizanstoss den Muskel oder seinen Nerven trifft, wie z. B. ein mechanischer Stoss oder ein elektrischer Schlag. Dieser Vorgang besteht wesentlich darin, dass die natürliche Länge des Muskels während einer sehr kurzen Zeit ab und darauf während einer ebenfalls sehr kurzen Zeit zunimmt, sodass die ursprüngliche Länge merklich wieder erreicht wird. Es ist gut, zu bemerken, dass dieser ganze Vorgang verläuft, nachdem der Reizanstoss selbst schon gar nicht mehr vorhanden ist, denn es folgt diesem zunächst ein sogenanntes „Stadium der latenten Reizung" von etwa $\frac{1}{100}$ Secunde, währenddessen noch keinerlei mechanische Veränderung des Muskels sichtbar ist.

Man kann den fraglichen Zuckungsvorgang an einem freihängenden Muskel bequem unmittelbar beobachten; auf einen elektrischen Schlag sieht man denselben sich verkürzen und wieder verlängern. Die Zusammenziehungen der Skeletmuskeln bei ihrem natürlichen Gebrauch im normalen Verlauf des Lebens sind nicht solche „Zuckungen", sondern tetanische Zusammenziehungen. Gleichwol hat die Erforschung der elementaren Zuckung ein hervorragendes theoretisches Interesse, weil nur dabei manche Grundeigenschaften der Muskelfaser hervortreten. Auch ist der Tetanus, obwol die Arbeitsleistung bei ihm einfacher erscheint, wesentlich doch ein Zustand des Muskels, der als eine Reihe zeitlich übereinander gelagerter Zuckungen aufzufassen ist. Ueberdies besteht auch eine der wichtigsten Functionen des normalen Lebensverlaufs in eigentlichen Muskelzuckungen, nämlich der Herzschlag. Die Zuckung ist daher mit Recht eine der am meisten studirten Erscheinungen an der Muskelsubstanz. Wir werden sie übrigens hier nur insofern betrachten, als dabei mechanische Arbeit geleistet wird, und können demnach von der reichen Fülle von Thatsachen, die über Erregung und Verlauf der Muskelzuckung bekannt sind, den grössten Theil ganz unberührt lassen.

Wenn es sich um die Untersuchung der Muskelzuckung
an sich und der dabei zu leistenden Arbeit handelt, kann
selbstverständlich kein anderer Reiz — so vielerlei es
deren auch gibt — in Betracht kommen, als der elektrische Schlag, sei es, dass man ihn auf den Muskel
direct oder auf seinen Nerven wirken lässt. Jeder andere
Reiz verändert oder schädigt das Muskel- und Nerven-
gewebe, ganz abgesehen von der durch die Erregung
selbst bedingten Veränderung, und kein anderer Reiz
ist bezüglich der Stärke und des Augenblickes der Einwirkung so zu beherrschen wie der elektrische Schlag.
Das Studium des Verlaufs der Zuckung kann zweckmässig mit Hülfe der graphischen Methode ausgeführt
werden. Allerdings ist es unmöglich, den Verlauf der
Verkürzung und Wiederausdehnung des absolut ungespannten Muskels, oder mit andern Worten, den Gang
der Veränderung der eigentlichen „natürlichen" Länge
des Muskels graphisch zur Darstellung zu bringen.
Diese setzt eben doch irgendein mit dem freien Ende
des Muskels verbundenes Mobile voraus, welches von
der Verkürzung desselben mitgezogen wird, um eine
Spurlinie an einer vorübergeführten Fläche zu hinter-
lassen. Dies Mobile kann einerseits nicht ganz masse-
los sein, andererseits muss auch noch eine dem Muskel-
zuge entgegengesetzte Kraft darauf wirken, damit es,
der Wiederausdehnung des Muskels in gleichem Schritte
folgend, zu seiner ursprünglichen Länge zurückkehrt.
Diese beiden Hindernisse, der Veränderung der natürlichen Länge des Muskels mit einer Schreibvorrichtung
zu folgen, lassen sich übrigens auf ein Minimum herab-
bringen. Man befestigt nämlich das untere Ende eines
frei herabhängenden Muskels an einem ganz leichten
Hebel. Ein solcher lässt sich in genügender Länge
hinlänglich steif herstellen, indem man einige Schilfstreifchen in Form eines Doppel-T-Eisens zusammen-
leimt, ohne dass sein Gewicht ein Gramm erreicht. Ueber
den Anknüpfungspunkt des Muskels hinaus kann der
Hebel noch durch ein ganz leichtes Schilfstreifchen ver-

längert werden, dessen Spitze an einer vorübergeführten
Fläche die Bewegungen jenes Anknüpfungspunktes in
vergrössertem Maassstabe anschreibt. Um die Achse
des Hebels ist dann noch ein mit ihm fest verbundenes
Röllchen drehbar, dessen Halbmesser ein kleiner Bruchtheil der Entfernung des Anknüpfungspunktes ist. Ein
um das Röllchen geschlungener Faden trägt ein Gewicht, welches den Hebel abwärts zieht, sodass er den
Muskel immer spannt. Man sieht, wir haben genau die
schon zur Untersuchung des Tetanus gebrauchte Vorrichtung vor uns, nur dass an die Stelle des schweren
Stahlhebels der leichte Schilfhebel getreten ist. Die
Spannung des Muskels kann auch unbeschadet der
Brauchbarkeit des Apparats so klein gemacht werden,
dass sie als eine verschwindende Grösse zu betrachten
ist. Wenn z. B. der Muskel in 80 mm Entfernung
von der Achse angeknüpft ist und an einem Röllchen
von 4 mm Halbmesser 100 gr hängen, so ist der Muskel mit 5 gr gespannt, was für einen einigermaassen
dicken Muskel eben eine verschwindend kleine Spannung ist. Offenbar bleibt dieselbe, was wichtig zu bemerken ist, während des ganzen Vorgangs constant,
wenn man von den kleinen Veränderungen absieht,
welche der Angriffswinkel des Muskelzugs am Hebel
bei den kleinen Bewegungen erleidet. Die lebendige
Kraft in Schwung gesetzter Massen mischt sich, wie
auch leicht experimentell nachzuweisen ist, durchaus
nicht störend ein, da keine nennenswerthe Masse zu
einer irgend beachtenswerthen Geschwindigkeit kommt,
denn die einzige im Spiele befindliche erhebliche
Masse, das an der Rolle hängende Gewicht, macht
so überaus kleine Bewegungen, dass sie als merklich
ruhend betrachtet werden darf. Die Spitze der Hebel-
verlängerung macht demnach mit aller nur zu ver-
langenden Treue die Bewegungen des freien Muskelendes in vergrössertem Maassstabe mit, oder ihre
Hebung und Senkung folgt zeitlich genau der Verkleinerung und Vergrösserung der natürlichen Länge

des Muskels resp. des mit einer ganz geringen Kraft gespannten Muskels.

Wenn der Vorgang der Zuckung in seiner einfachsten Gestalt, d. h. die Veränderung der natürlichen Länge des Muskels nach einem momentanen Reizanstoss graphisch in einer Curve dargestellt werden soll, deren Abscissen die Zeiten, deren Ordinaten die in diesen Zeiten stattfindenden Verkürzungen darstellen, so ist nur noch eine Fläche nöthig, welche sich an der zeichnenden Spitze des Hebels mit constanter Geschwindigkeit vorüberbewegt. Diese Geschwindigkeit muss aber jetzt eine viel grössere sein, als die, welche wir in den früher beschriebenen Versuchen verwendeten, da es sich hier um den zeitlichen Verlauf eines Vorgangs handelt, der im ganzen meist nur etwa $\frac{1}{10}$ Secunde dauert. Man hat zu diesem Zwecke sehr verschiedene Vorrichtungen angewendet. Helmholtz, der zuerst die Muskelzuckung auf Grund graphischer Darstellung zergliedert hat, zeichnete an einen berussten Glascylinder, der durch ein genau regulirtes Uhrwerk gedreht wird. Dies lässt allerdings an Genauigkeit nichts zu wünschen übrig, aber da der Cylinder doch nicht unmittelbar nach Ablauf der Zuckung angehalten werden kann, so verwirren sich leicht die Linien, welche der Stift bei den folgenden Umdrehungen noch zeichnet. Ueberdies ist ein gut regulirtes Uhrwerk eine kostspielige und schwer in vollkommenem Zustande zu erhaltende Maschinerie. Um diese Uebelstände zu vermeiden, haben verschiedene Forscher sich anderer Vorrichtungen bedient, durch welche berusste Platten vor dem Zeichenstifte verschoben werden. Man verzichtete dabei zum Theil sogar auf die vollkommene Constanz der Geschwindigkeit und liess das Zeitmaass während des Versuchs selbst von einer schwingenden Stimmgabel auf die bewegte Platte zeichnen. Zu den Vorrichtungen dieser Art gehört namentlich das sogenannte Pendelmyographion. An einem grossen schweren Pendel ist eine berusste Glasplatte der Schwingungsebene parallel befestigt, die sich

beim Schwunge des Pendels an der Zeichenspitze vor-
beibewegt, und die Zuckung fällt gerade in einen Theil
der Schwingungsdauer. Nach vollendeter Halbschwingung
wird das Pendel festgehalten, sodass keine Verwirrung
mit später gezeichneten Linien entstehen kann. Obwol
bei dieser Einrichtung zu dem Uebelstand, dass die
Geschwindigkeit variabel ist, noch der hinzukommt, dass
die Abscissenlinie ein Kreisbogen ist, was die Deutung
der Curven sehr erschwert, hat sich doch das Pendelmyographion in der physiologischen Technik eingebürgert
und ist von verschiedenen Forschern zu exacten Untersuchungen verwandt. In der That hat es grosse Vorzüge. Die Pendelbewegung geschieht zwar nicht mit
constanter, aber in jedem Augenblicke sehr genau be-
rechenbarer Geschwindigkeit, selbst wenn der Apparat
sehr roh gearbeitet ist. Die Maschinerie ist daher sehr
leicht herzustellen, erheischt keine sorgfältige Behand-
lung, kommt nie in Unordnung und ist sehr leicht
zu handhaben. Gleichwol gebe ich einer andern, anscheinend sehr primitiven und wenig versprechenden
Einrichtung vor der zuletzt erwähnten, sowie vor allen
übrigen den Vorzug, mit welcher auch die im Folgenden
zu beschreibenden Versuche zum grössten Theil angestellt
sind. Ein schwerer Cylinder CC (Fig. 23) aus starkem
Messingblech von 1 m Umfang steckt auf einer stäh-
lernen Achse, welche mit möglichst wenig Reibung in
Spitzen läuft. Auf derselben Achse steckt unter dem
Cylinder eine Rolle von etwa 20 mm Halbmesser, um
welche eine Schnur geschlungen ist. Das eine Ende
derselben bildet ein Ringlein, welches an einem aus
dem Boden des Cylinders hervorragenden Stift angehängt
ist, sodass es, sowie die Schnur ihre Spannung verliert,
abfällt, das andere Ende der Schnur geht zunächst über
eine am Stativ befestigte Rolle R, und trägt einen
starken eisernen Bügel BB, an welchem das als be-
wegende Kraft dienende Gewicht P hängt. Aus dem
Boden des Cylinders ragt noch ein (in der Figur nicht
gezeichneter) starker Zapfen hervor, der gegen einen

(gleichfalls nicht gezeichneten) am Stativ befestigten
Hebel anlehnt, wenn das Gewicht mittels der Schnur
den Cylinder zu drehen strebt. Der Zapfen und der
Hebel müssen mit ebener Fläche, die durch die Achse

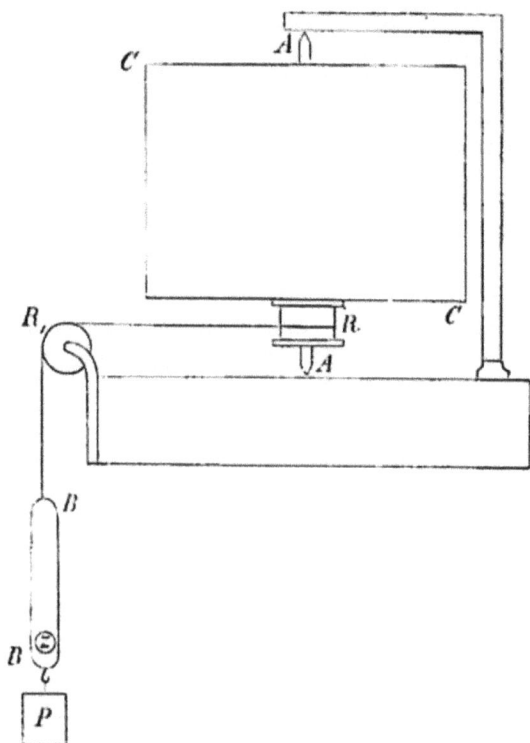

Fig. 23.

des Cylinders geht, einander berühren und die Drehungsachse des Hebels muss auf dieser Ebene senkrecht
stehen. Wird nun der Hebel von dem Zapfen weg-
gedreht, so kann der Cylinder anfangen sich zu drehen
und wird in der That durch das sinkende Gewicht P
in beschleunigte Bewegung gesetzt. Ist aber das Ge-

wicht durch eine gewisse Strecke gesunken, so setzt
sich der Bügel auf den in seine Höhlung einspringen-
den, am Stativ befestigten und mit Kautschuk ge-
polsterten Zapfen Z. Damit hört die Beschleunigung
und die Spannung der Schnur auf, diese löst sich durch
Abfallen des Ringleins ganz vom Cylinder resp. der
Rolle R und der Cylinder kann sich nun ganz frei mit
der erlangten Winkelgeschwindigkeit in infinitum weiter
drehen. Die Höhe der Lichtung des Bügels B, welche
vermindert um die Dicke des Zapfens den maximalen
Fallraum des Gewichts bildet, ist so bemessen, dass sie
etwa dem halben Umfang der Rolle R gleichkommt.
Denn mehr als eine halbe Umdrehung kann man nicht
zur Beschleunigung des Cylinders verwenden, da die
Zeichnung der Zuckung aus selbstverständlichen Gründen noch innerhalb der ersten Umdrehung ausgeführt
werden muss. Durch Höherstellen des Zapfens kann
natürlich der zur Beschleunigung verwendete Theil der
Umdrehung verkleinert werden. Man sieht leicht, dass
man durch die Wahl des Gewichts und seines Fall-
raums die Endgeschwindigkeit des Cylinders zwischen
weiten Grenzen verändern kann. Werden 3 bis 4 Kilo
angehängt und der Fallraum auf sein Maximum gebracht, so erreicht der Cylinder eine Endgeschwindigkeit, die für die subtilsten Versuche über Muskelzuckungen u. dgl. genügt. So roh die ganze Einrichtung
aussieht, so arbeitet sie doch mit ungemeiner Genauigkeit. Ist einmal ein bestimmtes Gewicht angehängt und
der Fangzapfen in bestimmter Höhe festgestellt, was
durch eine massive Pressschraube geschieht, so erhält
man immer wieder genau dieselbe Endgeschwindigkeit,
und diese erleidet auch in dem Reste der ersten
Umdrehung, welche zum Versuche benutzt wird, keine
die Genauigkeit des Resultates irgend merklich beein-
trächtigende Verzögerung, sodass sie als während des
Versuchs vollkommen constant angesehen werden kann.
Man überzeugt sich davon leicht durch Anzeichnung
von Stimmgabelschwingungen an den Cylinder.

Um den Apparat zur Anzeichnung von Muskelzuckungen zu vervollständigen, bedarf es jetzt nur
noch einer kleinen Vorrichtung, mittels deren der
Cylinder in einem ganz bestimmten Moment seiner
Drehung einen elektrischen Strom unterbricht, welcher
die primäre Rolle eines Inductionsapparats durchfliesst,
in dessen secundären Kreis der Muskel eingeschaltet
ist. Diese Vorrichtung besteht einfach in einem Metall-
hebelchen, das an passender Stelle ein Platinplättchen
trägt. Dies lehnt, durch eine schwache Feder angedrückt,
an eine Platinspitze und diese nebst dem Hebelchen
bilden einen Theil der Stromleitung der primären Rolle.
Das Hebelchen ist nun unter dem Cylinder so angebracht, dass ein aus dem Boden des letzteren vorragender
kleiner Stift in einem bestimmten Punkte seiner Bahn
jenes Hebelchen von der Platinspitze abhebt. Durch
eine leicht zu erdenkende Einrichtung ist noch dafür
gesorgt, dass der Hebel, einmal durch den Stift weg-
geschlagen, nicht von selbst wieder in die alte Stellung
zurückkehrt. Selbstverständlich muss der Stift am Boden
des Cylinders so angebracht sein, dass er den beschriebenen Contact erst dann öffnet, wenn der Cylinder seine
volle Geschwindigkeit erlangt hat und sich frei bewegt.
Man kann leicht an der berussten Fläche des Cylinders
die Stelle markiren, vor welcher sich die mit dem
Muskelende verbundene Zeichenspitze befindet in dem
Augenblicke, wo der Contact durch den bewegten Cylinder gelöst wird. Man braucht nur, während sich
der Muskel schon im Kreise der secundären Rolle des
Inductionsapparats befindet, den Cylinder ganz langsam
mit der Hand zu bewegen, bis der Stift den Contacthebel anstösst, dann durchfährt der Oeffnungsschlag
den Muskel und löst eine Zuckung aus, während der
Cylinder merklich in Ruhe ist, und die Zeichenspitze
beschreibt also einen Kreisbogen, den wir als senkrechte Gerade betrachten können, da er bei den gedachten Abmessungen des Apparats nur einen sehr
kleinen Centriwinkel umspannt. Diese Linie ist die

Marke des Augenblicks, wo der Reiz jedesmal den Muskel trifft, der Cylinder mag seine Drehung mit noch so grosser Geschwindigkeit ausführen.

Ein wirklicher Versuch, zum Zwecke, den zeitlichen Verlauf der Zuckung darzustellen, gestaltet sich nun folgendermaassen: Nachdem, wo es darauf ankommt, in der eben erwähnten Weise die Markirung des Reizaugenblicks zuvor geschehen ist, wird das Ringlein am Ende der Schnur an den dafür bestimmten Stift angehängt. Hierauf wird der Cylinder rückwärts gedreht, wobei sich die Schnur um die Rolle R wickelt und das Gewicht P gehoben wird, bis der Zapfen hinter den einstweilen niedergedrückten Hemmungshebel gekommen ist. Sofort wird der letztere gehoben und der Cylinder lehnt sich nun an denselben an und steht still. Beim Rückwärtsdrehen des Cylinders musste natürlich der im Stromkreis befindliche Contacthebel niedergelegt sein, damit der Stift, der ihn nachher umlegen soll, vorbei kann. Jetzt wird der Contact geschlossen, aber währenddessen eine Nebenschliessung zum Muskel in den Kreis der secundären Rolle des Inductionsapparats gelegt, sodass bei der Schliessung des Contacts der Inductionsschlag den Muskel nicht trifft. Sofort wird diese Nebenschliessung wieder beseitigt und nun durch Niederdrücken des Hemmungshebels der Cylinder freigelassen. Er bewegt sich, wie wir schon gesehen haben, anfangs mit beschleunigter und dann mit constanter Geschwindigkeit. In einem bestimmten Augenblicke dieses Stadiums unterbricht der betreffende Stift am Boden den Contact und nun beginnt die Zuckung, vermöge deren die Zeichenspitze eine auf- und dann wieder absteigende Curve am Cylindermantel verzeichnet. Sowie die Zuckung vollendet ist, wird der Cylinder mit der Hand aufgehalten, womöglich noch ehe er seine volle Umdrehung vollendet hat. Es wäre zwar ein Leichtes, noch eine selbstthätige Vorrichtung anzubringen, welche den Cylinder in einem bestimmten Moment seines Umlaufs anhält, doch ist eine solche durchaus überflüssig, da das Aufhalten mit

der Hand gar keine Schwierigkeiten und vor einer
selbsthätigen Vorrichtung wesentliche Vorzüge hat.

Als Beispiel mag die ausgezogene Curve Fig. 24 dienen,
die unter folgenden Bedingungen gewonnen ist. Der
Doppelsemimembranosus (s. S. 12) eines sehr grossen
Frosches, ein Muskel, im ganzen etwa 120 mm lang,
freilich in der Mitte unterbrochen durch die Symphysis
ossium pubis, war am Schilfhebel in 80 mm Entfernung
von der Drehungsachse angeknüpft. Die Zeichenspitze
war von derselben 160 mm entfernt, sodass die Ordinaten die Verkürzungen in zweifacher* Grösse bedeuten.
Strenggenommen sind die Ordinaten, da der Hebel
an der Trommel streift, Kreisbogen von 160 mm Radius,

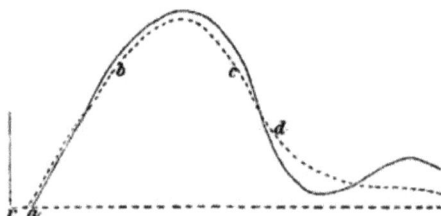

Fig. 24.

die aber nur sehr wenig von senkrechten Geraden ab-
weichen. Man sieht dies an dem Bogen bei r, welchen
eine Zuckung bei ruhendem Cylinder gezeichnet hat.
Er markirt die Stelle der Abscissenlinie, wo die Zeichenspitze im Reizmoment steht. Es bedeutet 0,5 mm Abscissenlänge die Zeit von $1/700$ oder etwa 0,00143″. Man
sieht nun, dass im wirklichen Versuche nach dem Reize
noch eine Zeit lang die Zeichenspitze auf dem wagerechten Striche verbleibt, so lange nämlich, als ein
Punkt des Cylinderumfangs die Strecke $ra = 2,5$ mm
durchläuft. Während dieser Zeit von etwa 0,007 oder
nahezu $1/100$″ bleibt also der Muskel unverkürzt; man

---

* Das Originalmyogramm ist hier auf die halbe Grösse
reducirt, sodass die Ordinaten der Fig. 24 den Verkürzungen
gleich sind.

hat daher diese Zeit mit dem Namen des Stadiums der
latenten Reizung belegt. In dem Punkte a erhebt sich,
wie man sieht, die Zeichenspitze und deutet die Verkürzung der natürlichen Länge des Muskels an. Die
„natürliche" im strengsten Sinne des Wortes ist es
allerdings nicht, deren Aenderung wir hier verfolgen,
denn an einem auf der Achse des Hebels steckenden
Röllchen von 8 mm Halbmesser hing ein Gewicht von
100 gr, sodass der Muskel eine Spannung von 10 gr
ausübte, die aber für seinen Querschnitt äusserst klein
ist. Die Länge des absolut ungespannten Muskels
und ihre Veränderungen zur graphischen Darstellung
zu bringen, darauf muss man aus schon erörterten
Gründen überhaupt verzichten. Man sieht nun, wie
sich der Muskel, indem seine Spannung fast Null,
nämlich merklich 10 gr bleibt, verkürzt während einer
Zeit von 0,037 oder etwas über $^1/_{20}$ " und sich dann
wieder verlängert. Wie wenig die nicht ganz zu ver-
meidende träge Masse auf unsere graphische Darstellung
Einfluss hat, ist deutlich zu ersehen aus der fast knick-
artigen Erhebung der Curve aus der Abscissenachse
bei a. Sowie eine irgendwie erheblichere träge Masse
ins Spiel tritt, steigt die Curve mit einem zur Abscissenachse concaven Anfangstheil allmählich aus derselben auf, wie sich in später zu erörternden Beispielen
zeigen wird. Dass aber doch auch bei unserm gegenwärtigen Versuchsbeispiel die Trägheit der mit dem
Muskel verknüpften Massen nicht ganz ohne Wirkung
ist, sieht man am absteigenden Theil der Curve, dem
sich eine nochmalige Erhebung der Zeichenspitze an-
schliesst, welcher noch einige niedrigere, in die Zeichnung nicht mehr aufgenommene Wellen folgen. Diese Erhebungen sind offenbare Nachschwingungen, veranlasst
durch die Trägheit der im Herabfallen stark beschleu-
nigten Massen. Man kann sich leicht vorstellen, wie
etwa die Curve verlaufen würde, wenn gar keine träge
Masse im Spiele wäre. Die punktirte Curve der Fig. 24
stellt diesen Verlauf dar. In der That bekommt man

mit noch leichtern Hebeln Zuckungscurven, die von den Nachschwingungen frei sind. Man kann dann aber nicht in so grossem Maassstabe zeichnen, und deshalb habe ich es vorgezogen, als erstes Beispiel die Curve Fig. 24 zu wählen, obwol sie mit dem erwähnten Mangel behaftet ist. Lassen wir die corrigirte (punktirte) Curve als die wahre graphische Darstellung der Längenänderung des mit 10 gr gespannten Muskels gelten, so können wir den Vorgang in Worten so beschreiben: Etwa $\frac{1}{100}''$ nach dem Reizanstoss beginnt die Verkürzung, sie erfolgt anfangs mit constanter Geschwindigkeit (da die Curve mit einem merklich geraden Stücke beginnt), fährt dann mit verzögerter Geschwindigkeit fort, um nach etwas über $\frac{1}{20}''$ in die Wiederverlängerung überzugehen, diese geschieht eine Zeit lang (s. das Curvenstück cd) rapider als die Verkürzung, dann aber sehr allmählich, sodass die ursprüngliche Länge erst nach mehrern ganzen Secunden vollständig wieder erreicht wird (in der Figur nicht mehr gezeichnet).

Der geschilderte Charakter des Zuckungsverlaufs ist immer derselbe, die Dauer derselben hängt aber von der Temperatur ab und ist um so kürzer, je höher dieselbe ist.

Es ist mir oft aufgefallen, dass, soweit mir die umfangreiche Literatur über die Muskelzuckung bekannt ist, fast immer die der Zusammenziehung folgende Wiederausdehnung des Muskels als etwas sozusagen Selbstverständliches hingenommen wird, während doch gerade diese der bei weitem räthselhafteste Theil der merkwürdigen Erscheinung ist. In der That, man könnte mit Leichtigkeit künstliche Vorrichtungen — etwa Spiralfedern, die mit eingestemmten Stäbchen auseinander gesperrt wären — ersinnen, die auf einen leichten Anstoss sich gewaltsam verkürzen, aber eine Vorrichtung, die sich hernach von selbst wieder verlängert, dürfte schwerlich herstellbar sein. Auch in der Weise kann man sich die Wiederverlängerung des zuckenden Muskels nicht verständlicher machen, dass man es so ansieht, dass während einer gewissen äussern Einwirkung

der Muskel kürzer wäre und nach Aufhören derselben
wieder länger wird, so etwa, wie ein Metalldraht durch
Abkühlung kürzer und durch Annehmen der vorigen
Temperatur wieder länger wird. Dieser Irrthum, der
das Phänomen weniger erstaunlich erscheinen liesse,
könnte eher noch beim Tetanus platzgreifen, wo allerdings während der ganzen Dauer der Zusammenziehung
äussere Einwirkung stattfindet und nach Aufhören derselben der alte Zustand wieder eintritt, obwol auch
hier bei genauerer Zergliederung der Sache die Auffassung sich eben als eine irrthümliche herausstellt. Bei
der Zuckung aber zeigt es sich sofort ganz augenfällig.
da schon die Verkürzung zu einer Zeit eintritt,
wo die äussere Einwirkung — der elektrische Schlag
oder was es sei — schon vorüber ist. Der Muskel
muss sich also durch einen innern Process in einen
andern kürzern Körper verwandelt haben, und es ist
eine wohl aufzuwerfende Frage, wie es komme, und
eine keineswegs selbstverständliche Sache, dass der veränderte Körper sich von selbst wieder in den ursprünglichen zurückverwandelt. Ja es gibt einen allbekannten
Fall, wo der verkürzte Muskel sich in der That nicht
wieder verlängert, sondern in infinitum kurz bleibt,
dann aber natürlich auch nicht weiter fähig ist, im Organismus zu dienen. Es ist dies der Fall, wo der Muskel
durch Steigerung seiner Temperatur über eine gewisse
Grenze hinaus zur Verkürzung gebracht und in den Zustand der sogenannten Wärmestarre versetzt worden ist.

Auf die hier angeregte fundamentale Frage der Muskelphysiologie lässt sich bis auf den heutigen Tag leider
nur mit der ganz allgemeinen Hypothese Antwort geben,
dass durch den Reizanstoss in der Muskelfaser ein Process angeregt werde, welcher sie in einen kürzern und
entsprechend dickern Faden verwandelt, und dass diesem
ersten Process ein zweiter folgt, welcher sie in den
ursprünglichen Zustand zurückversetzt. Eine etwas
greifbarere Gestalt hat dieser Hypothese Hermann gegeben. Er sucht es wahrscheinlich zu machen, dass

durch den ersten Process eine in der Muskelfaser enthaltene Eiweisslösung zum Gerinnen gebracht wird und
dass durch den folgenden Process das Gerinnsel wieder
gelöst wird. Es ist in neuerer Zeit auch vielfach versucht
worden, in das Wesen der fraglichen Processe einzu-
dringen durch mikroskopische Beobachtung der Zuckung,
namentlich im polarisirten Licht. So interessant an sich
die thatsächlichen Ergebnisse dieser Untersuchungen
sind, so können wir hier doch nicht auf dieselben ein-
gehen, da sie mit unserm eigentlichen Gegenstand, der
mechanischen Leistung des Muskels, fürs erste noch
nicht in Zusammenhang gebracht werden können.

Wenn man auf denselben Muskel nacheinander verschieden starke Reizanstösse wirken lässt, so ist zu erwarten, dass die Verkürzung auch verschieden gross
ausfällt. Diese Erwartung bestätigt sich aber merkwürdigerweise nur in sehr beschränktem Maasse. Bei
Anwendung eines elektrischen (Inductions-) Schlags als
Reizanstoss lässt sich die Stärke mit ganz unbegrenzter
Feinheit abstufen. Wir sind dadurch im Stande, das
Gesetz der Abhängigkeit der Verkürzung von der Reizstärke genau zu ermitteln. Und zwar ergibt es sich
folgendermaassen. Reizanstösse unter einer gewissen,
allerdings sehr geringen Stärke wirken gar nicht merklich verkürzend auf den Muskel. Erhebt sich die Stärke
des Reizes über diese Grenze, so wird die Verkürzung
merklich und wächst annähernd proportional dem Zu-
wachs der Reizstärke. Aber schon bei einem Werthe
der Reizstärke, der nur sehr wenig über demjenigen
liegt, welcher die erste, eben merkliche Zuckung auslöst, erreicht die Verkürzung eine Grenze, die bei weiterer Steigerung des Reizes nicht mehr überschritten
und bei noch so grosser Reizstärke mit der Genauigkeit einer Maschine jedesmal eingehalten wird. Den
Vorgang dieser grössten Verkürzung und Wiederverlängerung nennt man eine „maximale Zuckung“. Man
könnte hiernach das Gesetz auch so ausdrücken: Jeder
Reizanstoss löst entweder eine maximale oder gar keine

Zuckung aus, nur in einem sehr beschränkten Intervalle
der Reizscala, das wegen seiner Kleinheit oft factisch
schwer zu treffen ist, liegen Reizstärken, die untermaximale — sozusagen unvollständige — Zuckungen
auslösen. Es gibt einen Muskel, nämlich das Herz, an
welchem solche untermaximale, unvollständige Zuckungen
wirklich noch gar nicht beobachtet sind. Die schwächsten Reize, welche hier überhaupt wirksam sind, geben
dieselben maximalen Zuckungen wie die allerstärksten,
und trotz sorgfältigster Abstufung der Reizstärke ist
es noch nicht gelungen, das Herz zu einer unvollstän-
digen Zuckung zu bringen. Ich kann in dieser selt-
samen Erscheinung nicht sowol eine ganz besondere
Eigenthümlichkeit des Herzmuskels, als vielmehr blos
die extreme Entwickelung einer Eigenschaft, welche
jeder Muskelfaser zukommt, sehen, denn wie gesagt,
steht die Breite des Intervalls der Reizscala für die
untermaximalen Zuckungen in gar keinem Verhältniss
zu dem unbegrenzten Theile dieser Scala, welchem die
maximalen Zuckungen entsprechen. Die Breite jenes
Intervalls ist geradezu verschwindend klein. Ich sehe
aber in dieser allgemeinen Eigenschaft der quergestreiften Muskelfaser, auf den schwächsten wie den stärksten
Reiz mit genau demselben Processe zu antworten, eine
der allerräthselhaftesten Eigenschaften dieses Gebildes.
Sie ist um so räthselhafter, als sich ein anderes reiz-
bares Gebilde, die Nervenfaser, das doch sonst in seinen
Grundeigenschaften so grosse Uebereinstimmung mit der
Muskelfaser zeigt, dass man beide nur als verschiedene
Modificationen desselben Wesens zu betrachten gewohnt
ist, sich in dieser Beziehung durchaus anders verhält.
In der That, wenn man auf einen Empfindungsnerven
des eigenen Körpers Inductionsschläge einwirken lässt,
so steigt mit wachsender Stärke dieser Schläge die
Empfindung von eben merklichem Prickeln bis zu un-
erträglichem Schmerz, ohne dass eine Grenze anzugeben
wäre. Hierin liegt der Beweis, dass die Heftigkeit des
durch den Reizanstoss in der Nervenfaser ausgelösten

Processes mit wachsender Reizstärke ohne Grenze wächst, oder dass wenigstens die Grenze der Heftigkeit des Processes erst da liegt, wo dieselbe den Lebenseigenschaften des Gebildes ein Ende macht.

Dass die Grenze der Zuckung nicht durch eine Zerstörung der Muskelfaser bedingt ist, geht daraus hervor, dass dieselbe unmittelbar nach einer maximalen Zuckung bereit ist, unter dem Einflusse eines gleichen stärkern oder schwächern Reizes eine genau gleiche maximale Zuckung auszuführen, ohne dass durch Blutzufuhr eine etwa gesetzte Zerstörung ausgebessert wäre.

Geradezu erstaunlich wird aber die in Rede stehende Erscheinung, wenn man beachtet, dass die Verkürzung des Muskels bei der maximalen Zuckung keineswegs etwa die grösste Verkürzung ist, die der Muskel überhaupt erleiden kann. Eine solche absolute Grenze der Verkürzung muss es freilich geben, da selbstverständlich die Verkürzung irgendeines Gebildes nicht bis zur Länge Null führen kann. Aber wie gesagt ist die maximale Zuckung eben nicht diese durch das mechanische Gefüge gesteckte Grenze der Verkürzung. Der Muskel kann sich vielmehr noch bedeutend weiter verkürzen, als es bei der maximalen Zuckung geschieht, aber eben nie auf einen einzelnen Reizanstoss, sondern nur dann, wenn mehrere Reizanstösse in so kurzer Zeit nacheinander einwirken, dass die vom ersten verursachte Verkürzung noch nicht aufgehört hat, wenn der zweite Reiz eintrifft. Der Muskel verhält sich bei solchen Doppelreizen so, als ob die Länge, welche er beim Eintreffen des zweiten Reizes gerade hat, seine Ruhelänge wäre. Die Verkürzung von dieser Länge aus ist dann allerdings nicht ganz so gross als die erste, aber es kommt eben doch, wenn der zweite Reiz eintrifft, während sich der Muskel vom ersten her im Maximum der Verkürzung befindet, durch den Doppelreiz zu einer sehr viel bedeutendern Verkürzung als bei einer maximalen Einzelzuckung. Folgt auf den zweiten Reiz ein dritter vor Ablauf der Wirkung des zweiten, so wird

abermals eine Steigerung der Verkürzung hervorgebracht,
und so fort, jedoch ist jede neue Steigerung kleiner als
die vorhergehende, und, wenn sich in der gedachten
Weise eine unbegrenzte Zahl von Einzelreizen folgt, so
entsteht ein stationärer Zustand des Muskels, in welchem
seine natürliche Länge zwischen engen Grenzen schwankt.
Durch den folgenden Reiz wird sie nämlich um gerade
so viel wieder verkleinert, wie sie sich seit dem vorhergehenden vergrössert hatte. Dieser neue Zustand
ist oscillatorischer Natur und wird „Tetanus" genannt,
wenn die Schwankungen der natürlichen Länge zwischen
so engen Grenzen geschehen, dass sie durch die gewöhnlichen Hülfsmittel der graphischen Methode nicht
mehr deutlich sichtbar gemacht werden können. Für
die meisten Muskeln der Säugethiere und auch des
Frosches ist es genügend, wenn etwa 15 — 20 Reizanstösse in der Secunde erfolgen, um einen anscheinend
gleichmässigen Tetanus zu Stande zu bringen. Dass
übrigens auch bei einem solchen die kleinsten Theilchen
des Muskels nicht in Ruhe, sondern in oscillatorischer
Bewegung begriffen sind, lässt sich durch verschiedene
Erscheinungen beweisen, insbesondere durch einen Ton,
welchen jeder tetanisirte und gespannte Muskel hören
lässt und dessen Schwingungszahl genau die Zahl der
in der Zeiteinheit den Muskel (resp. seinen Nerven)
treffenden Reizanstösse ist. Gewisse elektrische Erscheinungen, welche gleichfalls die oscillatorische Natur
des tetanischen Zustandes beweisen, liegen unserm
Thema zu fern, um hier erörtert zu werden.

Nach der gegebenen Schilderung von der Entstehung
des tetanischen Zustandes ist es klar, dass die natürliche Länge des tetanisirten Muskels bedeutend kleiner
ist als die natürliche Länge des Muskels auf der Höhe
seiner maximalen Zuckung. Es hat aber selbstverständlich auch die Verkürzung im Tetanus ihre Grenze und
diese scheint eben die durch das Gefüge der Muskelfaser rein mechanisch gesetzte Grenze zu sein. Ein
Tetanus, der bis an diese Grenze der Verkürzung reicht,

kann dann füglich ein maximaler Tetanus genannt werden, der durch weitere Verstärkung oder Steigerung der Häufigkeit der Reizanstösse nicht mehr gesteigert werden kann. Dieser „maximale Tetanus" ist der Zustand, mit welchem wir uns in den ersten Kapiteln beschäftigt haben, und wir haben dort Beispiele vor uns gehabt, in denen die Verkürzung mehr als die Hälfte der natürlichen Ruhelänge betrug. Die grösste Verkürzung durch eine Einzelzuckung beträgt nur etwa $\frac{1}{5}$ der natürlichen Ruhelänge, so z. B. war bei der Fig. 24 graphisch dargestellten Maximalzuckung die Verkürzung etwa gleich 21 mm, während die natürliche Ruhelänge des (Doppel-) Muskels in runder Zahl 120 mm betrug.

Die obere Grenze der tetanischen Verkürzung des Muskels ist übrigens bei weitem nicht so scharf wie die der Verkürzung durch Einzelzuckungen, auch wird jene erst bei einer verhältnissmässig viel grössern Stärke der tetanisirenden Reizanstösse erreicht und auch hier nur gleichsam asymptotisch.

Es wird gut sein, wenn wir uns in diesem Zusammenhange noch einmal daran erinnern, dass — wie schon gelegentlich erwähnt wurde — die beim normalen Gebrauch der Muskeln erfolgenden Zusammenziehungen stets tetanische sind. Dies bedeutet mit andern Worten, dass die vom centralen Nervensystem im normalen Verlauf des Lebens ausgesandten Reizanstösse nie einzeln erfolgen, sondern dass immer Reihen von solchen in ziemlich regelmässig periodischer Aufeinanderfolge ausgesandt werden. Aus der Höhe des Tones, welchen man bei Auflegen des Ohrs auf eine tetanisch contrahirte und gespannte Muskelgruppe eines lebenden Menschen hört, hat Helmholtz unter Berücksichtigung verschiedener anderer Thatsachen, deren Mittheilung hier zu weit führen würde, geschlossen, dass das menschliche Rückenmark zur Erzeugung willkürlicher Contraction etwa 15—20 Reizanstösse in der Secunde aussendet.

Wir kehren nach dieser Abschweifung, welche zur nachträglichen Begründung einiger in den vorigen Kapiteln

vorausgenommener Lehren nöthig war, zur maximalen
Einzelzuckung zurück, und zwar will ich hier zunächst
noch eine bemerkenswerthe Thatsache beschreiben, welche,
wie es scheint, andern Beobachtern noch nie aufgefallen
ist, wenigstens habe ich sie in der Literatur nirgends
erwähnt gefunden. Wir sahen oben, dass bei wachsendem Reiz die Zuckung rasch ihr Maximum erreicht.
Die Grösse dieses Maximums ist auch von der Temperatur des Muskels innerhalb weiter Grenzen unabhängig,
Wenn man den Muskel erwärmt, so sieht man zwar,
wie oben (S. 102) erwähnt wurde, die Zuckungsdauer
kleiner werden, aber die Zuckungshöhe, die natürlich
nur an einem von Schleuderung absolut freien Myographion von äusserst geringer Masse beobachtet werden
kann, bleibt genau dieselbe. Steigert man aber die
Temperatur immer weiter bis in die Nähe derjenigen
Grenze, bei welcher der Muskel wärmestarr wird, so
sieht man ziemlich plötzlich das Zuckungsmaximum
wachsen. Bei Wiederabkühlung kommt der ursprüngliche Werth wieder zum Vorschein. Die Zuckungsdauer
ist bei diesen grössern Maximalzuckungen noch kleiner
als bei den kürzest dauernden normalen, sodass der
Verdacht, es handle sich um summirte Zuckungen, ausgeschlossen ist. Ob diese grössern Maximalzuckungen
bei der höchsten Temperatur das absolute Maximum
der überhaupt möglichen (tetanischen) Contractionen
erreichen, kann ich nicht mit Bestimmtheit angeben, da
beim Aufsuchen der obern Grenze eben sehr leicht die
Temperatur überschritten wird, welche den Muskel in
Starre versetzt. Ein numerisches Beispiel mag das Gesagte noch erläutern. Die Zeichenspitze des von Schleuderung fast absolut freien Myographions hob sich durch
maximale Reize bei den Temperaturen 10° und 30° (also
auch bei allen zwischen 10° und 30°) genau um 38 mm,
dann nach längerer Dauer der Temperatur von 30° um
42 mm, hierauf bei 36° um 54 mm und nach längerer Einwirkung von 36° sogar um 78 mm. Dann wurde der
Muskel wieder abgekühlt und hob die Zeichenspitze bei

29° um 54 mm. Endlich war in zwei Zuckungen bei 15°
und 8° der Hub wieder wie zu Anfang genau 38 mm.
Ich will noch ausdrücklich hervorheben, dass die in
Rede stehende Thatsache nicht etwa zu verwechseln ist
mit derjenigen, welche Schmulewitzsch vor längerer
Zeit beschrieben hat. Er fand, dass ein tetanisch ge-
reizter Muskel bei hohen Temperaturen einen Myographionhebel von ziemlich grosser Masse bedeutend
höher emporschleudert als bei niedern Temperaturen.
Er gibt dabei ausdrücklich an, dass die Zusammenziehung, gemessen im Gleichgewicht von Spannung und
Last, bei den hohen Temperaturen genau dieselbe war
wie bei den niedern. Diese Erscheinung beruht einfach auf der raschern Zusammenziehung bei höhern
Temperaturen und findet ihre Erklärung darin, dass die
am Muskelende angehängte Masse um so weniger vor-
gerückt ist bis zur vollen Entwickelung des Tetanus, je
rascher diese Entwickelung stattfindet. Sie ist natürlich
auch mit Einzelzuckungen an Myographien von grosser
Masse leicht hervorzubringen und zwar innerhalb der
Temperaturgrenzen, innerhalb deren die Maximalzuckung
genau constante Höhe behält und nur ihre Dauer variirt.

SIEBENTES KAPITEL.

Arbeitsleistung einer Zuckung bei isotonischem Verlauf.*

Unter den Umständen, welche in mathematischer
Strenge nicht realisirbar sind, die aber bei der Be-

---

* Dem mit der neuern Literatur vertrauten Leser könnte
es auffallen, dass in den drei folgenden Kapiteln auf die
Untersuchungen von J. von Kries (Arch. für Anatomie und
Physiologie, physiol. Abth. 1880) keine Rücksicht genommen
ist, obwol darin Thatsachen beschrieben werden, welche zu
den entwickelten Anschauungen in Beziehung stehen. Der
Grund liegt darin, dass meine hier dargestellten Unter-

schreibung des Fig. 24 dargestellten Versuchs vorausgesetzt wurden, wird durch die Zuckung des Muskels gar keine Arbeit geleistet. In der That, wenn weder träge Massen mit dem Muskelende verknüpft sind, noch eine der Verkürzung entgegengesetzte Kraft wirkt, ist das freie Muskelende überhaupt nicht Angriffspunkt einer elastischen Kraft, und er mag eine noch so grosse Wegstrecke durchlaufen, dieser Act ist keine „mechanische Arbeit". Anders gestaltet sich die Sache, wenn man wiederum unter Vermeidung träger Massen eine erhebliche Gegenkraft in der Richtung der Muskelfaser und zwar in dem Sinne wirken lässt, dass sie ihrerseits eine Verlängerung derselben hervorzubringen strebt. An dem S. 92 beschriebenen Apparat lässt sich dies dadurch bewerkstelligen, dass man auf die an dem Röllchen hängende Wagschale grössere Gewichte auflegt.

Wir wollen, um die Verhältnisse sogleich anschaulich vor uns zu haben, eine bestimmte Versuchsreihe der Discussion zu Grunde legen, in welcher ein und derselbe Muskel der Reihe nach unter verschiedener Belastung, aber mit möglichster Vermeidung träger Masse gezuckt hat. Der Muskel, der Doppelsemimembranosus eines grossen Frosches von etwa 120 mm Gesammtlänge, war 160 mm von der Achse entfernt am Schilfhebel angeknüpft. Die Zeichenspitze war doppelt so weit, also 320 mm, von der Achse entfernt. Die Belastung hing an einer Rolle von 8 mm Halbmesser, sodass die Spannung des Muskels gleich $^1/_{20}$ der Last ist. An dem so vorgerichteten Myographion führte nun der Muskel acht Zuckungen aus, bei denen die Last 100, 200, 400, 600, 800, 1000, 1200, 1400 gr betrug, sodass die Spannung 5, 10, 20, 30, 40, 50, 60, 70 gr

suchungen schon lange vollständig abgeschlossen waren, ehe 'die Untersuchungen von J. von Kries erschienen. Auch die Darstellung habe ich, ohne jene Abhandlung zu kennen, vollendet, und es würde nun ohne grosse Weitläufigkeit nicht mehr möglich gewesen sein, die einschlägigen Resultate von Kries in meine Darstellung zu verweben.

war. Es wurde bei diesen acht Zuckungen die Fig. 25
genau dargestellte Curvenschar gezeichnet. Diese Curven
gleichen in ihrem Verlaufe der weiter oben schon als
Beispiel gebrauchten Zuckungscurve Fig. 24. Die leichten Kräuselungen im aufsteigenden Theil der Curve
rühren von unvermeidlichem Zittern des überaus langen
Schreibhebels her und können uns nicht hindern, in
der einzelnen Curve das sehr annähernd getreue Abbild
vom zeitlichen Ablauf der Längenveränderung des Muskels bei constanter Spannung zu sehen. Eine solche
Zuckung bei constanter Spannung des Muskels kann
füglich eine „isotonische" genannt werden. Es ist
nun sehr leicht aus diesen Curven zu entnehmen, welche
positive Arbeit bei den Zuckungen die elastische Kraft
des Muskels im aufsteigenden Theile der Zuckung geleistet hat. Man braucht nur die Höhe des Gipfels
derselben über ihrem Anfangspunkte mit der Spannung
zu multipliciren, denn die letztere war ja constant und
ihr Angriffspunkt hat den Weg durch jene Höhe zurückgelegt. Träfe man eine Veranstaltung, welche das
im aufsteigenden Theile der Zuckung gehobene Gewicht
am Wiederherabsinken hindert — wir werden später
eine solche Veranstaltung kennen lernen —, so hätte
man den mechanischen Effect jener Arbeit in Form
einer äquivalenten negativen Arbeit der Schwere sichtbar vor Augen. Um für den individuellen Fall der
vorliegenden Curvenscharen die Arbeitsgrössen zu berechnen, müssen natürlich die Zuckungshöhen unserer
Figur halbirt werden, da sie in doppelter Grösse gezeichnet sind. Es ergeben sich auf diese Weise die
Arbeitsgrössen: $5 \times 23{,}5 = 117{,}5$; $10 \times 23{,}5 = 235$;
$20 \times 22 = 440$; $30 \times 20{,}5 = 615$; $40 \times 19 = 760$;
$50 \times 18{,}5 = 925$; $60 \times 17{,}5 = 1050$; $70 \times 16{,}5$
$= 1155$ Grammillimeter.

Man sieht hieraus, dass bei einer Zuckung ohne Masse
die geleistete Arbeit um so grösser ausfällt, je grösser
die während der ganzen Zuckung constant bleibende
Spannung ist. Selbstverständlich hat dieses Wachsthum

der Arbeit seine Grenzen, denn wenn man die Spannung immer mehr und mehr wachsen lässt, so wird man zu

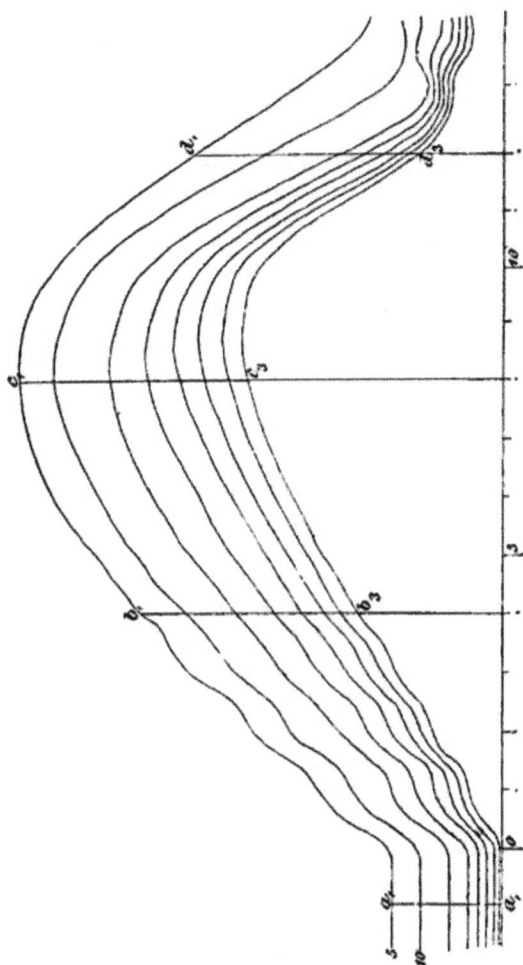

Fig. 25.

Werthen kommen, welche das Gefüge des Muskels selbst schädigen und bei denen dann zulezt gar keine Arbeit mehr geleistet werden kann. Aber selbst ehe diese

Grenze erreicht ist, wird wol das Wachsthum der Arbeit aufhören, denn man sieht schon in unserer Versuchsreihe dasselbe wenigstens langsamer werden, indem es beim Uebergang vom zweiten zum dritten Versuche 205, beim Uebergang vom siebenten zum achten Versuche nur noch 105 Grammillimeter beträgt. Wenn man sich einen gleichsam nullten Versuch mit der Spannung und folglich auch mit der Arbeit Null hinzudenkt, so hätten wir beim Uebergange von diesem zum zweiten (der erste bleibt natürlich hier unberücksichtigt) Versuche mit dem Wachsthum der Spannung von 10 gr ein Wachsthum der Arbeit von 235 Grammillimeter, was selbst das beim Uebergang vom zweiten zum dritten Versuche noch übertrifft. Man wird hiernach den Satz aussprechen dürfen, dass bei isotonischen Zuckungen mit Zunahme der Spannung die Arbeit zwar wächst, aber anfangs am schnellsten und dann immer weniger und weniger, sodass eine Curve, deren Abscissen die Spannungen, deren Ordinaten die zugehörigen Zuckungsarbeiten sind, von Anfang an der Abscissenachse die concave Seite zukehrt. Die acht Arbeitswerthe unserer Versuchsreihe würden sich einem regelmässigen Curvenzuge derart ziemlich genau fügen.

Aehnlich wie bei der tetanischen Zusammenziehung (s. S. 71) kann man hier zwischen Arbeit und „Nutzeffect" einer Zuckung unterscheiden. Unter letzterm wäre auch hier nur derjenige Theil der Arbeit zu verstehen, welcher wirkliche Veränderungen in der Zusammenstellung fremder Körper hervorzubringen im Stande ist. In der That ist dies nicht die ganze soeben definirte Arbeit der Zuckung, denn ist es z. B. auf Erhebung einer Last abgesehen, so muss man bedenken, dass, um dem Muskel eine gewisse Spannung zu ertheilen, eine gewisse Last durch eine gewisse Höhe sinken muss; die dabei geleistete positive Arbeit der Schwere ist von der ganzen Zuckungsarbeit in Abzug zu bringen, denn diese positive Arbeit der Schwere muss erst durch die Zuckung rückgängig gemacht werden, ehe die eigentliche neue Leistung, der „Nutzeffect", beginnt. Jene Arbeit, welche die Anspannung des Muskels kostet, bemisst sich aber hier genau wie dort (S. 71) durch den Flächenraum eines Dreiecks, das begrenzt ist durch das Stück der Dehnungscurve des ruhenden Muskels bis zum Punkte der betreffenden Spannung durch eine von diesem Punkte zur Abscissenachse gezogene Parallele und die Verlängerung der Nullordinate. Eine Schar von isotonischen Zuckungscurven wie Fig. 25 kann nun noch zu einem andern Zwecke dienen, nämlich um den Verlauf einer Zuckung mechanisch zu zergliedern, bei welcher an das Muskelende Massen mit angeknüpft sind, deren Trägheit bewirkt, dass nicht im ganzen Zuckungsverlauf zwischen der dehnenden fremden Kraft und der elastischen Kraft des Muskels Gleichgewicht herrscht, oder mit andern Worten, dass bei constanter Gegenkraft die Spannkraft des Muskels variirt. Eine isotonische Curvenschar gibt uns nämlich das Mittel, für jeden Augenblick der Zuckung die Dehnungscurve zu construiren, wie dies beispielsweise Fig. 26 nach der Fig. 25 dargestellten Versuchsreihe geschehen ist. Doch ist die eigentliche Abscissenachse, um die Figur nicht ungebührlich zu vergrössern, weggelassen. Sie müsste nämlich wagerecht verlaufen, etwa 240 mm über dem (links unten) mit o bezeichneten Punkt, da alle Dehnungen in doppelter natürlicher Grösse dargestellt sind, also auch die Längen des Muskels selbst in doppelter Grösse gegeben werden müssten. Die links unten mit o bezeichnete und die Punkte a_1 a_2 u. s. w. enthaltende Dehnungscurve hat zu Ordinatendifferenzen die Abstände zwischen den Curven von Fig. 25 auf dem senkrechten Strich a_1 a_8 und bezieht sich also auf den ruhenden Muskel resp. auf den Muskel im Beginne der Zuckung. Ebenso bezieht sich die die Punkte b enthaltende Curve auf den Augenblick 0,04″ nach dem Beginne der Zuckung und ist deshalb links mit dieser Zahl bezeichnet. Sie entspricht also dem Fig. 25 durch die Curvenschar gezogenen Striche b_1 b_8. Die Curve mit den Punkten c

ist die Dehnungscurve für den Zustand 0,08″ nach
Beginn der Zuckung, und endlich ist die Curve mit den
Punkten d die Dehnungscurve für den Moment 0,12″
nach Beginn der Zuckung. Experimentell bestimmt sind
nur die mit a_1 bis a_8, b_1 bis b_8 u. s. w. bezeichneten

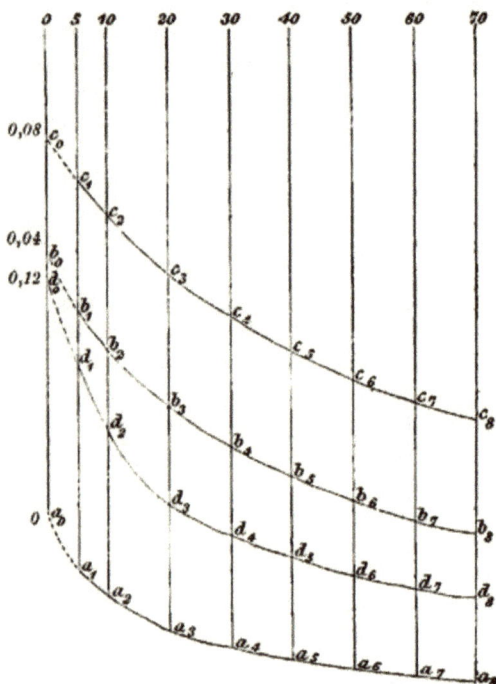

Fig. 26.

Curvenpunkte, die mit a_0, b_0, c_0, d_0 bezeichneten sind
blos durch graphische Fortführung der Curvenzüge bis
an die oben mit o bezeichnete Grenzordinate gefunden,
was in der Figur dadurch angedeutet ist, dass die
zwischen den der Spannung Null und der Spannung
5 gr entsprechenden Ordinaten enthaltenen Curvenstücke
blos punktirt sind. Um den Gebrauch der graphischen
Darstellung ganz deutlich zu machen, wollen wir uns

vorstellen, ·in der (nicht gezeichneten) Abscissenachse
wären an die den Spannungswerthen 0, 5, 10, 20, 30,
40, 50, 60, 70 entsprechenden Punkten (also da, wo
die senkrechten Striche der Fig. 26 von jener gedachten
Abscissenachse geschnitten werden) die Buchstaben A_0,
A_1, A_2.....A_8 angeschrieben. Wäre jetzt bei irgendeiner Zuckung mit oder ohne Masse 0,04″ nach Beginn
die Länge des Muskels $= \frac{1}{2} A_4 b_4$, oder mit andern
Worten, befände sich der Zeichenstift in der Höhe von
b_4, so übte der Muskel eine Spannung von 30 gr aus,
befände er sich dagegen zu dieser Zeit beispielsweise
in einer Höhe zwischen b_5 und b_6, so wäre die Spannung grösser als 40 und kleiner als 50 gr. In der
That befand sich ja der Zeichenstift 0,04″ nach Beginn
der vierten Zuckung in der Höhe b_4 und seine Spannung war 30 gr, und wäre in der Reihe Fig. 25 eine
Zuckung etwa mit der Spannung 45 gr ausgeführt worden, so hätte sich der Zeichenstift 0,04″ nach Beginn
unzweifelhaft in einer Höhe zwischen b_5 und b_6 befunden.
Man sieht jetzt, dass principiell kein Hinderniss besteht,
theoretisch den ganzen Verlauf einer Zuckung zu construiren, wenn mit dem Muskel eine Masse von bekanntem Trägheitsmoment verknüpft ist, auf· welche
ausserdem eine constante äussere Kraft einwirkt. Nehmen
wir beispielsweise an, mit dem Schreibhebel des Myo-
graphen wäre eine äquilibrirte träge Masse verbunden
und an dem Röllchen desselben hingen 200 gr. Dann
würde der ruhende Muskel zunächst eine Spannung von
10 gr annehmen und nach dem Reizanstoss würde der
Zeichenstift da anfangen sich zu heben, wo die zweite
Zuckungscurve der Fig. 25 anfängt, oder, was dasselbe
ist, die Zeichenspitze würde zu Anfang auf der Höhe
des Punktes a_2 Fig. 26 stehen. Wegen der trägen
Masse könnte er aber nicht so schnell steigen wie bei
jener isotonischen Zuckung, resp. der Muskel sich nicht
so schnell zusammenziehen. Um anschauliche Vorstellungen zu haben, wollen wir annehmen, 0,04 nach Beginn wäre die Zeichenspitze nicht wie in jener Zuckung

bis zur Höhe b_2 gekommen, sondern nur bis zur Höhe b_8, dann würde zufolge der Dehnungscurve (b Fig. 26) oder, wie sich unmittelbar aus der Anschauung der Fig. 25 ergibt, die Spannung des Muskels 70 gr betragen, denn $0,04''$ nach Beginn der Zuckung entspricht der Muskellänge A_8 b_8 die Spannung 70 gr. Auf das schon mit gewisser Geschwindigkeit aufwärts in Bewegung begriffene System wird also im nächsten Zeittheilchen am Hebelarm von 160 mm nach oben die Kraft .70 gr, nach unten die Kraft 10 gr (oder, was dasselbe ist, am Hebelarm 8 mm die Kraft 200 gr) wirken, d. h. eine resultirende Kraft von 60 gr nach oben am Hebelarm 160 mm. Wenn man nun das Trägheitsmoment des ganzen Systems, sowie seine bis dahin erlangte Winkelgeschwindigkeit kennt, so kennt man auch die Beschleunigung im betrachteten Augenblicke und kann also berechnen, in welcher Höhe sich der Zeichenstift am Anfange des nächsten Zeittheilchens befinden und welche Geschwindigkeit er haben wird. Aus der Höhe kann man mittels der Dehnungscurve resp. direct aus Fig. 25 abermals das jetzt wirkende beschleunigende Moment berechnen und so ein neues Stückchen der Curve und die darin erlangte Geschwindigkeit ermitteln u. s. f. Da man auch mit dem eigentlichen Anfange der Zuckung beginnen könnte, so liesse sich der ganze Verlauf einer durch träge Massen gehemmten Zuckung construiren.

Der hier angedeutete Gedankengang liesse sich auch in das Gewand der Symbolik der infinitesimalen Analyse kleiden, wenn man die durch Fig. 25 oder Fig. 26 graphisch dargestellte Abhängigkeit der Spannung von Muskellänge und Zeit bei der Zuckung durch eine bestimmte Function zweier unabhängiger Variablen der seit Beginn der Zuckung verlaufenden Zeit und der Länge ($s = f[l,t]$) darstellte. Selbstverständlich wird kein Mensch daran denken, diesen Weg bis in numerische Rechnungen zu verfolgen, da die Genauigkeit der Versuchsdata viel zu gering ist. Wir werden aber sogleich sehen, dass sich gewisse, besondere auf denselben Anschauungen ruhende Betrachtungen wohl anstellen lassen, welche eine quantitative Vergleichung mit den Daten der Beobachtung gestatten.

Bei den vorstehenden Folgerungen war stillschweigend vorausgesetzt, dass die mechanische Veränderung des Muskels bei der Zuckung unabhängig ist von den äussern Umständen, unter welchen sie abläuft, dass also z. B. der Muskel, wenn seine Länge $0{,}04''$ Secunden nach Anfang der Zuckung $= A_8 \, b_8$ ist, stets 70 gr Spannung ausüben müsse, mag er nun in dem betrachteten Zeitmoment diese Länge so erreicht haben, dass er von Anfang unter constanter Spannung von 70 gr sich verkürzte, oder so, dass er anfangs z. B. die Spannung 10 gr ausübte, sich aber wegen Verzögerung durch Trägheit in $0{,}04''$ nicht bis zur Länge $A_2 \, b_2$ verkürzen konnte, bei welcher er auch in diesem Augenblicke noch 10 gr Spannung ausüben würde. Wenn es also wirklich gelingt, auf diese Voraussetzung gegründete Folgerungen quantitativ mit Daten der Beobachtung zu vergleichen, so wird es möglich, diese Voraussetzung selbst zu beweisen oder zu widerlegen, d. h. zu entscheiden, ob der Ablauf der innern mechanischen Veränderungen des Muskels von äussern Umständen unabhängig ist oder nicht. Mit andern Worten, man wird entscheiden können, ob die Spannung des zuckenden Muskels in jedem Augenblicke lediglich Function der in diesem Augenblicke stattfindenden Länge und der vom Anfang der Zuckung verlaufenen Zeit ist, oder ob die Spannung auch noch abhängt von dem, was in der vorausgegangenen Zuckungszeit geschehen ist. Die Entscheidung dieser Frage ist natürlich für die Erkenntniss vom Wesen der Muskelsubstanz von grosser Bedeutung. Es ist gut, gleich hier vorgreifend zu bemerken, dass diese Frage sich keineswegs deckt mit der später zu erörternden nach der Abhängigkeit des Betrags chemischer Zersetzung im zuckenden Muskel von den äussern Umständen, unter welchen die Zuckung verläuft.

ACHTES KAPITEL.

Experimentelle Prüfung der theoretischen Betrachtungen.

Die Versuchsvorrichtungen, welche zu diesem Zwecke erforderlich sind, lassen sich an unserm Myographion leicht anbringen. Nachdem nämlich der Muskel mit dem blossen Schilfhebel eine Schar isotonischer Curven von der Art der Fig. 25 gezeichnet hat, wird der S. 8 beschriebene Stahlhebel auf die Achse gesteckt, sodass er sich mit dem Schilfhebel bewegen muss, wenn der Muskel zuckt. Es ist somit schon eine äquilibrirte träge Masse mit dem Muskel verknüpft. Sie kann noch nach Wunsch vergrössert werden, indem man beide Enden des zweiarmigen Hebels mit gleichen Gewichten belastet. Endlich wird auf die am Röllchen hängende Wagschale eine von den Belastungen aufgelegt, unter denen die isotonischen Zuckungen verlaufen sind, welche die erste Curvenschar geliefert haben. Die Zeichenspitze nimmt dann wieder dieselbe Stellung ein, welche sie beim Beginne der unter gleicher Belastung mit dem blossen Schilfhebel ausgeführten Zuckung hatte. Wenn jetzt wieder der Reizanstoss auf den Muskel wirkt, so verläuft die Bewegung des Systems, durch die Masse verzögert, viel langsamer und die Spitze zeichnet eine Curve, welche die erstgezeichnete Schar durchschneidet.

Auf die beschriebene Art ist z. B. das Fig. 27 dargestellte zusammengesetzte Myogramm erhalten. Die in feinen Linien gezeichnete Curvenschar ist dieselbe, welche schon in Fig. 25 getreu copirt zu sehen ist. In Fig. 27 sind die Kräuselungen im Anfangstheile ausgeglichen, wobei die allerdings nicht ganz vermeidbare graphische Willkür von verschwindendem Betrage ist. Die stark ausgezogene, am Ende mit *s* bezeichnete

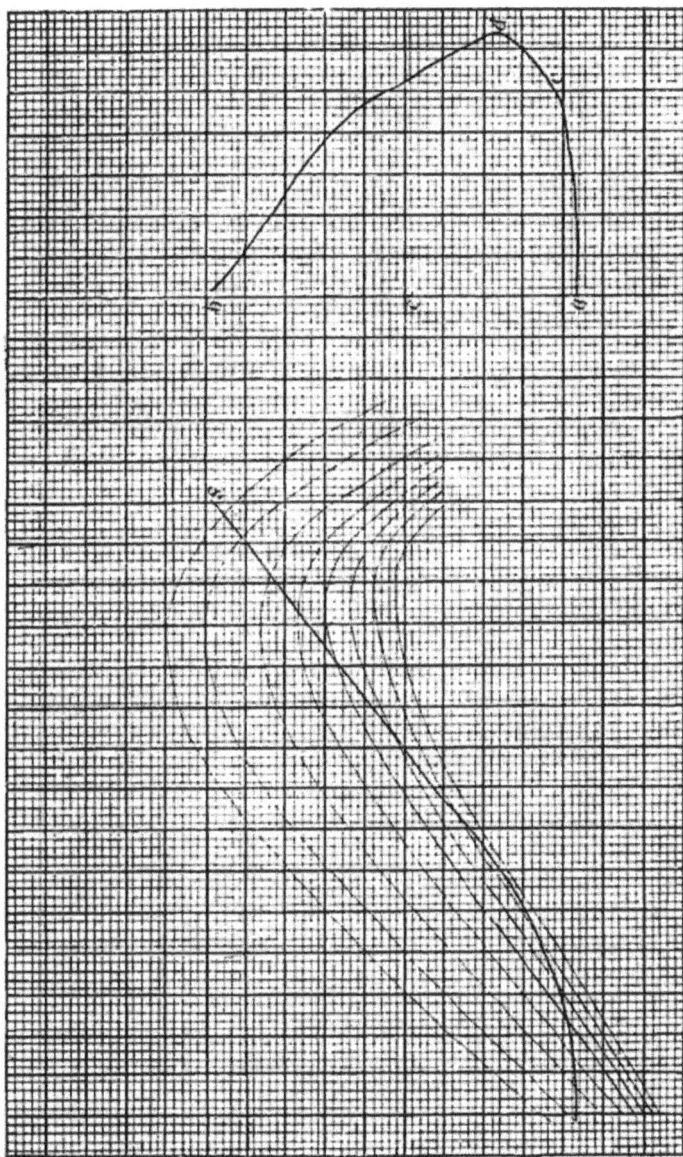

Fig. 27.

Linie ist der erste Theil der Curve, welche derselbe
Muskel anschrieb, als der jederseits mit 138 gr belastete Stahlhebel mitschwang und am Röllchen 200 gr
hingen, also der Muskel mit 10 gr gespannt war. Der
weitere Verlauf dieser 178 mm hinaufgehenden und sich
weit nach rechts erstreckenden Zuckungscurve ist in
der Figur nicht gezeichnet, um dieselbe nicht übermässig auszudehnen, und hat auch, abgesehen von der
Höhe ihres Gipfels, die besonders gemessen wurde, für
unsere Betrachtung kein Interesse.

Wir können jetzt auf Grund des Myogramms Fig. 27
eine Curve verzeichnen, welche zu jeder Höhe, die der
Zeichenstift bei der Zuckung mit Masse eingenommen
hat, die Spannung des Muskels ergibt, welche unter
den Voraussetzungen des vorigen Kapitels auf das
Hebelwerk wirkte, als die Zeichenspitze sich auf der
betreffenden Höhe befand. Es ist, um diese Operation
zu erleichtern, das Myogramm sogleich schon in ein
Netz sich rechtwinkelig schneidender gerader Linien
eingetragen. Man benutzt natürlich als Constructions-
punkte zunächst die Durchschnittspunkte der stark ausgezogenen Curve mit den Linien der Curvenschar, welche
von den isotonischen Zuckungen ohne Masse herrühren.
Als Abscissenachse, in welcher die Erhebungen des
Zeichenstiftes zu messen sind, dient die senkrechte Linie
a b (in Fig. 27). Der Anfang der zu construirenden
Curve ist der Punkt *a* auf gleicher Höhe mit dem Anfang der Zuckung. In diesem Punkte haben wir also
eine (wagerechte) Ordinate auf der (senkrecht liegenden) Abscissenachse zu errichten, welche eine Spannung
von 10 gr repräsentirt. Wählen wir als Maassstab der
Ordinaten 0,5 mm für 1 gr, so wäre die Ordinate des
ersten Curvenpunktes = 5 mm zu nehmen. Sie ist
in der Figur als genau wagerechter Strich von *a* aus
gezogen. Die Durchschnittspunkte mit den nächsten
Curven der Schar liegen nur sehr wenig höher als *a*.
Es folgen also jetzt Curvenpunkte, welche, den Spannungen 20, 30, 40 gr entsprechend, die Ordinaten-

werthe 10, 15, 20 mm und sehr kleine Abscissenwerthe haben. Die Curve zieht sich also, anfangs sehr wenig ansteigend, bis zum Ordinatenwerthe 20 hin. Der Durchschnittspunkt mit der bei constanter Spannung von 50 gr gezeichneten isotonischen Zuckungscurve liegt schon 2,5 mm über dem Anfangspunkte. Es ergibt sich so der Curvenpunkt c mit dem Ordinatenwerthe 25 mm und dem Abscissenwerthe 2,5 mm, d. h. der Punkt liegt 2,5 mm über dem Punkte a. Den nächsten Durchschnittspunkt in der Besprechung übergehend, wollen wir noch den Punkt des Maximums der Spannung aufsuchen. Er entspricht dem Punkte des Myogramms, in welchem die stark ausgezogene Curve der untersten isotonischen Curve, in zu ihr normaler Richtung gemessen, am nächsten kommt. Dieser Punkt liegt etwa 9,5 mm über dem Anfang. Die Spannung, welche in dem Augenblicke herrschte, als die Zeichenspitze diesen Stand einnahm, müssen wir natürlich schätzen und dabei dem Umstande Rechnung tragen, dass die Abstände zwischen den Curven der Schar um so kleiner werden, je grösser die Spannungswerthe sind. Die Mitte der Curve für 60 und der für 70 gr Spannung entspricht demnach nicht ganz der Spannung 65, sondern vielleicht 64 gr. Wir müssen demnach den neuen Curvenpunkt d verzeichnen, indem wir auf einem 9,5 mm über a gelegenen Punkte der Abscissenachse eine Ordinate von 32 mm (wagerecht nach rechts) errichten, von welchem aus die Curve sich der Abscissenachse wieder nähert, da bei weiterer Erhebung des Zeichenstiftes, wie das Myogramm ersichtlich macht, die Spannung wieder abnimmt. Aus den Durchschnitten mit den Curven der Schar lassen sich noch sieben Punkte dieses Theils der neuen Curve construiren. Dagegen ist der Punkt b, wo die Curve die Abscissenachse schneidet, blos durch graphische Verlängerung des Curvenzugs nach Gutdünken gefunden, da aus dem Myogramm nicht unmittelbar ersichtlich ist, bei welcher Höhe des Zeichenstiftes die Spannung Null ist.

An die construirte Curve $acdb$ können wir nun
folgende Betrachtung anknüpfen. Irgendein zwischen
a und b gelegenes kleines Stückchen der Abscissenachse, z. B. das oberhalb des Punktes e gelegene Millimeter, bedeutet ein Stückchen der vom Muskelende bei
der durch Masse gehemmten Zusammenziehung zurück-
gelegten Wegstrecke, die Ordinaten über diesem Stückchen bedeuten die während Zurücklegung desselben
ausgeübten elastischen Zugkräfte. Nimmt man das Ab-
scissenstück sehr klein, so werden die verschiedenen
in seinem Bereiche errichteten Ordinaten einander merklich gleich sein. Multiplicirt man also diesen Ordi-
natenwerth, der eine Kraft, eine Anzahl von Grammen,
bedeutet, mit dem Stückchen Abscissenlänge, so ist das
Product die positive Arbeit, welche die elastischen
Kräfte des Muskels leisten, während sein Ende die betreffende kleine Wegstrecke zurücklegt. Diese Arbeit
ist ganz genau gleich dem schmalen trapezförmigen
Flächenstreifchen zwischen dem Abscissenelemente, dem
(als gerade betrachteten) zugehörigen Curvenelemente
und den beiden Grenzordinaten, und zwar gibt die
Anzahl von Quadratmillimetern in diesem Flächenstreif
ohne alle Reduction jene Arbeit in Grammillimetern,
denn jedem Millimeter Abscissenlänge entspricht 0,5 mm
Weg des Muskelendes, und dafür entsprechen jedem
Millimeter Ordinatenläge 2 gr Kraft. Der ganze Flächenraum, welcher von der Abscissenachse ab und der Curve
$acdb$ eingeschlossen wird, ist hiernach das genaue Maass
der ganzen von den elastischen Kräften bei der durch
Masse gehemmten Zuckung geleisteten Arbeit, unter
der Voraussetzung, dass die Schar der isotonischen Curven Fig. 27 die allgemein gültige
graphische Darstellung ist für die Abhängigkeit der Spannung von der Länge des Muskels
und von der seit Beginn der Zuckung verflossenen Zeit, oder kurz, dass die Spannung lediglich Function der Zeit und der Muskellänge ist. Diese
Voraussetzung würde also ihre Bestätigung finden, wenn

es sich zeigte, dass bei der durch Masse gehemmten
Zuckung die negative Arbeit der Schwere nebst der auf
Ueberwindung etwaiger Reibungswiderstände zu rech-
nenden Arbeit der soeben berechneten positiven Arbeit
der elastischen Muskelkräfte gleichkäme, wie es das
Princip der Erhaltung der Energie verlangen würde.

Um die bei der Zuckung von der Schwere geleistete
negative Arbeit zu bestimmen, zeichnete im Versuche
noch ein in 80 mm Entfernung von der Achse am hintern Arme des Hebels befestigter Stift einen Kreisbogen
an einer besondern feststehenden Tafel.   Dieser wurde
gemessen.   Ein Zehntel seiner Länge ist die Faden-
strecke, welche auf das Röllchen von 8 mm Halbmesser
bis zum Gipfel der Zuckung aufgewickelt wurde, d. h.
die Höhe, auf welche der durch die Zuckung geschleu-
derte Hebel die am Röllchen hängende Last gehoben
hat.   Diese Strecke mit dem am Faden hängenden Gewichte multiplicirt gibt also die bei der Zuckung von
der Schwere geleistete negative Arbeit oder den äussern
mechanischen Effect der Zuckung.   In dem als Beispiel
gewählten Versuche betrug der so bestimmte mechanische Effect etwa 880 Grammillimeter.   Die Abzäh-
lung der Millimeterquadrate in dem von der Curve
a c d b (Fig. 27) umschlossenen Flächenraume ergibt als
Werth für die von den Muskelkräften geleisteten Arbeit
965 Grammillimeter.

Das vorstehend entwickelte numerische Ergebniss
scheint der unserer Betrachtung zu Grunde gelegten
Voraussetzung sehr günstig, indem die berechnete Arbeit der Muskelkräfte den sichtbar gewordenen mechanischen Effect etwas übertrifft.   Man könnte wol anzunehmen geneigt sein, dass die am letztern fehlenden
75 Grammillimeter zur Ueberwindung der Reibungswiderstände verwendet wären.   Leider ist es nicht wohl
möglich, den Betrag dieser Widerstände genau zu bestimmen, aber es ist von vornherein nicht wahrscheinlich, dass dieselben so gering sind, dass 75 Grammillimeter zu ihrer Ueberwindung genügen, und es wäre

dann anzunehmen, dass die von den elastischen Kräften
wirklich geleistete Arbeit grösser ist als der Flächenraum der in Fig. 27 construirten Arbeitscurve *acdb*.
Dies würde aber heissen, **dass grössere Spannungswerthe gewirkt haben, als nach der Lage der
Curve, welche die durch träge Masse gehemmte Zuckung darstellt, im System der isotonischen Curven zu erwarten wäre.**

Eine andere an den Gang der Zuckungscurve zu
knüpfende Betrachtung ist geeignet, die soeben ausgesprochene Vermuthung zu bestätigen. Wenn die
Schar der isotonischen Zuckungscurven das allgemein
gültige graphische Bild von der Abhängigkeit der
Spannung von Muskellänge und Zeit ist, dann muss
die eine durch Masse gehemmte Zuckung darstellende
Curve ihren Wendepunkt da haben, wo sie diejenige
isotonische Curve schneidet, welche der im Anfang der
gehemmten Zuckung ausgeübten Spannung entspricht.
In der That musste ja bis zu diesem Punkte unter der
gemachten Voraussetzung das nach oben wirkende Moment der Muskelspannung grösser sein als das nach
unten wirkende Moment der Last, das System also mit
beschleunigter Geschwindigkeit steigen resp. die Curve
nach oben concav verlaufen. Jenseit jenes Durch-
schnittspunktes kämen aber Spannungen zur Geltung, die
dem Momente der Last nicht volles Gleichgewicht halten,
sodass die aufwärts gerichtete Geschwindigkeit verzögert
würde und also die Concavität der Curve nach unten
gewendet sein müsste. Diese müsste also, wie behauptet,
in jenem Durchschnittspunkte ihren Wendepunkt haben.

Die stark ausgezogene Curve unsers Beispiels müsste
also erst ziemlich hoch oben, da, wo sie die zweite isotonische Curve (für 10 gr Spannung) schneidet, ihren
Wendepunkt haben, denn in dem diesem Punkte entsprechenden Augenblicke wäre Gleichgewicht zwischen
dem Moment der am Hebelarm 160 mm wirkenden
Spannung von 10 gr und dem Moment der am Hebelarm 8 mm wirkenden Last von 200 gr. Bis zu diesem

Augenblicke fände Beschleunigung und von diesem
Augenblicke an fände Verzögerung des Systems statt.
Legt man nun an die stark ausgezogene Curve der
Fig. 27 das Lineal an, so ergibt sich zwar die Lage
des Wendepunktes nicht ganz genau, aber so viel lässt
sich doch ersehen, dass der Wendepunkt viel weiter
links liegt, etwa da, wo der zweite Durchschnitt mit
der isotonischen Curve von 50 gr Spannung liegt. Es
geht hieraus mit grosser Wahrscheinlichkeit hervor, dass
die beschleunigenden Kräfte im ersten Abschnitte der
Zuckung grösser sind, als nach der Lage der Curve in
der Schar der isotonischen zu erwarten wäre. Zur
vollen Gewissheit wird dies, wenn wir zahlreiche andere
Versuche in Betracht ziehen, in denen der wirklich hervorgebrachte mechanische Effect grösser ist als die aus
dem Myogramm berechnete Arbeit. Ich will zunächst
von einigen solchen Versuchen die numerischen Ergebnisse in tabellarischer Form geben. Ein und derselbe
Muskel führte vier durch Massen gehemmte Zuckungen
aus, welche sich in eine von ihm zuvor gelieferte Schar
isotonischer Curven einzeichneten, und es fanden sich
folgende zusammengehörige Zahlwerthe.

Last am Röllchen.	Verzögernde Masse.	Hubhöhe.	Geleistete Arbeit.	Aus dem Myogramm berechnete Arbeit.
200	Stahlhebel allein	2,10	420	310
200	Heb. + 2× 68gr	3,70	740	580
200	Heb. + 2×268gr	5,15	1030	725
200	Heb. + 2×568gr	5,20	1040	825

Da die geleistete Arbeit durchgängig grösser ist als
die berechnete, die vom Angriffspunkte der Muskelkraft
durchlaufene Wegstrecke aber jedenfalls nicht grösser
ist, als aus der Zeichnung hervorgeht, so müssen Spannungen wirksam gewesen sein, grösser als die nach den
isotonischen Curven erwarteten. Der Beweis ist um so

strenger, als die wirkliche Curvenschar eines Versuchs doch
nicht ganz frei von Trägheitsschwung ist, die eigentlichen isotonischen Curven also, von einem ganz
kleinen Anfangsstückchen vielleicht abgesehen, ein wenig
unter den wirklich gezeichneten Curven liegen müssen,
etwa wie in der punktirten Curve (Fig. 24) angedeutet
ist. Indem man bei der Construction der Spannungs-
curve (Fig. 27) die factisch gezeichneten statt der wahren
isotonischen Curven verwendet, begeht man also einen
Fehler in dem Sinne, dass die Ordinaten eher zu gross
genommen werden, also auch der Flächenraum zu gross
ausfällt und die berechnete Arbeit etwas überschätzt wird.

Die den obigen Zahlen entsprechenden, hier nicht
mitgetheilten Curven zeigten einen ähnlichen Verlauf
wie die stark ausgezogene in Fig. 27, d. h. der Wendepunkt liegt vor dem Durchschnittspunkte mit der betreffenden isotonischen Curve, oder wenigstens hört
lange vorher jede merkliche Concavität nach oben, mit
andern Worten, jede merkliche Beschleunigung auf.
Hieraus geht mit voller Sicherheit hervor, dass insbesondere in den allerersten Stadien einer gehemmten
Zuckung die vom Muskel wirklich ausgeübten Spannungen bedeutend grösser sind, als sie nach dem Gange
der isotonischen Curven zu dieser Zeit zu erwarten
wären. In dem dann folgenden Stadium der Zuckung
sind dagegen die wirklich ausgeübten Spannungen geringer. Wir werden später die erste dieser Behauptungen
noch auf andere Weise bestätigen können, wollen aber
zuvor noch einige andere Folgerungen an die in Rede
stehenden Versuche knüpfen.

Die vier Versuche S. 127 sind mit gleicher Anfangsspannung und überhaupt unter sonst ganz gleichen Bedingungen angestellt, nur wächst von Versuch zu Versuch das Trägheitsmoment der mit dem Muskel verknüpften äquilibrirten Massen. Dem entsprechend wächst
die geleistete Arbeit, jedoch ist dies Wachsthum vom
dritten zum vierten Versuche nur noch sehr unbedeutend,
obwol das Trägheitsmoment im vierten Versuche jeden-

falls doppelt so gross ist als im zweiten. Man kann
hieraus den Satz folgern, dass die bei einer durch
Massen gehemmten Zuckung geleistete Arbeit wächst,
mit diesen Massen jedoch keineswegs proportional, im
Gegentheil wird dieses Wachsthum seine Grenze haben,
um in Abnahme überzugehen, wenn jene Massen ein
gewisses Maass überschreiten. Der letzte Theil dieses
Satzes bedarf gar keiner besondern experimentellen Bestätigung, er versteht sich ganz von selbst. Denkt man
sich nämlich die mit dem Muskel verknüpften äquilibrirten Massen unendlich gross, so wird in der Zeit,
während welcher überhaupt die Spannung des Muskels
vermehrt ist, noch gar keine endlich grosse Bewegung
erfolgt, also gar keine Arbeit geleistet sein, der Muskel kommt also zur Ruhe, ohne Arbeit geleistet zu
haben. In dieser Beziehung verhält sich die Zuckung
ganz wesentlich anders wie der dauernd unterhaltene
Tetanus. Hier hält sich die Spannungsvermehrung unbestimmte Zeit und die Arbeit wird also mit wachsender
Masse ins Unbestimmte wachsen, wenn wir nur Massen-
werthe ausschliessen, die eine derartige Verzögerung
bedingen, dass noch keine endliche Bewegung zu Stande
gekommen ist zu einer Zeit, wo die Unterhaltung des
Tetanus das normale Gefüge der Muskelfaser schon
wesentlich verändert hat. Obgleich, wie gesagt, der
experimentelle Beweis für die Wiederabnahme der
Zuckungsarbeit bei immer zunehmender träger Masse
nicht nöthig ist, mag doch ein Zahlenbeispiel hier
Platz finden, in dem sich dieselbe augenfällig zeigt. Die
Tabelle ist ganz so zu verstehen wie die S. 127.

Last am Röllchen.	Massen.	Hubhöhe.	Geleistete Arbeit.	Berechnete Arbeit.
200	klein	2,70	540	390
200	grösser	3,20	640	420
200	noch grösser	3,10	620	400
200	noch grösser	2,50	580	365

Die Widerstände, auf deren Ueberwindung, wie oben
schon erwähnt, immer ein gewisser Theil der geleisteten
Arbeit verwandt werden muss, sind natürlich um so
grösser, je rascher sich das ganze System bewegt. Man
kann daher vermuthen, dass, wenn die mit dem Muskel
verknüpften trägen Massen sehr klein sind und mithin
grosse Geschwindigkeit zu Stande kommt, die sichtbar
werdende Arbeit der Schwere regelmässig hinter der
berechneten Arbeit zurückbleibt. Diese Vermuthung wird
durch folgende Versuchsreihe beispielsweise bestätigt.

Last am Röllchen.	Masse am Hebel.	Hubhöhe.	Sichtbare Arbeit.	Berechnete Arbeit.
400 gr	klein	1,00	400	444
400 „	grösser	1,85	740	605
400 „	noch grösser	2,20	880	627

Man sieht hier, dass bei ganz kleiner verzögernder
Masse die Hubarbeit von der berechneten Arbeit übertroffen wird, während derselbe Muskel, mit gleicher Anfangsspannung zuckend, unter dem Einflusse grösserer
verzögernder Massen eine Hubarbeit zu Stande bringt,
welche die mit Hülfe der isotonischen Curven berechnete Arbeit übertrifft.

Bisweilen bleibt auch bei Anwendung grösserer ver-
zögernden Massen die Hubarbeit unter der berechneten.
Da wir nun für die auf Ueberwindung der Widerstände
keinen Maassstab haben, so können wir auch in diesen
Fällen wol annehmen, dass die Spannungen doch grösser
gewesen sind, als nach der Lage der Zuckungscurve im
System der isotonischen zu erwarten wäre.

NEUNTES KAPITEL.

Die isometrische Zuckung.

Es gibt ein Mittel, noch directer die Frage, mit der wir uns beschäftigen, zu entscheiden. Nachdem wir nämlich einen Muskel eine Schar von isotonischen Curven haben verzeichnen lassen, können wir ihn mit dem S. 8 fg. beschriebenen Spannungsmesser verknüpfen und wiederum zur Zuckung reizen. Die Verkürzung ist dann nahezu vollständig ausgeschlossen, sodass die Spitze des obern Zeichenhebels eine fast gerade Linie zeichnet. Dieser ordnet sich eine vom Spannungszeiger gezeichnete Curve zu, welche das Wachsen und Wiederabnehmen der Spannung im Verlaufe der Zuckungszeit bei annähernd constanter Länge des Muskels darstellt. Eine solche Curve kann man kurz eine „isometrische" Zuckungscurve nennen, weil sie bei gleichbleibendem Längenmaasse (μετρον) des Muskels gezeichnet ist. Die isometrische Curve kann auch für eine Länge des Muskels gezeichnet werden, welche kleiner ist als die natürliche Länge des ruhenden Muskels. Zu diesem Zwecke wird die Verknüpfung des Spannungszeigers mit dem obern Zeichenhebel durch ein längeres Zwischenstück bewerkstelligt, dieser vorläufig so weit gehoben, dass die Verbindungsglieder eben ausgestreckt sind, der Muskel dann aber ganz schlaff oder geknickt herabhängt. Er fängt nun erst am Spannungsmesser zu ziehen an, wenn im Verlaufe der Zuckung seine natürliche Länge so weit verkürzt ist, als die vorläufige Erhebung des Zeichenhebels beträgt. Fig. 28 ist ein auf diese Weise gezeichnetes Myogramm von einem Doppelsemimembranosus. Der obere Theil der Figur zeigt wie Fig. 25 die Schar der isotonischen Curven für Spannung 5, 10, 20, 30, 40, 50, 60, 70 gr, der Bogen *r* markirt den Moment des Reizes. Die Linien *a*, *b*, *c*, *d* hat der

Zeichenstift des obern Hebels gezogen, während er mit
dem Spannungsmesser auf verschiedene Art verknüpft

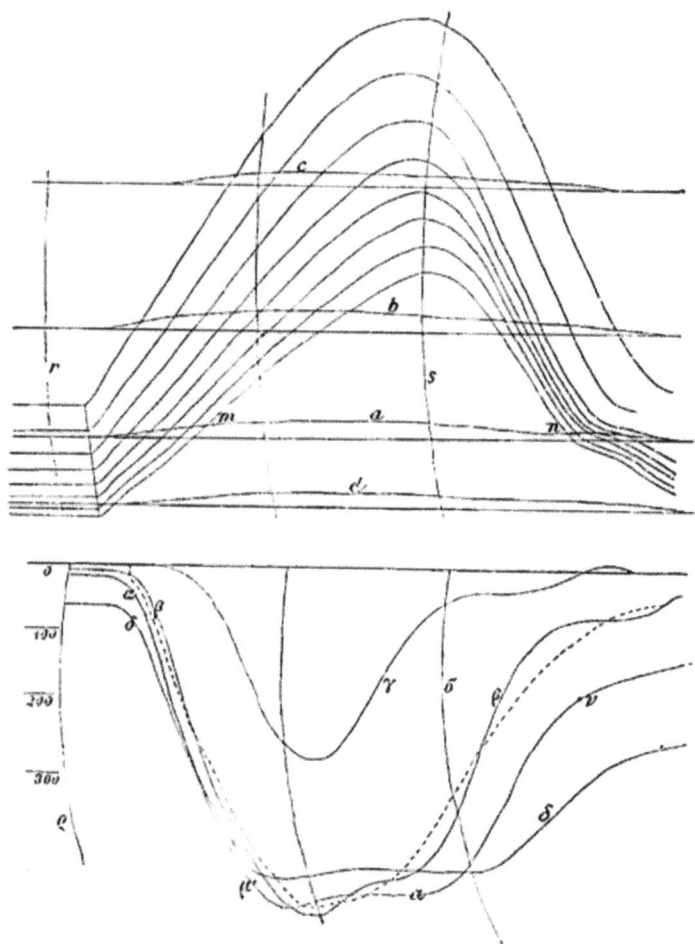

Fig. 28.

war. Man sieht, dass die Verkürzung verschwindend
klein ist, da sich diese Linien nur sehr wenig über die

wagerechte erheben. In dem untern Theile der Figur
sieht man mit α β γ δ bezeichnet die den Linien a b c d
entsprechenden isometrischen Zuckungscurven und bei ϱ
einen Bogen, welcher für dieses Curvensystem den Reizmoment markirt. Die drei mit 100, 200, 300 bezeichneten wagerechten Striche an diesem Bogen deuten an,
wie tief der Zeiger bei 100, 200, 300 gr Spannung
unter der Nulllinie steht. Eine mehr ins einzelne
gehende Scala der Spannungen ist für unsere Zwecke
nicht erforderlich.

Die etwas wellige Form der Curven im untern Theile
der Figur deutet darauf hin, dass bei den Bewegungen
des Spannungszeigers die Schleuderung der unvermeid-
lichen trägen Massen nicht ganz ohne ·Einfluss war,
denn man wird nicht erwarten können, dass die Zu-
und Abnahme der Spannung des Muskels bei gleichbleibender Länge ihren wahren graphischen Ausdruck in
einer wellenförmigen Curve finden könnte. Es ist vielmehr
kaum zweifelhaft, dass die durch die rasche Spannungs-
zunahme in grosse Geschwindigkeit versetzte Masse des
Zeigers, so klein sie auch ist, durch ihren Schwung die
Feder auf dem untern Gipfel der Curve etwas stärker
angespannt hat, als der in diesem Augenblicke vorhandenen Muskelspannung entspricht, und dass nun
Schwingungen um die freilich selbst variable Gleichgewichtslage erfolgen. Die Abweichungen der wirklich
gezeichneten Curven von den wahren isometrischen sind
aber jedenfalls nur sehr klein. In der That müssen ja
die Wendepunkte der wirklich gezeichneten Curve sicher
Punkte der wahren isometrischen Curve sein, da im
Augenblicke, wo ein Wendepunkt gezeichnet wird, weder
Beschleunigung noch Verzögerung des Systems, also
Gleichgewicht zwischen der Spannung der Feder und
der Spannung des Muskels statthat. Verbindet man
also die sämmtlichen Wendepunkte einer der gezeichneten Curven durch einen möglichst gleichmässig ge-
krümmten Zug, so hat man die wahrscheinliche isometrische Curve vor Augen. Dies ist in der Figur für

die Curve β in der punktirten Linie geschehen, und
man sieht, dass sie von der wirklichen Linie β nur
wenig abweicht. Man kann also unbedenklich die vom
Spannungszeiger gelieferten Curven für isometrische
gelten lassen, wenn man keinen zu hohen Grad von
Genauigkeit verlangt.

Wir wollen nun beispielsweise die Linie a und die
entsprechende isometrische Zuckungscurve α näher ins
Auge fassen. Der Muskel im ruhenden Zustande resp.
der obere Theil ist mit dem Spannungsmesser so verknüpft, dass eine Spannung von etwas über 10 gr im
System vorhanden ist, wovon einerseits die Lage des
geraden Anfangstheils der Linie a in der Schar der
isotonischen Curven und andererseits die Lage des Anfangs von α in der Spannungsscala Zeugniss gibt. Bei
der Zuckung behält nun, wie man sieht, der Muskel
seine ursprüngliche Länge merklich bei. Da der Durchschnittspunkt m mit der isotonischen Curve für 70 gr
Spannung einem Zeitpunkte entspricht, der etwas weniger
als 0,03" nach dem Augenblicke des Reizes folgt, so
wäre für diesen Zeitpunkt eine Spannung von 70 gr
bei der wirklichen Länge des Muskels zu erwarten, es
ergibt sich aber aus der Curve α für diesen Zeitpunkt
eine wirkliche Spannung von wenigstens 400 gr. Es
entspricht nämlich dem Punkte m der Punkt μ in der
Curve α, indem er ebenso weit rechts vom Kreisbogen ϱ
liegt wie der Punkt m vom Kreisbogen r. Man sieht
also, dass bei gehinderter Verkürzung die Spannung
sehr viel rascher wächst, als nach den isotonischen
Curven zu erwarten wäre. Welche Spannungen für die
fernern Stadien der Zuckung entsprechend dem Striche
mn der Linie a zu erwarten sind, lässt sich nicht mit
Sicherheit angeben, da hier die Linie a zu weit ausserhalb des Systems der wirklich gezogenen isotonischen
Curve liegt. Es ist aber auch hier die zu erwartende
Spannung gewiss noch viel kleiner als die wirklich vorhandene. Wenn man nämlich für den dem
Kreisbogen s entsprechenden Augenblick aus den acht

vorhandenen Punkten der isotonischen Curven die Dehnungscurve construirt und über den Spannungswerth
70 gr hinaus im Charakter des wirklich construirten
Theils fortsetzt, so ergibt sich für die der Linie *a*
entsprechende Muskellänge ein Spannungswerth von
höchstens 200 gr. Die in diesem Augenblicke wirklich
vorhandene Spannung ergibt sich aus der Lage des
Schnittpunktes der isometrischen Curve *a* mit dem Kreisbogen σ, welcher dem Kreisbogen *s* entspricht. Diese
Spannung beträgt aber reichlich 400 gr, wie man leicht
sieht, wenn man von jenem Schnittpunkte eine Wagerechte nach der Spannungsscala am Bogen ρ zieht.

Mit dem Punkte *n* tritt die Linie *a* wieder in die
Schar von wirklich gezogenen isotonischen Curven
ein. In dem dem Punkte *n* entsprechenden Augenblicke
müsste also die Spannung wieder 70 gr sein, sie ist
aber in Wirklichkeit noch immer etwa 200 gr, wie aus
der Lage des entsprechenden Punktes *v* der isometrischen Curve zu sehen ist. Die wirkliche Spannung ist
demnach, soweit es sich übersehen lässt, während der
ganzen Zuckungszeit grösser als die aus den isotonischen
Curven zu berechnende, wenn die Verkürzung vollständig
verhindert wird. Der Ueberschuss der wirklichen Spannung über die berechnete ist aber in den ersten Stadien
der Zuckung sehr viel grösser als in den spätern.
Dieser letzte Theil des Satzes findet seinen sogleich
augenfälligen graphischen Ausdruck darin, dass der
Gipfel der isometrischen Curven dem Anfange viel
näher liegt als der Gipfel der isotonischen, d. h. mit
andern Worten: bei gleichbleibender Länge erreicht
der Muskel das Maximum seiner Spannung viel früher,
als er bei gleichbleibender Spannung das Maximum der
Verkürzung erreicht.

Die Vergleichung der bei verschiedener Länge des
Muskels gezeichneten isometrischen Curven führt noch
zu einigen andern bemerkenswerthen Sätzen. Schon für
eine sehr kleine Länge des Muskels, welche das Minimum der natürlichen Länge nicht viel übertrifft, wird

in einer isometrischen Zuckung ein verhältnissmässig
sehr hohes Spannungsmaximum erreicht (s. die isometrische Curve γ zur Linie c gehörig). Geht man
dann zu grössern Längenwerthen über, so wächst das
Spannungsmaximum keineswegs entsprechend, ja es
nimmt sogar bei fortwährendem Wachsthum der Länge
und folgeweise der Anfangsspannung wieder ab. So
erreicht der Muskel, wenn er isometrisch zuckt, bei der
Länge, welche ihm im ruhenden Zustande mit 60 gr
belastet zukommt (s. d und die zugehörige Curve δ),
nicht mehr dasselbe Spannungsmaximum, welches er in
den isometrischen Zuckungen α und β erreichte, die
beide bei kleinern Längen ausgeführt sind, β sogar bei
einer Länge (s. die Linie b), welche kleiner ist als die
natürliche Länge des ruhenden Muskels. Dafür hält
sich aber die Spannung um so länger hoch, bei je
grösserer Länge die isometrische Zuckung stattfindet.
Dieser Satz findet ohne weiteres seinen graphischen
Ausdruck darin, dass die Curve δ am langsamsten zur
Abscissenachse aufsteigt, schneller die Curve α und
noch schneller β. Bei allen unsern isometrischen
Zuckungen bleibt aber noch bis ans Ende die Spannung höher, als der Lage der obern Zeichenspitze in
der Schar der isotonischen Zuckungscurven entspricht.
Denkbar ist übrigens, dass für noch kleinere Muskel-
längen in den spätern Stadien der isometrischen Zuckung
die Spannung kleiner wird als die aus den isotonischen
Zuckungen zu berechnende. Lässt man die Zuckung
nicht, wie in den vorliegenden Versuchen, möglichst
isometrisch verlaufen, sondern gestattet merkliche Zusammenziehung, so scheint wirklich regelmässig im
spätern Verlauf der Zuckung die Spannung unter
den berechneten Werth zu sinken, wie weiter oben
(s. S. 128) bei Betrachtung der durch träge Massen
gehemmten Zuckungen wahrscheinlich gemacht wurde.
Ganz zur vollen Evidenz kann dieser Satz allerdings
nicht bewiesen werden, weil eine vollständige mathe-
matische Discussion der Zuckungscurve unter Berück-

sichtigung der Reibungswiderstände fürs erste unausführbar ist.

Es wird nicht überflüssig sein, wenn wir das, was sich aus der Untersuchung der isotonischen, der durch träge Massen gehemmten und der isometrischen Zuckungen ergibt, kurz zusammenfassen, um seine Bedeutung zu übersehen. Wir gingen aus von der altbekannten Thatsache, dass nach einem einmaligen Reizanstoss ein Vorgang, die „Zuckung", im Muskel verläuft, bei welchem sein mechanischer Zustand eine anfangs zunehmende, dann wieder abnehmende Aenderung erleidet, sodass er schliesslich wieder merklich zu seinem ursprünglichen Zustande zurückkehrt. Der mechanische Zustand eines elastischen Körpers ist nun charakterisirt durch die Werthe zweier Grössen, der Länge und der Spannung. Diese beiden Grössen sind aber für einen bestimmten elastischen Körper nicht voneinander unabhängig. Wenn also das Gesetz der Abhängigkeit bekannt ist, so braucht nur für eine Länge die Spannung bekannt zu sein, um für jede Länge die Spannung berechnen zu können. Man wird hiernach eigentlich erwarten, dass bei der Zuckung in jedem folgenden Augenblicke der Muskel gleichsam ein anderer elastischer Körper ist, dem ein besonderes Dehnungsgesetz zukommt, sodass also für einen bestimmten Augenblick jedem bestimmten Längenwerthe ein bestimmter Spannungswerth zukäme, der Geltung hätte, wie auch immer der Muskel in diesem Augenblicke zu dieser Länge gekommen wäre. Mit andern Worten, es ist zu erwarten, dass für die Zuckung eine Gleichung bestehe zwischen der seit der Reizung verflossenen Zeit der Spannung des Muskels und seiner Länge in analoger Weise etwa, wie das Mariotte-Gay-Lussac'sche Gesetz für eine Gasmasse eine Gleichung zwischen Temperatur, Spannung und Volumen der Gasmasse feststellt. Wie man hier die Spannung berechnen kann, wenn für Temperatur und Volumen bestimmte Werthe angenommen werden, so — sollte man meinen — müsste für einen gegebenen Zeitpunkt und Längen-

werth der Spannungswerth des zuckenden Muskels zu
berechnen sein, wenn etwa in einer Schar isotonischer
Curven das erforderliche thatsächliche Material vorliegt.
Das wesentliche Ergebniss der Untersuchung gehemmter
Zuckungen, sei es, dass sie durch träge Massen gehemmt sind oder dass durch den Spannungsmesser überhaupt jede irgend erhebliche Verkürzung ausgeschlossen
ist, besteht nun eben darin, dass die Wirklichkeit der
a priori wahrscheinlichsten Erwartung nicht entspricht,
dass zwischen Zeit, Länge und Spannung des Muskels
bei der Zuckung keine allgemein gültige Gleichung besteht, oder mit andern Worten, dass nicht in einem
gewissen Moment der Zuckung der Muskel immer derselbe elastische Körper ist, welchem nur je nach der
in diesem Augenblicke gerade bestehenden Länge ein
bestimmter Spannungswerth zukäme. In Wirklichkeit
ist die Spannung des Muskels für einen gewissen Moment der Zuckung bei einer gewissen Länge bedeutend
grösser, wenn er durch eine gehemmte Zuckung in
diesen Zustand gekommen ist, als wenn er in isotonischer Zuckung die betreffende Länge in diesem
Augenblicke erreicht hat. Dieser Ueberschuss der Spannung bei gehemmter Zuckung ist besonders in den An-
fangsstadien der Zuckung sehr beträchtlich, geringer
in den spätern. Unter Umständen kann sogar in den
spätern Stadien einer gehemmten Zuckung die Spannung des Muskels kleiner sein, als nach dem Verlauf
der isotonischen Zuckung zu erwarten wäre, nämlich
dann, wenn eine wirkliche Zusammenziehung unter hoher
Spannung, d. h. eine beträchtliche Arbeitsleistung in
den ersten Stadien der Zuckung stattgefunden hatte.

ZEHNTES KAPITEL.

Erhaltung des durch die Muskelzusammenziehung hervorgebrachten mechanischen Effects.

Bei fast allen bisher beschriebenen Versuchen sowol mit Zuckungen als mit tetanischen Zusammenziehungen von Muskeln wurde die von den elastischen Kräften geleistete Arbeit zum Heben einer Last verwendet, welche schliesslich wieder auf ihre ursprüngliche Höhe herabsank, sodass kein bleibender mechanischer Effect in den in der Umgebung des Muskels befindlichen Körpern hervorgebracht wird. So darf natürlich im lebenden Thierkörper der Act der Zusammenziehung nicht verlaufen, wenn er den Zwecken des thierischen Subjects dienen soll, die ja eben darin bestehen, bleibende mechanische Effecte an den umgebenden Körpern hervorzubringen, Lasten zu heben, Widerstände zu überwinden, Massen in Bewegung zu setzen u. s. w. Man sieht leicht, dass eine Bedingung für solchen zweckmässigen Verlauf einer Zusammenziehung und Wiederausdehnung des Muskels darin besteht, dass die letztere unter geringerer Spannung stattfindet als die erstere.

Um den Verlauf des Muskelactes in dieser Weise in möglichst einfacher Gestalt anschaulich vor Augen zu stellen, dazu kann eine Vorrichtung dienen, welche passend als „Arbeitsammler" zu bezeichnen ist, da sie gestattet, die mechanischen Effecte einer Reihe von Muskelacten zu summiren.

Der Apparat ist folgendermaassen gebildet. Ein Rad von etwa 60 mm Halbmesser mit einem Bleikranze ist um eine Achse leicht drehbar. An der einen Seite ist an dem Rade ein mit ihm concentrisches cylindrisches Röllchen (r) befestigt von etwa 8—10 mm Halbmesser. Darum ist ein Faden geschlungen, an dessen frei herab-

hängendem Ende eine beliebig zu verändernde Last
(*P*) hängt. Diese würde also bei der in der Zeichnung dargestellten Anordnung das Rad im Sinne des
Pfeiles bei *s* zu drehen streben. Durch eine eigenthümliche Bremsvorrichtung, eine sogenannte „Klemmsperrung", ist aber diese Drehung verhindert. Ein

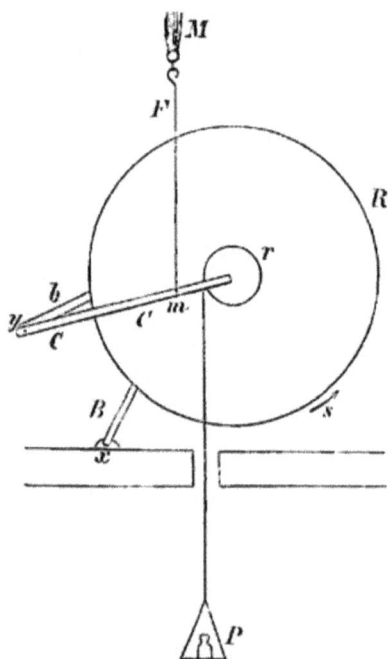

Fig. 29.

starkes Bälkchen (*B*) ist nämlich um die am Stativ
feste Achse (*x*) sehr leicht drehbar und lehnt vermöge
seines Uebergewichts nach rechts am Umfange des
Rades an, und zwar unter dem sogenannten Reibungswinkel gegen den Halbmesser zum Berührungspunkte
geneigt, sodass eine in der Längsrichtung des Bälkchens wirkende Kraft dasselbe nicht am Rade gleiten

lassen würde. Dann kann auch umgekehrt eine tangentiale Kraft den Rand des Rades nicht in der Richtung des Pfeiles bei *s* an dem Balken vorbeigleiten machen. Ohne jede Hemmung kann sich dagegen das Rad in der entgegengesetzten Richtung an dem Bälkchen vorüber bewegen. Sehr zweckmässig ist es, das freie Ende des Bälkchens keilförmig zu gestalten und in eine dem Rand des Rades eingedrehte Nuth eingreifen zu lassen, so jedoch, dass die Schneide des Keils die Tiefe der Nuth nicht ganz erreicht. Auf derselben Achse wie das Rad, aber unabhängig von ihm, ist ein möglichst leichtes Rähmchen *C* drehbar, welches das Rad umgreift und am vordern Ende ein Bälkchen *b*, ähnlich wie *B*, trägt. Es ist drehbar um die zur Ebene der Zeichnung senkrechte Achse *y* und lehnt ebenfalls unter dem Reibungswinkel gegen den Rand des Rades. Diese zweite Klemmsperrung nöthigt also das Rad mitzugehen, wenn das Rähmchen gehoben wird. Dahingegen kann das Rähmchen herabsinken, ohne dass das Rad gedreht wird. An dem Rähmchen greift nun etwa bei *m* der Muskel *M* an mittels eines Bügels *F*, der zu beiden Seiten des Rades herabgeht und in Stifte angehakt wird, die aus den beiden Schenkeln des Rähmchens hervorstehen. Solcher Stiftenpaare sind mehrere am Rähmchen in verschiedenen Entfernungen von der Hauptachse angebracht, um das Verhältniss zwischen der Muskelspannung und der Last am Röllchen variiren zu können.

Es ist jetzt klar, dass der Muskel, wenn er bei angelehnter Klemmsperrung *B* mit dem Rähmchen verknüpft wird, sich blos durch das Uebergewicht des letztern nach vorn anspannt. Wird aber jetzt die Sperrung *B* für einen Augenblick gelöst, so fällt ihm auch noch ein Bruchtheil des Gewichts *P* zur Last, dessen Werth abhängig ist von dem Verhältnisse der Entfernung seines Angriffspunktes von der Achse zu dem Halbmesser des Röllchens. Nach Maassgabe dieses Werthes wird der Muskel noch ein wenig gedehnt

durch eine kleine Drehung des Rades im Sinne des
Pfeils, bei welcher das Rähmchen mitgehen muss. Wird
jetzt der Muskel zu einer Zuckung gereizt, so hebt er
das Rähmchen, welchem vermöge der Sperrung b das
Rad folgen muss. Die bedeutende träge Masse desselben
wird dergestalt in Schwung kommen, dass sie sich
auch nach Beendigung der Verkürzung weiter dreht an
den in diesem Sinne offenen Sperrungen B und b
vorüber, bis die lebendige Kraft der Masse durch die
negative Arbeit des steigenden Gewichts vernichtet ist.
Dann steht das Rad still, da es sich nicht an B vorüber abwärts zurückdrehen kann. Die Last P bleibt
also auf der Höhe stehen, auf welche sie durch die
Arbeit der elastischen Kräfte des sich verkürzenden
Muskels geworfen ist. Das Rähmchen ist aber inzwischen
wieder herabgeglitten und sein Uebergewicht hat sich
mit dem zur Ruhe zurückgekehrten Muskel wieder ins
Gleichgewicht gesetzt. Soll eine neue Zuckung unter
genau denselben Bedingungen wie die erste verlaufen,
so muss zuvor wieder die Klemmsperrung B für einen
Augenblick gelüftet werden, um die beim Beginne der
ersten stattgehabte Spannung wiederherzustellen. Dabei sinkt das gehobene Gewicht um einen kleinen Bruchtheil des Hubes wieder herab.

Lässt man auf die beschriebene Art den Muskel eine
längere Reihe von Zuckungen nacheinander ausführen,
so hat man das interessante Schauspiel, dass der
Muskel die Last P mittels der Maschine beliebig hoch
hinaufwindet. Bei Anwendung einer grossen Muskelmasse
unter günstigen Bedingungen kann durch 50 Zuckungen
ganz gut eine Last von 100 gr ein ganzes Meter hoch
hinaufgewunden werden.

Man kann die bei einem solchen Versuche erhobene Last
nach Aufhebung der beiden Klemmsperrungen das Rad
wieder rückwärts drehen lassen. Sie beschleunigt es
beim Herabsinken in diesem Sinne mehr und mehr, oder
es wird die potentielle Energie der Schwere in kinetische
Energie der Raddrehung verwandelt. Hat das Gewicht

so seine ursprüngliche Lage wieder erreicht, so ist die ganze vom Muskel geleistete Arbeit — soweit sie nicht durch Reibungswiderstände in Wärme verwandelt ist — als kinetische Energie der Raddrehung vorhanden.

Es dürfte kaum ein anderes Mittel geben, um in grossem Maassstabe am isolirten Muskel besser die Fähigkeit der Arbeitsleistung durch abwechselnde Zusammenziehung und Wiederausdehnung zur Anschauung zu bringen.

ZWEITER THEIL.

Wärmeentwickelung bei der Muskelthätigkeit.

ERSTES KAPITEL.

Allgemeine Betrachtungen.

Wie im ersten Abschnitte auseinandergesetzt worden ist, sahen wir uns durch das Princip der Erhaltung der Energie gezwungen, für die Thatsache, dass ein Muskel bei seiner Tetanisirung fremde Kräfte überwinden oder Massen beschleunigen kann, eine Erklärung zu suchen in dem Sinne, dass wir fragten: welche Kräfte haben gewirkt? oder: die Angriffspunkte welcher Kräfte sind im Sinne ihrer Richtung vorgeschritten? da eben nie der Angriffspunkt einer Kraft im entgegengesetzten Sinne ihrer Wirkung verschoben werden kann, ohne dass der Angriffspunkt anderer Kräfte im Sinne ihrer Wirkung verschoben wird. Wir fanden diese Kraft in der elastischen Spannung des Muskels, denn dieser Kraft folgt in der That das bewegliche Ende desselben, wenn er eine Last hebt oder sonst eine fremde Kraft überwindet oder eine Masse schleudert. Wir haben sodann diese elastische Spannung des Muskels genau untersucht und die Gesetze kennen gelernt, nach welchen ihre Grösse von verschiedenen Umständen abhängt. Hiermit ist aber dem Princip der Erhaltung der Energie noch nicht Genüge geschehen, denn die elastische Spannung oder potentielle Energie entsteht ja in dem Augenblicke der Reizung des Muskels erst anscheinend von selbst, indem sich ein vorher gar nicht oder nur schwach gespannter Strang plötzlich in einen stark gespannten verwandelt. Nach dem Princip der Erhaltung der Energie kann diese Entstehung von potentieller Energie aber eben nur scheinbar von selbst geschehen, in Wahrheit müssen zu ihrer Entstehung Kräfte gewirkt haben in irgendeiner nicht augenfälligen Weise.

Am anschaulichsten kann man sich die Forderung des Princips machen, wenn man sich den zuletzt beschriebenen Versuch mit dem Arbeitsammler vergegenwärtigt. Ein Muskel habe durch eine Reihe von Zuckungen eine Last hoch in die Höhe gewunden. Für den Anblick mit blossem Auge ist der Muskel noch dasselbe Ding wie zu Anfang, und selbst unter dem Mikroscop würde man schwerlich eine Veränderung wahrnehmen. Dies kann aber nur Schein sein, denn wäre wirklich der Muskel nach der Leistung noch genau dasselbe Ding wie vorher, so hätten wir in ihm das Perpetuum mobile vor uns, d. h. eine Maschinerie, welche bei einem Cyklus von Veränderungen eine Wirkung nach aussen hervorbringt und sich am Ende dieses Cyklus wieder genau in ihrem ursprünglichen Zustande befindet. Eine solche Maschinerie ist aber nicht möglich. Es muss also nothwendig im Muskel eine Veränderung bei der Leistung stattgefunden haben und zwar eine Veränderung in dem Sinne, dass die Summe entweder der kinetischen oder der potentiellen Energie im Muskel verringert ist, da ja die Wirkung des Muskels nach aussen bestand in einer Vermehrung der potentiellen Energie, nämlich in der Erhebung einer Last.

Es lässt sich nun in der That zeigen, dass bei der Leistung im Muskel eine Veränderung vor sich geht, welche einer Verminderung der potentiellen Energie

entspricht, d. h. dass einander anziehende Massenpunkte
dem Zuge dieser Anziehung folgen und sich einander
nähern. Es versteht sich von selbst, dass man hier
überall nur an chemische Anziehungs- oder Verwandtschaftskräfte denken kann, da ja im grossen keine sichtbare Veränderung stattgefunden hat.

Dass bei der Arbeit chemische Veränderungen in dem
Muskel stattfinden, darauf deuten schon einige allgemein
bekannte, am eigenen Körper leicht zu beobachtende Erscheinungen. Jeder weiss, dass, wenn er mit einer Muskelgruppe eine Zeit lang sehr energisch gearbeitet hat, diese
den Willensimpulsen nicht mehr so kräftig folgt wie zuvor. Diese unter dem Namen der Ermüdung bekannte Erscheinung beweist schon ganz unwiderleglich, dass der
Muskel durch seine Arbeit eine innere Veränderung
erleidet, denn wäre er Atom für Atom dasselbe Ding
wie vorher, so müsste er sich auch dem neuen Willens-
impulse oder Nervenreiz gegenüber genau ebenso verhalten wie gegenüber dem ersten. Solange der Muskel
mit dem übrigen lebenden Körper noch in unversehrtem
Zusammenhange ist, kann diese Veränderung wieder
rückgängig gemacht werden offenbar durch den Stoff-
austausch mit dem ihn durchströmenden Blute. Es
gibt sogar Muskeln, die so reichlich mit Blut versorgt
sind, dass während der Arbeit selbst die Veränderungen
immer wieder ausgeglichen werden, sodass sie das ganze
Leben hindurch ohne längere Unterbrechung thätig sein
können und nie eine Spur von Ermüdung zeigen, wie
z. B. das Herz. Am deutlichsten muss dagegen die
Ermüdung erscheinen an einem aus dem Zusammenhange mit dem übrigen Körper getrennten und folglich dem Blutstrome entzogenen Muskel. Man hat an
solchen die Erscheinungen der Ermüdung und ihre Gesetze vielfach untersucht und es ist von den Ergebnissen
dieser Forschungen in den frühern Abschnitten schon
mehrfach die Rede gewesen, da wir ja bei den dort
beschriebenen Versuchen nothwendig schon auf die
Spuren der Ermüdung stossen mussten.

Eine zweite allgemein bekannte Erscheinung kann uns schon einen Fingerzeig geben über die Natur der chemischen Veränderung, welche die Muskelsubstanz bei der Arbeitsleistung erleidet. Sie besteht darin, dass sich bei energischer Muskelarbeit ein erhöhtes Athembedürfniss geltend macht. Steigen wir z. B. nur eine Treppe hinauf, so bemerkt man leicht, dass die Tiefe und Zahl der Athemzüge unwillkürlich vermehrt wird. Nun lehrt die Physiologie der Athmung, dass mit der Zahl und Tiefe der Athemzüge die Einfuhr des Sauerstoffes und die Ausfuhr der Kohlensäure aus dem Körper vermehrt wird. Andererseits aber ist auf Grund ganz allgemeiner Betrachtungen vorauszusetzen, dass sich die Energie der Athmung dem Bedürfniss von selbst anpasst, denn wären die Functionen des Organismus nicht in dieser Weise zweckmässig eingerichtet, so würde sich die Species gar nicht erhalten können. Wir müssen also aus der Steigerung der Athmung schliessen, dass in Zeiten angestrengter Muskelthätigkeit im Körper mehr Sauerstoff gebraucht und mehr Kohlensäure gebildet wird als in Zeiten der Ruhe, dass also, mit andern Worten, mit der Muskelarbeit eine Verbrennung von Kohlenstoff oder kohlenstoffhaltiger Verbindungen Hand in Hand geht. Es wäre nun offenbar sehr geschraubt, wenn man annehmen wollte, dass diese Verbrennung nur neben der Muskelarbeit herginge und etwa in anderen Geweben geschähe. Für den unbefangenen Betrachter ist also die fragliche, ganz zu Tage liegende Erscheinung der vollständige Beweis dafür, dass bei der Arbeit im Muskelgewebe ein chemischer Process stattfindet, bei welchem die mächtige Anziehungskraft zwischen Sauerstoff- und Kohlenstoffatomen zur Wirkung kommt oder positive Arbeit leistet, indem die innigste Verbindung dieser beiden Elemente, die Kohlensäure, dabei entsteht. In dieser positiven Arbeit chemischer Verwandtschaftskräfte können wir nun diejenige positive Arbeit von Kräften sehen, welche wir nach dem Princip der Erhaltung der Energie im

Muskel voraussetzen müssen, wenn derselbe durch seine
Wirkung potentielle oder kinetische Energie ausserhalb·
hervorbringt. Vermuthlich wird es sich übrigens nicht
blos um die Anziehung zwischen Kohlenstoff und Sauerstoff, sondern auch um die von Wasserstoff zu Sauerstoffatomen handeln, da die Verbindung, welche im
Muskel verbrennt, ohne Zweifel auch Wasserstoff enthält, und neben der Kohlensäure Wasser gebildet wird.
Man hat es natürlich nicht versäumt, noch directere
Beweise für die Kohlensäurebildung bei der Muskelarbeit
zu liefern und überhaupt die Natur der chemischen Processe im Muskel genauer zu erforschen. Der directeste
Beweis für die Kohlensäurebildung besteht darin, dass
eine Gewichtseinheit Muskelsubstanz, die man nach
Trennung vom Thierkörper bis zur Erschöpfung gereizt
hat, ans Vacuum mehr Kohlensäure abgibt, als eine
demselben Thiere unter gleichen Umständen entnom-
mene Gewichtseinheit Muskelsubstanz, welche nicht
weiter gereizt worden ist. Die gereizt gewesene Muskelsubstanz enthält ausserdem auch noch eine gewisse
Menge einer fixen Säure — Fleischmilchsäure —,
welche eine deutlich saure Reaction ihres Saftes bedingt, welche dem Safte des geruhten Muskels abgeht.
Die Verbrennung kohlenstoffhaltiger Verbindungen,
welche zur Bildung von Kohlensäure und Fleischmilchsäure führt, findet nun nicht in der Weise statt, dass
sich bis dahin freier Sauerstoff, der etwa im Muskel-
safte blos absorbirt vorhanden wäre, mit den Elementen eines kohlenstoffhaltigen Bestandtheils des Muskels
verbindet. Wäre dies der Fall, so müsste die Muskelcontraction ohne die Anwesenheit freien Sauerstoffs unmöglich sein. Nun ist aber nachgewiesen, dass ein
Muskel, aus welchem ins Vacuum keine Spur von
Sauerstoff entweicht, dessen Saft also sicher keinen
freien Sauerstoff absorbirt enthält, in einem von Sauerstoff ebenfalls vollkommen freien Gasgemenge oder im
Vacuum aufgehängt, eine ebenso lange Reihe gleich
kräftiger Zuckungen ausführen kann, als wenn er sich

in einem sauerstoffhaltigen Gasgemenge, z. B. in atmosphärischer Luft, befindet. Man ist daher gezwungen, anzunehmen, dass der Sauerstoff, welcher in der bei der Muskelarbeit gebildeten Kohlensäure enthalten ist, schon vorher in die Constitution des Körpers einging, durch dessen Spaltung jene Kohlensäure entsteht. Dasselbe muss von dem Sauerstoff des dabei etwa noch entstehenden Wassers gelten. Es ist gut, zu bemerken, dass diese unvermeidliche Annahme keineswegs unserer früheren Behauptung widerspricht, dass die Anziehung zwischen Sauerstoff und Kohlenstoff bei der Bildung von Kohlensäure im Muskel positive Arbeit leistet. Denn wenn auch der Sauerstoff schon vorher mit den Kohlenstoffatomen verbunden war, so kann er doch eben nur locker damit verbunden gewesen sein, sodass schliesslich bei dem Zerfallprocess des gedachten Körpers, wobei die innigste Verbindung von Kohlenstoff und Sauerstoff gebildet wird, immer noch eine Annäherung der Atome dieser beiden Elemente aneinander im Sinne ihrer gegenseitigen Anziehungskraft, also eine positive Arbeit der letztern stattfindet, wie es das Princip der Erhaltung der Energie verlangt.

Es ist nun vom grössten Interesse, zu untersuchen, ob sich das Princip der Erhaltung der Energie auch quantitativ bei der Muskelaction bewähren lässt, d. h. ob sich zeigen lässt, dass der Betrag der positiven Arbeit chemischer Anziehungskräfte dem Betrage der negativen Arbeit der vom Muskel überwundenen mechanischen Kräfte und etwa noch sonst hervorgebrachten Wirkungen wirklich gleich ist. Um den Betrag der beim Muskelacte geleisteten positiven Arbeit chemischer Verwandtschaftskräfte zu ermitteln, kann man noch nicht den directen Weg einschlagen, der darin bestände, dass man von der potentiellen Energie der zu verbrennenden Verbindungen die der Verbrennungsproducte abzöge, denn man kennt die zu verbrennenden Verbindungen weder qualitativ noch quantitativ genau und auch die Verbrennungsproducte kann man nur theilweise darstellen.

Wir können aber einen andern Gedankengang einschlagen, auf welchem wir Mittel finden, den Betrag
der chemischen Arbeit indirect zu bestimmen. Wo wir
chemische Verwandtschaftskräfte Arbeit leisten sehen,
besteht allemal ein mehr oder weniger grosser Theil
der Wirkung in der Erzeugung unregelmässiger, in
jeder Richtung des Raumes geschehender Vibrationen
der Molekule, d. h. von „Wärme". Mit diesem Worte
bezeichnen wir ja eben jede Bewegung der kleinsten
Theilchen eines Körpers, mag sie vibratorisch kreisend
oder geradlinig sein, wenn sie nur ungeordnet nach
allen Richtungen des Raumes statthat. Es ist sehr
wichtig, immer vor Augen zu haben, dass eben in dem
Ungeordneten das eigentliche Wesen der Wärme und
der einzige Unterschied derselben von andern Arten
der Bewegung besteht. Wenn sich alle Theile eines
Körpers in parallelen Richtungen mit gleicher Geschwindigkeit bewegen, so haben wir eine fortschrei-
tende Bewegung des ganzen Körpers vor uns. Stehen
die Richtungen und Geschwindigkeiten der einzelnen
Theilchen in gewissen leicht zu definirenden gesetzlichen
Beziehungen zu ihren gegenseitigen Lagen, so ist mit
dem Fortschreiten noch Drehung um eine bestimmte
oder um eine veränderliche Achse verbunden. Bewegen
sich die Theilchen eines Körpers schichtweise abwechselnd hin und her, so wird die Bewegung bezeichnet
als die Fortpflanzung von Wellen durch den Körper.
Nehmen dabei an der Bewegung wesentlich nur die
Aetheratome Antheil, so nennt man sie Fortpflanzung
von Lichtstrahlen resp. Wärmestrahlen, denn es ist
wohl zu beachten, dass die sogenannte strahlende Wärme
von dem, was man die in einem Körper enthaltene
Wärme nennt, wesentlich zu unterscheiden ist. In ähnlicher Weise bestehen die Strömungen von Luft,
Flüssigkeiten und Elektricität in regelmässig geord-
neten Bewegungen der kleinsten wägbaren oder unwägbaren Theilchen. Im Gegensatze zu allen diesen
Formen der „kinetischen Energie" steht nun eben die-

jenige, bei der die kleinsten Theilchen eines Körpers,
sowol die wägbaren als die unwägbaren, ganz ungeordnete und unregelmässige Bewegungen verschiedenster
Art ausführen. Beim gasförmigen Aggregatzustand fährt
jedes Theilchen geradeaus, bis es an ein Hinderniss an-
prallt, aber das eine Theilchen hierhin, das andere dort-
hin. Dabei drehen sie sich noch um ihren Schwerpunkt
und ihre Atome vibriren gegeneinander. Beim flüssigen
Aggregatzustand wirbeln die Theilchen in mannichfaltig
verschlungenen Bahnen umeinander, beim festen zittern
sie und schwingen um eine mittlere Lage, aber nicht
schichtweise in gleicher Richtung und Geschwindigkeit, sondern die einen in dieser, die andern in jener
Richtung. Von diesen ungeordneten Bewegungen sieht
man dem Körper im grossen und ganzen nichts an,
denn es findet dabei weder eine Ortsveränderung noch
eine Drehung desselben im ganzen statt, auch pflanzt
sich durch ihn kein Agens in Wellen- oder Strahlenform
fort, und doch ist in dem Körper ein gewisses Maass
von kinetischer Energie vorhanden. Sie kann auch
Wirkungen nach aussen hervorbringen, indem die Ober-
flächentheilchen derselben bei ihren kleinen Bewegungen
auf Theilchen der angrenzenden Körper stossen und
diese in Bewegung setzen. Diese Uebertragung von
kinetischer Energie von einem Körper zum andern
durch die im einzelnen ganz unregelmässig erfolgenden
Stösse der Grenztheilchen ist die sogenannte Leitung
von Wärme aus einem Körper in einen andern. Im
grossen und ganzen erfolgt sie natürlich immer von
dem Körper, dessen Theilchen in heftigerer Bewegung
sind, zu dem, dessen Theilchen sich weniger heftig bewegen, obgleich im einzelnen Falle des Anstosses wol
auch einmal ein Theilchen des erstern durch den Anstoss beschleunigt werden kann. Sind die Theilchen
zweier aneinandergrenzender Körper in durchschnittlich
gleich heftigen Bewegungen begriffen, so findet durch
die Anstösse durchschnittlich weder Beschleunigung
der Theilchen des einen noch des andern statt. Man

sagt dann: die beiden Körper haben „gleiche Temperatur".

Es ist nun klar, dass bei jedem chemischen Process,
bei welchem die Verwandtschaftskräfte positive Arbeit
leisten, solche ungeordnete Bewegungen entstehen, mit
andern Worten, „Wärme entwickelt" werden muss. Die
Verbindungslinien der einander anziehenden Atompaare
werden nämlich bei einem solchen Process im allgemeinen
nicht regelmässig orientirt sein, sondern meist in allen
Richtungen regellos zerstreut liegen.   Daher werden
Beschleunigungen in allen möglichen Richtungen vorkommen, d. h. eben jene Art der Bewegung der kleinsten Theilchen zu Stande kommen, die wir Wärme
nennen.   Es ist daher von vornherein sehr wahrscheinlich, dass auch bei dem chemischen Process, welcher
die Muskelzusammenziehung bedingt, wenigstens ein
Theil der Arbeit chemischer Verwandtschaftskräfte immer
zur Entwickelung von Wärme verwandt wird.   Allerdings sind in der Muskelfaser die kleinsten Theilchen,
welche aufeinander wirken, in einigermaassen regelmässiger Anordnung, und gerade hierauf beruht wahrscheinlich die Möglichkeit, dass ein grosser Theil der
Kräfte in der Längsrichtung der Fasern zur Wirkung
kommt; aber es wäre doch zu erstaunlich, wenn die
ganze Wirkung nur auf diese eine Richtung beschränkt
bliebe und nicht nebenher auch noch unregelmässige
Molekularbewegung entstünde.   Dass nun in der That
bei jeder Muskelaction nebenher Wärme entwickelt
wird, darauf deuten schon aus dem alltäglichen Leben
jedem geläufige Erscheinungen.   Bekanntlich steigt durch
bedeutende Muskelanstrengungen die Temperatur des
ganzen Körpers, besonders aber die Temperatur der
Haut durch vermehrten Blutzufluss zu derselben, und
wenn die Temperatur der umgebenden Luft nicht sehr
niedrig ist, wird die Haut durch reichliche Schweissabsonderung feucht.   Alle diese Thatsachen deuten auf
eine über das sonst eingehaltene Maass hinausgehende
Wärmeerzeugung im Körper, denn bei höherer Tempera-

tur und Durchfeuchtung der Haut wird in der Zeiteinheit von derselben 'mehr Wärme abgeleitet, und wenn trotzdem die Temperatur des Körpers nicht sinkt, sondern im Gegentheil noch steigt, so muss in der Zeiteinheit mehr Wärme im Körper entstehen als vorher. Dass diese Wärme nun wirklich in den Muskeln gebildet wird, ist bewiesen durch den directen Nachweis, dass die Temperatur eines aus dem Körper herausgeschnittenen Muskels bei jeder Contraction steigt. Mit Versuchen, welche diesen Nachweis liefern, werden wir uns noch sehr eingehend zu beschäftigen haben. Zuvor soll jedoch noch eine Frage theoretisch erörtert werden, die öfters discutirt und vielfach misverstanden ist.

Man hat oft den Muskel mit einer Dampfmaschine verglichen. Dieser Vergleich ist in vielen Beziehungen zutreffend und lehrreich. In der That haben wir es in beiden Fällen zu thun mit der Wirkung chemischer Verwandtschaftskräfte, durch welche Massenbewegung und daneben Wärme hervorgebracht wird. Es sind auch in beiden Fällen wesentlich dieselben Verwandtschaften, welche die positive Arbeit leisten, nämlich die zwischen Sauerstoff einer- und Kohlenstoff (resp. Wasserstoff) andererseits, denn im Muskel wie auf dem Herde der Dampfmaschine verbrennen kohlenstoff- und wasserstoffhaltige Verbindungen. Es liegt daher nahe, die Analogie noch weiter zu treiben. Bei der Dampfmaschine wird bekanntlich die chemische Arbeit vollständig zur Erzeugung von Wärme verwendet, welche zunächst in den Verbrennungsgasen der Kohle enthalten ist, von diesen wird sie auf das Wasser des Kessels übertragen und ein Theil derselben wird vermöge der Einrichtung der Maschinerie in bekannter Weise in andere Formen der Energie — wie man zu sagen pflegt — „verwandelt", ein anderer Theil wird an die kalte Luft oder an das Kühlwasser des Condensators abgeleitet. Aehnlich, könnte man nun denken, ginge es im Muskel zu. Man könnte annehmen, es läge in jeder

Faser etwas Brennmaterial bereit, das, unter dem Einflusse des Reizes entzündet, zunächst blos Wärme erzeugt, die dann auch in einer mikroskopisch kleinen
Maschinerie zum Theil jene elastische Arbeit leistete,
die wir kennen gelernt haben, zum Theil als solche bestehen bliebe und durch den Blutstrom abgeleitet würde.
Diese Annahme ist, wenn ich nicht irre, wirklich öfters
mehr oder weniger ausdrücklich ausgesprochen worden,
oder man hat, um mit dem terminus technicus zu reden,
im arbeitenden Muskel eine thermodynamische Maschine
sehen wollen. Es lässt sich indessen zeigen, dass diese
Annahme schon durch sehr allgemeine Betrachtungen
widerlegt werden kann, obgleich an sich die Muskelsubstanz wie jeder beliebige andere Körper ganz wohl
zur thermodynamischen Arbeitsleistung verwendbar sein
würde, nämlich in folgender Weise. Die Muskelfaser
hat wie das Kautschuk im Gegensatze zu den meisten
andern elastischen Körpern die Eigenschaft, durch
Temperaturerhöhung kürzer zu werden. Man denke
sich also ein Muskelbündel von der natürlichen Länge
of (Fig. 30), z. B. mit 100 gr belastet, bei der Temperatur von 20°, wodurch es auf die Länge pc gedehnt
wurde; jetzt führe man ihm so viel Wärme zu, dass
seine Temperatur auf 30° steigt, dann wird es sich
um etwas, sagen wir um das Stück cb (Fig. 30) verkürzen und die 100 gr werden also um cb gehoben,
und es wird eine durch das Flächenstreifchen $dbcc$
dargestellte Arbeit geleistet. Nun lasse man bei der
Temperatur von 30° den gespannten Muskel sich mit
Entlastung verkürzen in der S. 43 beschriebenen Weise,
dabei wird er eine Arbeit leisten können, welche
durch das dreieckige Flächenstück abd (Fig. 30) dargestellt ist, wenn die Linie ab die Dehnungscurve des
Muskelbündels bei der Temperatur von 30° bedeutet.
Hierauf entziehe. man dem Muskel so viel Wärme,
dass er sich wieder auf 20° abkühlt. Er dehnt sich
dadurch von der Länge oa zur Länge of aus und nun
kann man ihn durch allmähliche Belastung, während

seine Temperatur immer auf 20° gehalten wird, wieder
zur ursprünglichen Länge *pc* ausdehnen, was, wenn
fc die Dehnungscurve bei 20° bedeutet, einer negativen
Arbeit seiner elastischen Kräfte entspricht, die durch
das Flächenstück *fcc* gemessen ist. Bei diesen vier
Acten hat die Muskelmasse einen thermodynamischen
Kreisprocess durchgemacht analog dem Wasserdampf im
Cylinder einer Dampfmaschine und sie befindet sich am
Ende wieder genau in demselben Zustande wie zu
Anfang. Die elastischen
Kräfte des Muskels haben
aber im ersten und zwei-
ten Acte eine positive Arbeit geleistet gleich dem
viereckigen Flächenstücke
ecba und in den beiden
letzten eine negative gleich
dem dreieckigen Flächen-
stücke *fec*. Die positive
Arbeit übertrifft also die
negative um das Flächen-
streifchen *afcb*. Dieser
Ueberschuss kann zu ir-
gendwelchen Wirkungen
nach aussen, Hebung einer
Last (welche nicht am Ende
wieder herabsinkt) oder
dergleichen, verwandt wer-

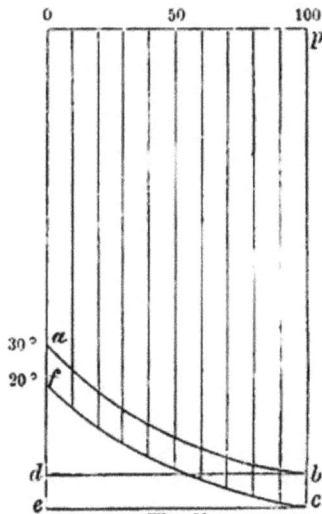

Fig. 30.

den. Auch kann dieser Process beliebig oft wiederholt werden, denn der Muskel ist am Ende in jeder
Beziehung wieder im ursprünglichen Zustande. Gleichwol braucht die dabei auf fremde Körper ausgeübte
Wirkung nicht dem Princip der Erhaltung der Energie
zu widersprechen, denn es ist möglicherweise ein gewisses Quantum von Wärme als solche verschwunden, indem bei den ersten Acten dem Muskel etwas
mehr Wärme zugeführt, als in den letzten entzogen
wurde, ähnlich wie bei der Dampfmaschine. Ferner ist

zu beachten, dass bei diesem Kreisprocess nothwendig
eine gewisse Wärmemenge von einem wärmern Körper
auf einen kältern übertragen sein muss, denn beim
ersten Acte musste ja die Wärme von einem mindestens
30° warmen Körper an den Muskel abgegeben werden
und beim letzten Acte musste sie an einen Körper von
höchstens 20° Temperatur aus dem Muskel abgeleitet
werden. Es ist also im ganzen Wärme von einem
mindestens 30° warmen Körper auf einen höchstens
20° warmen übergegangen. Es ist bekanntlich von
Clausius in aller Allgemeinheit und Strenge bewiesen,
dass ein solcher „Wärmefall" oder Uebergang einer
Wärmemenge aus einem Körper höherer zu einem Körper
niederer Temperatur die unerlässliche Bedingung ist für
jeden thermodynamischen Kreisprocess, bei welchem eine
Wärmemenge in mechanische Arbeit verwandelt werden
soll, d. h. bei welchem kinetische Energie ungeordneter
Molekularbewegung verwendet werden soll, um Bewegung ganzer Massen in gleicher Richtung oder Ueberwindung einer Kraft in einer bestimmten Richtung zu
bewirken.

Diese Bedingung könnte nun an sich wol bei der
activen Muskelcontraction erfüllt gedacht werden und
es wäre insofern, soweit wir bisjetzt die Sache betrachtet haben, die Auffassung des Muskelactes als
eines thermodynamischen Kreisprocesses noch nicht ausgeschlossen. Die Verbrennungsproducte des im Muskel
verbreiteten Brennmaterials, die wir uns im Augenblicke der Verbrennung erwärmt denken müssen, könnten nämlich der wärmere Körper sein, von welchem
Wärme auf die kühlere Umgebung übertragen wird,
und es würde dann — so könnte man meinen — bei
diesem „Wärmefall" ein Theil der Wärme thermodyna-
misch in Arbeit verwandelt. Das eigentlich sozusagen
maschinale Gefüge bliebe bei diesem Process unverändert. Die einzige Veränderung bestünde in der Auf-
zehrung von Brennmaterial und in Ueberladung der
Maschine mit Verbrennungsproducten.

Der vorhin citirte Satz von Clausius stellt nun aber eine bestimmte quantitative Beziehung zwischen dem Betrage des Wärmefalls und der zu mechanischem Effect verwendeten Wärmemenge fest, welche sich in der Gleichung $\frac{Q}{T} = Q_1 \left(\frac{1}{T_2} - \frac{1}{T_1} \right)$ oder $Q = Q_1 \left(\frac{T}{T_2} - \frac{T}{T_1} \right)$ ausdrückt. Darin bedeutet Q die zu mechanischem Effect verwendete, Q_1 die aus einem wärmern auf einen kältern Körper übergegangene Wärmenge, T T_1 und T_2 sind die in Betracht kommenden absoluten Temperaturen, nämlich T diejenige, bei welcher die Wärme den mechanischen Effect hervorgebracht hat, T_1 die des wärmern und T_2 die des kältern Körpers. Beim Muskelact können nun die beiden absoluten, d. h. von $-273°$ gerechneten Temperaturen T_1 und T_2 offenbar nur sehr wenig voneinander und von T verschieden sein, es ist also jedenfalls der Factor $\frac{T}{T_2} - \frac{T}{T_1}$ ein sehr kleiner Bruch und es könnte also Q nur ein sehr kleiner Bruchtheil von Q_1 sein. In der That würde auch, wie man leicht sieht, in dem künstlichen, vorhin beschriebenen thermodynamischen Kreisprocess am Muskel nur ein sehr kleiner Bruchtheil der demselben im ersten Acte zugeführten Wärmemenge zur nutzbaren Verwendung kommen. Soweit es sich nämlich aus den vorliegenden Versuchsdaten ermessen lässt, ist das Flächenstreifchen zwischen den Dehnungscurven des ruhenden Muskels bei verschiedenen Temperaturen (*a b c f* Fig. 30) ausserordentlich schmal. Sollte nun die natürliche active Muskelzusammenziehung auch ein thermodynamischer Kreisprocess sein, so müsste die ganze übertragene Wärme Q_1 nebst der nutzbar verwandelten Wärme durch Verbrennung erzeugt sein, da an eine geregelte Wärmezufuhr von aussen durch den Reiz nicht gedacht werden kann. Man sieht also, dass die Annahme, die Muskelzusammenziehung sei ein thermodynamischer Kreisprocess, mit Nothwendigkeit zu der Folgerung führt,

dass alsdann nur ein sehr kleiner Theil der Arbeit
chemischer Kräfte zu nutzbarer Verwendung kommen
könnte und dass der weitaus grösste Theil, sagen wir
mindestens $^{99}/_{100}$, davon zu Erzeugung von Wärme
dienen würde, die nutzlos nach aussen abzuführen wäre.
Diese Folgerung macht offenbar die in Rede stehende
Anschauungsweise schon vom Standpunkte der überall
in den Einrichtungen der organischen Welt beobachte-
ten Zweckmässigkeit überaus unwahrscheinlich. Positiv
widerlegt wird sie aber durch die Thatsache, die wir
täglich vor Augen haben, dass ein menschlicher oder
überhaupt ein thierischer Körper im grossen und ganzen
mechanische Leistungen vollführt auf Kosten einer verhältnissmässig geringfügigen Menge von Brennmaterial,
das ihm in Form von Nahrungsstoffen zugeführt wird.
Man sieht auch, ohne genaue Messungen anzustellen,
dass bei einem thierischen Körper die mechanischen
Leistungen in einem günstigern Verhältnisse zum ver-
brauchten Brennmaterial stehen, als bei der vollkom-
mensten Dampfmaschine. Im weitern Verlauf unserer
Untersuchung werden wir dieses Verhältniss noch genauer feststellen.

Als Ergebniss der vorstehenden Betrachtung können
wir also den Satz aussprechen: Die natürliche Muskelzusammenziehung kann unmöglich ein thermodynamischer
Kreisprocess sein, bei welchem durch Verbrennung zunächst blos Wärme als solche erzeugt wird, von der
ein Theil dann in mechanische Energie verwandelt wird.
Es müssen vielmehr, wie oben schon angedeutet wurde,
die chemischen Anziehungskräfte von vornherein schon
mehr oder weniger im Sinne der zu erzielenden mechanischen Wirkung geordnet und unmittelbar an dieser
betheiligt sein. Dass aber der Process ganz ohne unregelmässige Erschütterung der Molekule verlaufen
sollte, ist von vornherein sehr unwahrscheinlich, und
so sehen wir denn auch in der That bei jeder Muskelzusammenziehung neben dem mechanischen Effect auch
Wärme entstehen.

Man kann, wie wir in den ersten Abschnitten gesehen haben, den Muskelact so leiten, dass die mechanischen Effecte nach aussen, Hub einer Last, Schleuderung einer Masse oder beides schliesslich wieder
rückgängig werden. In einem solchen Falle muss offenbar schliesslich der ganze Effect der chemischen Arbeit in Wärmeerzeugung bestehen. Ein Theil dieser
Wärme ist während des Muskelactes selbst in ihm entstanden, ein Theil ist erst erzeugt durch die Erschütte-
rungen und Reibungen, welche dem Wiederherabfallen
der gehobenen oder emporgeschleuderten Massen ein
Ende gemacht haben. Wenn die Reibung in dem
Hebelwerke, an welchem man den Muskel hat arbeiten
lassen, verschwindend klein ist, so wird auch in diesem
nur ein verschwindend kleiner Bruchtheil der Wärme
frei werden. Der Widerstand gegen das Herabfallen
der Massen wird wesentlich durch die innere Reibung
der dabei gezerrten Muskelmasse gebildet werden und
es wird daher auch die ganze entwickelte Wärmemenge
in dieser schliesslich enthalten sein und eine Temperaturerhöhung derselben bedingen.

Man wird annehmen können, dass während der kurzen
Zeit, die der Muskelact und eine hierauf folgende Messung
der Temperatur des Muskels in Anspruch nimmt, noch
keine merkliche Wärmemenge nach aussen abgeleitet ist.
Die Temperaturerhöhung des Muskels multiplicirt mit
seiner Wärmecapacität gibt also die gesammte Wärmemenge, welche bei dem Acte überhaupt erzeugt worden ist,
und da unter den zuletzt gedachten Umständen die Erzeugung von Wärme der einzige Effect der Arbeit ist,
welche überhaupt bei dem Acte von chemischen Ver-
wandtschaftskräften geleistet ist, so ist sie ein Maass von
dieser Arbeit. Sie erscheint in unserm Gedankengange
zunächst ausgedrückt in Wärmeeinheiten oder „Calories".
Man versteht darunter bekanntlich die Wärmemenge,
welche erforderlich ist, um 1 kgr Wasser von 0° auf
1° zu erwärmen. Man kann es aber sogleich auf die
übliche mechanische Arbeitseinheit, des Kilogrammeters,

reduciren, wenn man bedenkt, dass eine Calorie dasjenige Maass kinetischer Energie ist, welches durch
einen Arbeitsaufwand von 425 Kilogrammeter erzeugt
wird. Man braucht also nur die gefundene Anzahl
von Calories mit 425 zu multipliciren, um die von
chemischen Kräften geleistete Arbeit in Kilogrammetern
ausgedrückt zu erhalten.

Da es sich in unsern fernern Betrachtungen meist
um sehr kleine Wärmemengen handelt, so empfiehlt es
sich, eine kleinere Maasseinheit zu wählen. Als solche
schlage ich die Wärmemenge unter der Benennung
Mikrocalorie (mcal.) vor, welche erforderlich ist, um
1 mgr Wasser von $0°$ auf $1°$ zu erwärmen, sie ist
also der millionte Theil einer Calorie. Wählt man alsdann zur Arbeitseinheit statt des Kilogrammeters das
Grammillimeter, so besteht immer noch das Aequivalentverhältniss von $1:425$ zwischen Wärme und Arbeit.

ZWEITES KAPITEL.

Methoden zur Erforschung der Muskelwärme.

Die vorstehende Betrachtung wird ersichtlich gemacht
haben, wie wichtig es ist, Methoden zu besitzen zur
möglichst genauen Bestimmung der Temperaturerhöhung,
welche ein Muskel bei seiner Zusammenziehung erleidet.
Die Aufgabe ist natürlich keine leichte, da es sich
immer um Messung sehr kleiner Temperaturdifferenzen
handelt. Um die Erscheinung ganz rein vor sich zu
haben, muss man an einem ausgeschnittenen, dem Blut-
kreislauf entzogenen Muskel experimentiren. Man hat sich
daher bisjetzt fast ausschliesslich an den Froschmuskel
als Versuchsobject halten müssen, der sich lange genug
leistungsfähig erhält, um brauchbare Reihen von Messungen auszuführen. Bezüglich der fundamentalen Eigen-

schaften, um welche es sich hier handelt, werden indessen schwerlich zwischen den Muskeln verschiedener Thierklassen wesentliche Verschiedenheiten bestehen. Erst in allerneuester Zeit ist in Ludwig's Laboratorium versucht worden, die Wärmeentwickelung im Muskel des lebenden Säugethiers experimentell genauer zu verfolgen. Bei der enormen Verwickelung der Bedingungen dieser Versuche sind aber ihre Ergebnisse, welche weiter unten noch zu besprechen sind, natürlich noch nicht so mannichfaltige, dass daraus die gesetzliche Abhängigkeit der chemischen Arbeit von den verschiedenen Bedingungen gefolgert werden könnte. Wir werden uns daher in der folgenden Darstellung zunächst vorzugsweise mit den Versuchen an Froschmuskeln zu beschäftigen haben.

Bei der Kleinheit der Massen, deren Temperaturen zu messen sind, kann man nicht wohl an die Anwendung von Quecksilberthermometern denken. Man wird vielmehr zu thermoelektrischen Apparaten greifen. Mit Hülfe von solchen hat zuerst Helmholtz in vollkommen einwurfsfreier Weise dargethan, dass überhaupt bei Tetanisirung des Muskels eine Temperaturerhöhung desselben stattfindet. Später hat Heidenhain die Methode sehr verfeinert und eine Reihe sehr wichtiger Sätze über die Abhängigkeit der Wärmeentwickelung von verschiedenen Bedingungen gefunden. Helmholtz hatte einfach die zugespitzte Löthstelle eines Thermoelements in die Masse eines Muskels eingestochen. Dies hat aber den grossen Nachtheil, dass der Muskel nicht unverletzt bleibt. Um diesen Uebelstand zu vermeiden, legte Heidenhain die eine Fläche einer funfzehngliederigen Thermosäule aus Wismuth und Antimon an die Fläche des Muskels blos äusserlich an. Die Thermosäule ist in kleinen Abmessungen ausgeführt, sodass ihre eine Stirnfläche, welche die eine Hälfte der Löthstelle enthält, von der Vorderfläche eines mässig grossen Froschgastrocnemius reichlich bedeckt wird. Das betreffende Ende der Säule ist von einem Korkrähmchen umgeben, an dessen untern Rand das Sehnen-

ende des Muskels mit einer feinen Stecknadel angespiesst
werden kann, sodass sich die Vorderfläche desselben
der Stirnfläche der Säule ganz innig anlegt und ringsum
noch die in derselben Ebene befindliche Vorderfläche
des Korkrähmchens berührt.

Die Thermosäule ist nun durch zwei bewegliche
Parallelogramme an einem Stativ befestigt und äquilibrirt, sodass ihre Stirnfläche, stets vertical bleibend,
nach vorn und hinten, sowie nach oben und unten fast
ohne Widerstand bewegt werden kann. Die beiden
Enden der Thermosäule gehen in senkrecht abwärts
ragende Kupferdrähte aus, welche in weit offene Queck-
silbergefässe eintauchen, sodass bei etwaigen Bewegungen
der Säule der Contact unverändert fortbesteht. An
einem andern, auf demselben Grundbrete befestigten
Stativ ist nun der Oberschenkelknochen des Frosches
in eine Knochenzange gefasst und der Gastrocnemius
hängt davon senkrecht herab, sodass seine Vorderfläche
in der soeben gedachten Weise der Stirnfläche der
Thermosäule anliegt. An der Achillessehne ist ein
Faden angeknüpft, durch welchen der Muskel mit beliebigen Hebelapparaten verbunden werden kann, die
seine Zusammenziehungen nöthigenfalls graphisch verzeichnen. Mit dem Muskel ist der nervus ischiadicus
noch in unversehrtem Zusammenhange und dieser liegt
auf einem Elektrodenpaare, das mit Reizvorrichtungen
verknüpft werden kann. Lässt man den Muskel zucken,
so nimmt er die bewegliche Thermosäule mit, ohne im
mindesten ihre Fläche zu verlassen. Muskel, Nerv und
Thermosäule sind in eine sehr sorgfältig durchfeuchtete
Kammer eingeschlossen, aus welcher durch ein Loch
im Boden der an der Achillessehne angeknüpfte Faden
herabhängt, sodass die Hebelwerke und Zeichenapparate
unterhalb der feuchten Kammer aufgestellt sein können.
Ausserdem gehen noch zwei Paare von Drähten aus
der feuchten Kammer heraus, das eine ist in leitender
Verbindung mit den Reizelektroden, auf welchen der
Nerv liegt, das andere mit den beiden Quecksilber-

gefässen, in welche die Enden der Thermosäule ein-
tauchen. Dies letztere dient also dazu, den Strom der
Thermosäule zur Boussole zu führen, an welcher die
Stärke des Stromes gemessen werden soll.

Dieser Apparat Heidenhain's lässt bezüglich der
Empfindlichkeit nichts zu wünschen übrig, wofern ein
geeignetes Galvanometer mit hinlänglich astatischem
Magnet in den Kreis der Thermosäule eingeschaltet ist.
Hat man den Muskel an die Stirnfläche der Säule an-
gelegt und die feuchte Kammer geschlossen, so zeigt
in der Regel, wie man sich von vornherein denken
kann, wegen zufällig vorhandener Temperaturdifferenz
der beiden Säulenflächen das Galvanometer eine bedeutende Ablenkung. Ehe ein Versuch beginnen kann,
muss natürlich die Ausgleichung dieser Differenz ab-
gewartet werden, was oft mehr als eine halbe Stunde
dauert. Vollständige Ruhe des Magnets auf der Gleichgewichtslage oder wenigstens fast vollständige Ruhe in
der Nähe derselben erzielt man meist leichter, wenn
man auch die zweite Fläche der Thermosäule mit einem
Stückchen Muskelfleisch zudeckt.

Ist nun die zufällig vorhanden gewesene Temperaturdifferenz so weit ausgeglichen, dass sich der Magnet nur
noch sehr langsam bewegt und dass er vermöge der
nie ganz fehlenden fremden Störungen im Laufe von
einigen Secunden keine in Betracht kommende Lage-
änderung mehr erleidet, so können die Versuche beginnen. Ertheilt man jetzt dem Nerven nur einen Inductionsschlag, sodass der Muskel nur eine Zuckung
ausführt, so sieht man den Magnet, dessen Bewegungen
selbstverständlich durch Fernrohr, Spiegel und Scala
in der bekannten Weise beobachtet werden, einen sehr
merklichen und messbaren Schwung ausführen, welcher
eine Temperaturerhöhung der Säulenfläche anzeigt,
welche mit dem zuckenden Muskel in Berührung ist.
Die Methode lässt also, wie gesagt, an Empfindlichkeit
nichts zu wünschen übrig, auch lassen sich mittels derselben in dem Sinne quantitative Resultate erzielen, dass

ein grösserer Ausschlag auf eine grössere Temperaturerhöhung mit Sicherheit schliessen lässt. Man kann
also feststellen, unter welchen Umständen mehr, unter
welchen weniger Wärme im Muskel frei wird. Man
kann aber mit einer an die Oberfläche des Muskels
angelegten Thermosäule die Temperaturerhöhung desselben principiell nie ihrem absoluten Betrage nach bestimmen, was Heidenhain mit seiner Methode auch
gar nicht zu leisten beabsichtigte. Die Löthstellen
zwischen den Wismuth- und Antimonstäbchen reichen
nämlich selbstverständlich von der Stirnfläche bis zu
einer gewissen, wenn auch noch so geringen Tiefe in
die Säule hinein. Wenn nun also die Temperatur des
anliegenden Muskels steigt, so wird sich ein Wärme-
strom in die Säule hinein ergiessen. Nur die Oberfläche wird die erhöhte Temperatur des Muskels genau
annehmen und die weiter in der Tiefe liegenden Schich-
ten werden nach Maassgabe dieser Tiefe niedrigere
Temperaturen haben. Die von den Löthstellen aus-
gehende elektromotorische Kraft wird also nicht der
Temperatur des Muskels resp. der Oberfläche der Säule
entsprechen, sondern einer Durchschnittstemperatur der
Löthstellen, die zwar jedenfalls um so höher liegt, je
höher die Muskeltemperatur ist, die aber mit ihr doch
in keinem allgemein angebbaren einfachen Zusammenhange steht. Selbst wenn man also die Apparate graduirt hätte, sodass man wüsste, welcher Differenz
zwischen den durch die ganzen Löthstellen gleichmässigen Temperaturen der beiden Säulenenden ein
Scalentheil Ablenkung des Galvanometers entspricht, so
könnte man doch nicht der Ablenkung die Temperaturerhöhung des Muskels proportional setzen, mit einem
Worte, man könnte diese Temperaturerhöhung nicht
ihrem absoluten Betrage nach messen.

Da nun aber die absolute Bestimmung der Temperaturerhöhung des Muskels zur Entscheidung vieler höchst
wichtiger Fragen unerlässlich ist, so habe ich gesucht,
dem thermoelektrischen Apparat eine Form zu geben,

bei der wenigstens principiell diese Messung möglich ist, wenn sie auch vielleicht an Empfindlichkeit hinter der Heidenhain'schen zurückstände.

Wenn man darauf ausgeht, es dahin zu bringen, dass die ganzen Löthstellen der einen Seite einer zu verwendenden Thermosäule sogleich vollständig die erhöhte Temperatur des Muskels annehmen, so müssen offenbar zwei Bedingungen vor allem erfüllt sein. Erstens muss die Masse resp. die Wärmecapacität des betreffenden Theils der Thermosäule verschwindend klein sein gegen die Wärmecapacität der angewandten Muskelmasse, denn sonst würde ja die Ausgleichung der Temperaturen zwischen diesem Theile der Thermosäule und dem Muskel letzterm schon einen in Betracht kommenden Theil seines Wärmeüberschusses entziehen und so eine sehr merklich unter der zu messenden liegende Temperatur factisch zur Messung kommen. Zweitens müssen die Löthstellen der Säule von der Muskelmasse rings umgeben sein, sodass ihnen nicht nur von einer Seite bei der Temperaturerhöhung die Wärme zugeleitet wird, denn sonst wird ja, wie wir vorhin sahen, überhaupt keine durch und durch gleichmässige Erwärmung der Löthstellen und damit keine überall gleiche elektromotorische Kraft zu Stande kommen. Ferner versteht es sich von selbst, dass die Form der Thermosäule so zu wählen ist, dass nur Wärmeleitung auf möglichst kurzer Strecke bis zur Löthstelle erforderlich ist.

Von diesen Gesichtspunkten ausgehend, habe ich Thermosäulen construiren lassen aus ganz schmalen und dünnen Streifchen von Eisen- und Neusilberblech. Die Enden auf der einen Seite sind papierdünn gefeilt und auf eine Strecke von kaum 0,5 mm zusammengelöthet. Dies Ende der Säule hat also selbst keine nennenswerthe Masse und kann einer Muskelmasse, in die es eingesenkt wird, keine irgend in Betracht kommende Wärmemenge entziehen, um die gleiche Temperatur anzunehmen, diese Wärmemenge wird um so kleiner sein, als die specifische Wärme der beiden Metalle jedenfalls

kleiner ist als die des Muskels. Das Ende der so construirten Thermosäule gleicht nun zwar einer kamm-
artig gezahnten Messerschneide und könnte allenfalls
in einen Muskel parallel dem Faserlauf ohne erhebliche
Verletzung eingestochen werden. Ganz ohne jede Verletzung von Fasern würde es aber doch nicht abgehen.
Ich habe deshalb zu meinen Versuchen stets ein Präparat gewählt, bei welchem man den Vortheil der Ein-
senkung in die Muskelmasse ohne die mindeste Verletzung irgendeiner Muskelfaser erreichen kann. Man
erhält dieses Präparat, welches schon S. 11 kurz beschrieben ist, indem man bei einem Frosche die Muskelgruppen an der innern Fläche des Oberschenkels auf
beiden Seiten präparirt und ein Stückchen von den
Unterschenkelknochen daran lässt. Die Oberschenkelknochen und sämmtliche übrige Muskeln werden entfernt. Fixirt man jetzt das Becken, so hängen die
beiden Muskelgruppen von demselben nebeneinander
herab und liegen mit ihren Innenseiten so dicht aneinander, dass sie eine zusammenhängende lückenlose
Masse darstellen. An die Stümpfe der Unterschenkelknochen kann man Fadenschlingen anbinden, welche
zur Verknüpfung mit Belastung oder Zeichenapparaten
dienen. Wenn der Frosch einigermaassen gross ist, so
braucht man nicht einmal die ganzen Muskelgruppen,
sondern die beiden Semimembranosi genügen, was natürlich wegen des ganz regelmässigen Baues dieser
Muskeln vorzuziehen ist. Zwischen die innern Flächen
der Muskelgruppen kann nun das dünne Säulenende eingeschoben werden. Damit die Säule bei den Zuckungen
der Muskelmasse kleine Bewegungen machen könne, ist
sie mit zwei seitlich nach unten herausragenden Kupfer-
drähten, welche ihre Pole bilden, in Quecksilbergefässen
aufgestellt.

Schon eine Säule dieser Art von sechs Elementen
gibt an einem Galvanometer mit astatischem Magnet-
system eine hinlängliche Empfindlichkeit, obwol sie
die des Heidenhain'schen Apparats nicht erreicht.

Uebrigens lassen sich recht gut zehn- und zwölfgliederige Thermosäulen herstellen, klein genug, um zu myothermischen Versuchen der beschriebenen Art zu dienen.

Der ganze Apparat lässt sich sehr leicht auf absolutes Maass der Temperatur graduiren, indem man ein einzelnes grösseres Thermoelement aus denselben Blechen anfertigt und die Ablenkung beobachtet, welche es bei bekanntem Widerstande und bekannter Temperaturdifferenz (die nicht klein zu sein braucht) an dem Galvanometer hervorbringt. Man kann daraus berechnen, welche Temperaturdifferenz zwischen den beiden Säulenenden einem Scalentheil Ablenkung entspricht, wenn man nur den Widerstand der ganzen Leitung beim wirklichen Versuche kennt.

DRITTES KAPITEL.

Wärmeentwickelung im Muskel durch mechanische Erschütterung.

Ehe wir uns mit den Gesetzen der Wärmeentwickelung bei der Muskelzusammenziehung, soweit sie mit Hülfe der beschriebenen Methoden erforscht sind, eingehend beschäftigen, wollen wir von einigen Versuchen Kenntniss nehmen, welche erst kürzlich Danilewsky mit dem zuletzt beschriebenen Apparat ausgeführt hat, wesentlich zu dem Zwecke, seine Brauchbarkeit zu absoluten Messungen zu prüfen, die aber doch auch an sich nicht ohne Interesse sind.

Die Versuche bestanden darin, dass die Temperaturerhöhung bestimmt wurde, welche ein Muskel erfährt, wenn er durch ein herabfallendes Gewicht gerissen und erschüttert wird. Diese Temperaturerhöhung multipli-

cirt mit der Wärmecapacität der Muskelmasse gibt die
bei der Erschütterung entwickelte Wärmemenge, und
wenn man dann noch die auf dieselbe verwandte mechanische Arbeit bestimmen kann, so muss zwischen dieser
und der erzeugten Wärme das bekannte Aequivalentverhältniss stattfinden, wenn alle in die Rechnung eingehenden Grössen genau gemessen sind, und umgekehrt
wird man behaupten können: wenn sich das mechanische
Aequivalent der Wärme annähernd ergibt, so sind die
in die Rechnung eingehenden Grössen wirklich genau
gemessen, insbesondere auch die Temperaturerhöhung
des erschütterten Muskels, denn die andern Grössen
lassen sich selbstverständlich sehr genau messen. Es
würde also offenbar ein Zeugniss für die Brauchbarkeit
unserer thermometrischen Methode sein, wenn sich auf
die in Rede stehende Art das mechanische Aequivalent
der Wärme annähernd fände.

Um die Methode erst an einem leblosen Object zu
prüfen, bei welchem man grössere Constanz der Eigenschaften erwarten darf, stellte Danilewsky zunächst
nach dem gedachten Plane Versuche an Kautschuk an,
und zwar in folgender Weise. Zwei genau gleiche, aus
dünnen Platten geschnittene Kautschukstreifen waren
am obern und untern Ende durch Blechzwingen verbunden, sodass sie gewissermaassen ein einziges elastisches Band bildeten, in dessen Inneres (zwischen die
beiden Streifen) das eine Ende der Thermosäule ein-
gehoben werden konnte. Dieses Doppelband wurde in
senkrechter Lage in einer Kammer, welche es vor Luft-
zug und Wärmestrahlung schützte, aufgehängt. An
das untere Ende desselben war ein Drähtchen befestigt,
das durch ein Loch im Boden der Kammer hindurch-
ging, und an einen leichten zweiarmigen Holzhebel angeknüpft war, dessen Achse unter dem Boden der Kammer
an einem ihrer Füsse befestigt war. Von der An-
knüpfungsstelle hing von dem Hebel ein Gewicht herab,
das also mit seinem ganzen Betrage das Doppelband
spannte und dehnte. Drückt man nun den hintern Arm

des Hebels mit dem Finger nieder, so hebt man das
Gewicht in die Höhe und entspannt den Kautschukstreifen. Wenn nun in zum voraus gemessener Höhe
unter diesem hintern Hebelarm ein festes Widerlager
angebracht ist, so kann man durch einen Griff, ohne
hinzusehen, das Gewicht am andern Hebelarm bis zu
einer zum voraus bestimmten Höhe erheben, indem man
den hintern Arm eben bis auf das feste Widerlager
niederdrückt. Und wenn man jetzt den Finger von
dem' niedergedrückten Hebelarm abzieht, so fällt das
Gewicht aus der bestimmten Höhe herab und zerrt das
Kautschukband zunächst natürlich über die Gleichgewichtslage, welche es vorher eingenommen hatte,
hinaus. Es folgen dann einige Schwingungen um dieselbe auf und ab und schliesslich setzt es sich in seiner
alten Lage wieder mit den elastischen Kräften des
Kautschukbandes ins Gleichgewicht. Dabei aber wird
eben die Arbeit, welche die Schwere an dem fallenden
Gewichte geleistet hat, im Kautschukband durch Vermittelung der innern Reibung, welche die Schwingungen
verzögert, in Wärme verwandelt.

Die wirklich gebildete Wärme kann mit der zwischen
die beiden Kautschukstreifen eingeschobenen Thermosäule gemessen werden. Der ganze Vorgang des Hebens
und Wiederherabfallens des Gewichts mit dem Hebel
bis zum Wiedereintritt der Gleichgewichtslage dauert
nämlich nur eine im Vergleich zur Schwingungsdauer
der im Kreise der Thermosäule befindlichen Boussole kurze Zeit. Man sieht beim Versuche die Nadel
der Boussole sofort nach dem Falle des Gewichts
sich im Sinne einer Erwärmung des im Kautschuk ver-
senkten Säulenendes bewegen und einige Schwingungen
ausführen um eine neue Gleichgewichtslage, und zwar
hält sich diese neue Gleichgewichtslage einige Zeit
merklich constant, zum Beweise, dass die Temperaturerhöhung des Kautschuks einige Zeit so gut wie unverändert bleibt, was bei der geringen Wärmeleitungs-
fähigkeit des Kautschuks zu erwarten war. Allmählich

allerdings verliert sich die Temperaturerhöhung und die
mittlere Lage, um welche die Nadel ihre immer kleiner
werdenden Schwingungen ausführt, nähert sich wieder
der ursprünglichen Gleichgewichtslage. Der Abstand
zwischen dieser und der aus den ersten Schwingungen
zu entnehmenden Gleichgewichtslage gestattet, die Temperaturerhöhung des Kautschukbandes zu berechnen,
wenn die Boussole in der früher erwarteten Weise
graduirt war. Bei den Versuchen Danilewsky's ent-
sprach ein Scalentheil Ablenkung einer Temperaturerhöhung von etwa $0{,}00016°$. Unter der Voraussetzung,
dass die Erwärmung in der ganzen Kautschukmasse
gleichmässig stattfindet, welche Voraussetzung Danilewsky durch besondere Controlversuche bestätigt hat,
kann man auch die durch die Erschütterung im
Kautschuk erzeugte Wärmemenge berechnen, wenn man
noch die Wärmecapacität der angewandten Kautschukmasse kennt. Um sie ermitteln zu können, hat Danilewsky die specifische Wärme der angewandten Kaut-
schuksorte nach der Regnault'schen Mischungsmethode
besonders bestimmt und sie auf Wasser als Einheit be-
zogen in runder Zahl $= 0{,}5$ gefunden. Multiplicirt
man mit diesem Factor das Gewicht des Kautschuks
in Milligrammen und die aus der Ablenkung der Boussole berechnete Temperaturerhöhung in Centigraden, so
hat man die Anzahl von Mikrocalories, welche bei der
Erschütterung durch den Fall des Gewichts im Kaut-
schukbande entwickelt ist. Damit hat Danilewsky
verglichen die in Grammillimeter ausgedrückte Arbeit
des fallenden Gewichts, welche er gleichsetzte der
Höhe, bis zu welcher es vor dem Falle über seine ursprüngliche Gleichgewichtslage erhoben wurde, multiplicirt mit der Grösse des Gewichts selbst. Die Arbeitsgrösse durch die Wärmemenge dividirt, sollte nun das
bekannte Aequivalentverhältniss zwischen Wärme und
Arbeit, d. h. die Zahl 425 ergeben. Freilich ist von
vornherein zu erwarten, dass die Rechnung eine etwas
grössere Zahl liefert, da die Erschütterung durch den

Fall des Gewichts sich auch auf die andern Theile des Apparats erstreckt und mithin nicht der ganze Effect derselben ausschliesslich im Kautschuk Wärme erzeugt. Wenn indessen die Festigkeit der übrigen Theile des Apparats sehr gross und die Reibung an der Achse des Hebels klein ist, so wird der Effect in diesen andern Theilen nur gering und die im Kautschuk erzeugte Wärmemenge doch nahezu das volle Aequivalent der geleisteten mechanischen Arbeit sein. Sehen wir uns jetzt einige der von Danilewsky erhaltenen Zahlen an, die in der nachstehenden kleinen Tabelle verzeichnet sind. P ist das am Kautschukband angeknüpfte Gewicht in Grammen, h die Höhe, zu welcher es über die Gleichgewichtslage hinaufgehoben wurde. Die Grösse h ist in der Tabelle nicht einzeln verzeichnet, sondern nur das Product $P \times h$ oder die beim Fallen geleistete Arbeit in Grammillimetern. W ist die in Mikrocalories ausgedrückte im Kautschuk gebildete Wärmemenge, auf die oben angegebene Art berechnet. Endlich ist in der A überschriebenen Spalte das Verhältniss $\dfrac{P \times h}{W}$ angegeben.

P	$P \times h$	W	A
70	1519	3,40	447
90	1953	4,22	463
100	2172	4,42	491
100	3110	5,25	592

Wenn man die Zahlen der letzten Spalte betrachtet, so könnte man darin schon eine recht ermuthigende Beglaubigung für die Genauigkeit der angewandten Methode finden. Die berechneten Werthe von A, selbst der letzte, entfernen sich von dem bekannten Arbeitsäquivalent der Wärme nicht weiter, als man es erwarten

musste, wenn man bedenkt, dass es sich um einen
ersten Versuch handelt, das mechanische Wärmeäquivalent auf einem ganz neuen Wege zu bestimmen, der
grosse Schwierigkeiten bietet und auf dem zahlreiche
Fehlerquellen erst durch sehr sorgfältige Ausbildung
der Hülfsmittel ausgeschlossen werden können.

Die Uebereinstimmung der berechneten Werthe von A
mit der Zahl 425 würde sich unzweifelhaft noch viel
grösser herausgestellt haben, wenn nicht Danilewsky
bei der Berechnung der Arbeit einen kleinen, allerdings
principiellen Irrthum begangen hätte. Die Arbeit $P \times h$
beim Heben des Gewichts ist nämlich offenbar nicht
ganz von der fremden Kraft, d. h. der Muskelkraft
des Experimentators, geleistet. Ein Theil dieser Arbeit
ist vielmehr geleistet von den elastischen Kräften des
Kautschukbandes selbst bis zu seiner vollständigen Entspannung. Dieser Theil der Arbeit kann aber natürlich nicht zur Erwärmung des Kautschuks über seine
Anfangstemperatur hinaus beitragen und er müsste also
von der Grösse $P \times h$ abgezogen und blos der Rest
durch W dividirt werden. Leider gestatten die Original-
data Danilewsky's nicht, diese Correctur anzubringen.
Nach den im ersten Theile dieser Schrift entwickelten
Sätzen über die bei der Entspannung elastischer Stränge
von ihren elastischen Kräften geleisteten Arbeit wäre
der abzuziehende Betrag ungefähr gleich dem halben
Product aus dem Gewichte und der durch dasselbe
hervorgebrachten Dehnung des Stranges. Nun ist aber
eben die Dehnung, welche das Kautschukband unter
dem Einflusse der verschiedenen Belastungen erfahren
hat, nicht angegeben, sodass der zu machende Abzug
auch nicht annäherungsweise berechnet werden kann.
So viel aber sieht man aus dem ganzen Gange der Versuchsreihen, dass der von $P \times h$ zu machende Abzug
verhältnissmässig um so grösser sein wird, je grösser
das Gewicht P ist. Es scheint nämlich der Hebel in
den meisten Versuchen immer ziemlich gleichviel gehoben zu sein über die Lage hinaus, bei welcher das

Kautschukband gerade seine natürliche Länge erreichte
und entspannt war. Je grösser also das angehängte
Gewicht und mithin die ursprüngliche Dehnung des
Bandes war, einen um so grössern Bruchtheil von der
gesammten Arbeit des Hubes wurde durch seine elastischen Kräfte geleistet und der Hand des Experimentators erspart. Nun haben, wie man aus obiger
Tabelle ersieht, gerade die Versuche Danilewsky's
den wahren Werth um so mehr übertreffende Werthe
von A geliefert, je grösser die angehängten Lasten
waren. Da aber, wie wir sahen, der corrective Abzug
von $P \times h$ gleichfalls einen um so grössern Bruchtheil
von $P \times h$ ausmacht, je grösser P ist, so würde offenbar die Correction, wenn sie ausführbar wäre, die aus
den verschiedenen Versuchen berechneten Werthe von A
viel näher aneinander und an den wahren Werth 425
bringen.

Es ist zu erwarten, dass der hier zum ersten mal be-
tretene Weg zur Bestimmung des mechanischen Wärmeäquivalents, gehörig ausgebildet, zu ebenso exacten
Resultaten führen kann, wie die bekannten, bisher von
verschiedenen Physikern angewandten Methoden.

Genau nach dem gleichen Plan sind die Versuche
Danilewsky's an lebenden Froschmuskeln angestellt.
Es tritt hier eben einfach an die Stelle des Doppel-
bandes aus Kautschuk das S. 166 beschriebene Muskelpräparat und die Vorderseite der Thermosäule wird
zwischen die beiden genau parallel nebeneinander herabhängenden Muskelmassen eingeschoben. Einer eingehenden Schilderung des Herganges dieser Versuche bedarf
es daher nicht. Dass der Muskel nicht in einer trockenen,
sondern in einer feuchten Kammer aufgehängt war, versteht sich von selbst. Die specifische Wärme der Muskelsubstanz wurde $= 0{,}8$ gesetzt, ein Werth, der, wenn
ich nicht irre, von Rosenthal begründet ist. Wir
können nun sogleich zur Discussion der numerischen
Resultate übergehen, von denen einige nachstehend tabellarisch verzeichnet sind. Die Ueberschriften der Spalten

haben genau dieselbe Bedeutung wie in der Tabelle,
welche die Resultate der Kautschukversuche gibt.

P	$P \times h$	W	A
30	1848	3,70	497
30	924	1,92	481
30	1848	3,59	515
30	924	2,07	446
30	1848	3,33	555
30	1850	3,81	485
60	1500	3,14	478
60	1500	3,03	495
60	1512	3,10	488

Es springt vor allem in die Augen, dass auch die
Versuche am Muskel vom Wahren gar nicht allzu weit
abweichende Werthe für das mechanische Wärmeäquivalent ergeben. Vergleichen wir sie mit den aus den
Kautschukversuchen berechneten Werthen, so fällt zweier-
lei auf. Erstens übertreffen die aus den Muskelversuchen gefolgerten Werthe die Zahl 425 im Durchschnitt
mehr, als die aus den Kautschukversuchen mit geringer
Belastung berechneten. Dies dürfte daher rühren, dass
die Muskeln doch nicht so dehnbar sind als das zu
jenen Versuchen angewandte Kautschukband. Bei den
Muskelversuchen sind daher wol die übrigen Theile
des Apparats verhältnissmässig mehr erschüttert worden, und ist mithin ein grösserer Bruchtheil der Arbeit
auf Wärmeentwickelung in diesen andern Theilen verwandt, wodurch der Divisor verkleinert und die Ver-
hältnisszahl vergrössert ist. Dass in der That ein
Kautschukband die Arbeit eines fallenden Gewichts
besser aufnimmt als ein Muskelpräparat, hat Danilewsky durch besondere Versuche erwiesen, auf deren
Ergebniss sich eine später zu beschreibende Methode

zur Lösung einer andern Frage gründet. Verknüpfte er nämlich ein Muskelpräparat durch ein Kautschuk-band statt durch einen unausdehnbaren Draht mit dem Gewicht und Hebel des Apparats und stellte den Fall-versuch wie sonst an, so wurde im Muskel gar keine Wärme entwickelt, weil nun das fallende Gewicht eben blos das Kautschukband, nicht aber den Muskel in elastische Schwingungen versetzte und erwärmte.

Zweitens fällt an den Muskelversuchen im Gegen-satze zu den Kautschukversuchen auf, dass die Zahlen für A nicht auffallend mit der Belastung wachsen. Auch dies findet seine einfache Erklärung in der Beschaffen-heit der Muskelsubstanz. Der oben (S. 172) erwähnte, leider nicht auswerthbare corrective Abzug, welcher vor der Berechnung des Verhältnisses von der beobachte-ten Grösse $P \times h$ zu machen ist, entspricht, genau ge-nommen, dem dreieckigen Flächenraum, welcher von dem betreffenden Stücke der Dehnungscurve der Ordi-natenachse und einer zur Abscissenachse parallelen Geraden begrenzt ist. Da nun aber die Dehnungscurve des ruhenden Muskels (s. Fig. 7 S. 21) stark concav gegen die Abscissenachse verläuft, so wächst jenes Flächenstück beim Muskel nicht einmal proportional der Belastung, während es bei der dem Kautschuk eigen-thümlichen Gestalt der Dehnungscurve noch rascher als die Belastung wächst. Der corrective Abzug ist also für die Muskelversuche nicht verhältnissmässig so viel grösser bei grosser als bei kleiner Belastung, und die Werthe von A können demnach für verschiedene Belastung mehr gleichmässig ausfallen.

Bei den Muskelversuchen Danilewsky's trat öfters eine sehr anomale Erscheinung auf, die nicht ver-schwiegen werden darf. Der erste an einem Muskel-präparat ausgeführte Erschütterungsversuch gab näm-lich oft eine unerwartet grosse Erwärmung der Thermo-säule, die, als Erwärmung des Muskels in Rechnung gebracht, einen viel zu kleinen Werth für das mecha-nische Aequivalent der Wärme lieferte. Die weitern

an demselben Präparat angestellten Versuche gaben dann
aber stets vom ersten weit abliegende, unter sich gut
übereinstimmende Werthe für das Wärmeäquivalent,
welche, wie die bereits angeführten, sowol aus den
Kautschuk - als aus den Muskelversuchen berechneten,
die Zahl 425 mehr oder weniger übertreffen, was ja
auch aus den angeführten Gründen zu erwarten ist.
Die ausserordentlich grosse, öfters beim ersten Versuche
beobachtete Erwärmung bezeichnet daher Danilewsky
mit Recht als eine „paradoxe". Er ist nicht abgeneigt,
in dieser paradoxen Erwärmung die Wirkung der Auslösung eines chemischen Processes bei der ersten Erschütterung zu sehen. Ich möchte diese Erscheinung
lieber auf Grund einer andern Vermuthung zu erklären
versuchen. Bei Berechnung des mechanischen Wärmeäquivalents aus den Ergebnissen der beschriebenen Versuche wurde, wie oben ausgeführt ist, die erzeugte
Wärmemenge gleich gesetzt dem Product aus der be-
obachteten Temperaturerhöhung der Thermosäule, der
Masse der angewandten Muskelsubstanz und der speci-
fischen Wärme derselben. Dabei ist also vorausgesetzt,
dass in allen Theilen der dem Versuche unterworfenen
Muskelmasse eine gleiche Temperaturerhöhung statthat,
oder mit andern Worten, dass die Zerrung und Erschütterung sich auf sämmtliche Fasern des Muskels
gleichmässig vertheilt. Sowie diese Voraussetzung nicht
erfüllt ist, kann das in Rede stehende Product dreier
Factoren die gebildete Wärmemenge nicht richtig darstellen. Nun könnte es ja recht wohl sein, dass vermöge der besondern anatomischen Beschaffenheit eines
Präparats einzelne Bündel der Muskelmasse bei der
ersten Belastung mehr als andere gespannt wären, diese
würden dann beim ersten Versuche auch mehr als andere erschüttert werden und ihre Temperatur würde
also mehr erhöht, weil eben in ihnen ein grösserer
Theil der ganzen Wärme frei würde, als dem Verhältniss ihrer Masse zur gesammten Masse entspricht. Es
könnte sich nun recht wohl treffen, dass gerade die an

der Thermosäule unmittelbar anliegenden Muskelbündel
stärker gespannt wären. Dann würde eine solche paradoxe Erwärmung begreiflich sein. Ebenso begreiflich
aber wäre es, dass sie sich auf die erste Erschütterung
beschränkte, denn die stärker gespannten Fasern werden bei ihr eine bleibende Reckung erleiden, sodass
sich bei den folgenden Versuchen die Spannung zwischen
ihnen und den andern Bündeln ausgleicht. Mag nun
die Ursache der paradoxen Erwärmung beim ersten
Versuche sein welche sie wolle, keinesfalls kann sie
das Vertrauen in die normalen Versuche erschüttern,
um so weniger als sie keineswegs regelmässig beobachtet
ist, was, beiläufig bemerkt, wie mir scheint, der soeben
versuchten Erklärung sehr günstig ist.

Die mitgetheilten Versuche Danilewsky's dürften
über das Interesse hinaus, was sie als Controlversuche
für die Methode haben, noch ein Interesse für sich be-
anspruchen, indem es die ersten Versuche sind, durch
die an einem lebenden Medium das mechanische Aequivalent der Wärme bestimmt worden ist.

VIERTES KAPITEL.

Wärmeentwickelung bei der Zuckung des Muskels.

Nachdem wir vorstehend die Methoden der myothermischen Untersuchung kennen gelernt und geprüft
haben, wenden wir uns zur Darstellung der damit bis
jetzt gefundenen Lehrsätze über die Wärmeentwickelung bei der Muskelthätigkeit. Wir wollen zunächst
die fundamentale Frage erörtern, von welchen Umständen beim einfachsten Muskelact, der maximalen
Zuckung, der Gesammtbetrag des chemischen Processes

abhängig ist. Dieser Gesammtbetrag des chemischen Processes, oder genauer gesprochen, der Arbeit chemischer Verwandtschaftskräfte findet, wie an verschiedenen Stellen auseinandergesetzt ist, in der Wärmeentwickelung sein genaues Maass, wofern durch die Umstände, unter denen die Zuckung abläuft, dafür gesorgt ist, dass neben der Wärmeentwickelung keine andere bleibende Wirkung ausgeübt wird, dass namentlich alle mechanischen Leistungen wieder rückgängig werden. Setzen wir dies ein für allemal voraus, so stellt sich die uns beschäftigende Frage einfach so: Wovon hängt die bei einer maximalen Zuckung gebildete Wärmemenge ab?

Erwägt man die gestellte Frage auf Grund der ältern Vorstellungen von dem Vorgange der maximalen Zuckung, so drängt sich die Vermuthung auf, dass für einen bestimmten individuellen Muskel, solange sein Zustand als unverändert betrachtet werden kann, die bei einer maximalen Zuckung entwickelte Wärmemenge eine constante Grösse sein müsse, die von den äussern Umständen, unter welchen die Zuckung erfolgt, vollkommen unabhängig sein müsste. In der That ist die maximale Zuckung ein so bestimmt umschriebener, mit maschinenmässiger Regelmässigkeit sich wiederholender Act, dass man eben vermuthen muss, es verlaufe bei jeder maximalen Zuckung immer derselbe innere Process, unter welchen äussern Umständen dieselbe auch erfolgen mag. Man wird sich, wenn ein Bild erlaubt ist, die Sache etwa so vorzustellen geneigt sein, dass für jeden maximal wirkenden Reiz ein bestimmtes Maass zersetzbaren Stoffes gleichsam wie eine Patrone in einem Revolvergeschütz bereit liegt, die durch den Reiz zum Explodiren gebracht wird. Man sollte meinen, dass, wofern der Reiz einmal maximal wirkt, nicht mehr und nicht weniger als dieses bestimmte Quantum von Material abbrennt. Die äussern Umstände, Anfangsspannung, Widerstände, mit dem Muskel verknüpfte träge Massen u. dgl., so sollte man meinen, könnten

nur darauf einwirken, inwieweit die Arbeit der chemischen Kräfte zu mechanischen Leistungen und inwieweit
sie zu unmittelbarer Wärmebildung verwandt würde, sodass, wenn eben die mechanischen Leistungen schliesslich wieder rückgängig gemacht werden, immer derselbe
Betrag von Wärme bei der maximalen Zuckung entwickelt werden müsste. So hat sich gewiss jeder, der
überhaupt darüber nachgedacht hat, die Sache vor-
gestellt bis zum Erscheinen der bahnbrechenden myothermischen Untersuchungen von Heidenhain, welche
die aufgeworfene Frage experimentell beantwortet haben.

Indem Heidenhain nach seiner oben beschriebenen
Methode die Wärmeentwickelung bei maximalen Zuckungen
untersuchte, fand er, dass dieselbe keineswegs eine ein
für allemal constante Grösse ist, dass dieselbe vielmehr
auch, solange man den Zustand des Muskels als wesentlich unverändert betrachten darf, abhängig ist von den
äussern Umständen, unter welchen die Zuckung verläuft. Ich glaube in dieser Thatsache nicht nur eine
der unerwartetsten und überraschendsten, sondern auch
eine der bedeutsamsten physiologischen Entdeckungen
der Neuzeit sehen zu müssen, da sie ein ganz neues
Licht auf die innere Natur der Muskelfaser wirft.

Vergleichen wir zunächst verschiedene Zuckungen
desselben Muskels, bei welchen er sich unter constanter
Spannung zusammenzieht und wieder ausdehnt, so sehen
wir eine um so grössere Wärmemenge entstehen, je
grösser diese constante Spannung ist. Um von den
quantitativen Verhältnissen eine Anschauung zu erhalten,
sehen wir uns die Zahlenresultate einer Versuchsreihe
von Heidenhain an. Der Muskel (Gastrocnemius vom
Frosche) war verknüpft mit einem metallenen Myographion, dessen Zeichenspitze die Verkürzungen in
zweifacher Grösse anzeichnete. Die Erhebungshöhen
dieser Zeichenspitze sind in der vierten Spalte der
nachstehenden Tabelle gegeben, und zwar gehören zu
jedem Versuche, da er aus drei rasch aufeinander folgenden Zuckungen besteht, drei Zahlen. Die Summe der

Hälften dieser drei Zahlen gibt also die Summe der
Erhebungshöhen des Gewichts, welches am äquilibrirten
Myographionhebel gerade unter der Anknüpfung des
Muskels hing, also mit seiner ganzen Schwere den
Muskel spannte. Diese Summe ist in der fünften Spalte
der Tabelle verzeichnet. Multiplicirt man sie mit dem
in der dritten Spalte angegebenen Gewicht, so hat man
die von den drei Zuckungen zusammen geleistete Arbeit
(sechste Spalte der Tabelle), die aber keinen bleibenden
äussern Effect hervorbringt, sondern beim Wiederherabfallen des Gewichts zur Wärmeentwickelung mit beiträgt. Von dieser Wärmeentwickelung gibt die siebente
Spalte der Tabelle eine Vorstellung. Sie enthält in
Scalentheilen die Ablenkung der Boussole, welche sich
im Kreise der an den Muskel angelehnten Thermosäule
befand. Man wird annehmen dürfen, dass die Zahlen
wenigstens annähernd der Temperaturerhöhung des Muskels und mithin der erzeugten Wärme proportional sind.

Nro.	Zeit.	Belastung in Grammen.	Doppelte Hubhöhen.	Summe der einfachen Hubhöhen.	Summe der Arbeit in Grammen.	Temperaturerhöhung in Scalenth.
1	$10^h 4'$	10	7,0—7,1—7,2	10,6	106	8,5
2	6'	30	6,9—6,9—7,0	10,4	312	11,5
3	8'	90	5,1—5,8—6,0	8,45	760,5	18,0
4	10'	60	6,1—6,5—6,5	9,55	573	11,5
5	12'	30	7,2—7,0—7,0	10,6	318	9,5
6	14'	10	7,2—7,2—7,1	10,75	107,5	7,0

Diese Tabelle, der wir noch zahlreiche, wesentlich
damit übereinstimmende folgen lassen könnten, liefert
den anschaulichen Beweis des soeben ausgesprochenen
Satzes, und zwar handelt es sich um eine sehr bedeutende Steigerung der Wärmeentwickelung und mithin
des chemischen Processes mit steigender Spannung des
Muskels. Sahen wir doch, dass im dritten Versuche
bei 90 gr Spannung drei Zuckungen über das doppelte

Wärmequantum geliefert haben, als bei nur 10 gr Spannung im ersten und sechsten Versuche der Reihe. Vollkommen constant wird freilich in Heidenhain's Versuchen die Spannung nicht während des ganzen Zuckungsverlaufs gewesen sein, da er sich eines Metallrähmchens als Myographionhebel bedient hat. Doch dürfte, da die äquilibrirten Massen nicht bedeutend waren, nur eine geringfügige Schleuderung über die Gleichgewichtslage hinaus stattgefunden haben. Versuche mit leichten Schilfhebeln, wo die Schleuderung fast vollständig vermieden wird, geben übrigens ganz gleiche Resultate. Man sieht ferner in der Tabelle die Arbeitswerthe mit wachsender Spannung viel rascher wachsen als die Ablenkungen der Boussole, sodass der Quotient der Ablenkung, dividirt durch die Arbeit, um so kleiner ist, je grösser die Spannung. Bei 90 gr Spannung z. B. ist er 0,02, bei 10 gr dagegen 0,08. Wir werden auf diesen Umstand noch mehrfach zurückzukommen Gelegenheit haben.

Die angeführte Versuchsreihe lässt aber noch eine andere sehr merkwürdige Thatsache sehen. Vergleicht man nämlich je zwei Versuche, bei denen die Spannung gleich ist, so findet man im spätern eine merklich kleinere Wärmemenge als im frühern. So gibt Versuch 6 die Erwärmung von 7, der entsprechende Versuch 1 die Erwärmung von 8,5 Scalentheilchen. Der durch vorhergegangene Arbeit ermüdete Muskel entwickelt also unter sonst gleichen Umständen weniger Wärme als der nicht ermüdete, oder im ermüdeten Muskel findet ein geringerer Betrag chemischer Umsetzung statt. Merkwürdigerweise ist ein ähnlicher Ausfall an mechanischer Arbeitsleistung bei der Ermüdung nicht zu bemerken. In der vorliegenden Versuchsreihe ist sogar der spätere Versuch bezüglich der mechanischen Leistung über den frühern im Uebergewicht, was im Anfange einer Reihe von Zuckungen bekanntlich sehr häufig vorkommt. Bei längern Versuchsreihen nimmt natürlich auch die Arbeitsleistung

ab, aber stets nimmt die Wärmeentwickelung durch
die Ermüdung noch viel mehr ab. Hieraus lässt sich
schon, ohne dass man die absoluten Werthe der gebildeten Wärme kennt, der Schluss ziehen, dass im
ermüdeten Muskel ein grösserer Theil der Arbeit chemischer Anziehungskräfte zu mechanischer Leistung
verwendet werden kann als im unermüdeten. Wenn
also der Muskel in einigermaassen vorgeschrittenen
Stadien der Ermüdung zu den höchsten Leistungen
nicht mehr fähig ist, so arbeitet er doch gewissermaassen sparsamer, d. h. er verrichtet eine gewisse
Leistung auf Kosten eines geringern Betrags von Brennmaterial. Die Zweckmässigkeit dieser Einrichtung der
Muskelfaser leuchtet ohne weiteres ein.

Die Zunahme der Wärme mit steigender Spannung
geht nicht ins Unbegrenzte. Dies versteht sich insofern
schon von selbst, als Belastung über ein gewisses Maass
hinaus das Gefüge der Muskelfaser verändern muss,
sodass man auch eine Beeinträchtigung der wärmebildenden Processe zu erwarten hat. In den Versuchsreihen Heidenhain's zeigt sich aber öfters, auch schon
ehe eine innere Störung des Muskelgefüges eingetreten
zu sein scheint, bei den höchsten Belastungen wieder
eine geringere Wärmeentwickelung als bei den kleinern.
Als Beispiel mag die folgende von Heidenhain veröffentlichte Versuchsreihe dienen. Die Angabe der Zeit
und der einzelnen Hubhöhen sowie ihrer Summen sind
der Kürze wegen fortgelassen.

Gewicht in Grammen.	Arbeit von drei Zuckungen in Grammen.	Temperaturerhöhung in Scaleuth.
10	179,5	11,0
40	430	12,0
70	630	13,5
100	760	11,5
70	542,5	12,0
40	410	11,5
10	167	9,0

Hier ist bei 100 gr Spannung nur eine 11,5 Scalentheilen Ablenkung entsprechende Wärmemenge entstanden, während der Versuch vorher mit nur 70 gr Spannung eine grössere Ablenkung von 13,5 Scalentheilen hervorgebracht hat. Dass es sich nicht um eine tiefgreifende Verletzung des Muskels durch die Last von 100 gr handelt, geht daraus hervor, dass nachher der Versuch mit 70 gr Spannung auch wieder eine grössere Ablenkung von 12 Scalentheilen hervorgebracht hat.

Durch ähnliche Versuche, deren Anordnung im einzelnen sich durch leicht zu übersehende Modificationen der soeben beschriebenen Versuchsanordnungen ergibt, hat dann Heidenhain noch folgende bemerkenswerthe Sätze über die gesammte Wärmeentwickelung bei einer Muskelreizung erwiesen.

1. Wenn man den Muskel durch Fixirung seines Anknüpfungspunktes an der Verkürzung verhindert, so entwickelt sich bei der Reizung mehr Wärme, als wenn man ihm bei gleicher Anfangsspannung sich wie in einem Versuche der ersten Reihe unter constanter Spannung zu contrahiren gestattet.

2. Bei verhinderter Verkürzung entwickelt sich um so mehr Wärme, je grösser die Anfangsspannung ist.

3. Lässt man den Muskel sich von gleicher Anfangsspannung im Ruhezustande aus contrahiren und bleibt das eine mal die Spannung während der Zusammenziehung constant, wird aber das andere mal während derselben grösser, so wird im letztern Falle mehr Wärme entwickelt als im erstern. Diese Vergrösserung der Spannung während der Zusammenziehung hat Heidenhain in seinen Versuchen durch sogenannte Ueberlastungen bewerkstelligt, d. h. er belastet den Muskel mit einem gewissen Gewicht, stützt den Myographionhebel auf eine feste Unterlage und legt dann der Belastung ein weiteres Gewicht zu, welches dem ruhenden Muskel nun noch nicht zur Last fällt, sondern erst dann, wenn der sich contrahirende Muskel

den Hebel von der festen Unterlage abgehoben hat. Eine
Steigerung der Spannung während der Zusammenziehung
kann man aber auch bewerkstelligen dadurch, dass man
mit dem Myographionhebel grosse äquilibrirte träge
Massen verknüpft, wie dies S. 120 fg. erörtert worden ist.
Auch wenn auf diese Art die Steigerung der Spannung
während der Zusammenziehung über ihren Anfangswerth
hinaus bewirkt ist, wird mehr Wärme frei, als wenn der
Anfangswerth der Spannung während der ganzen Zuckung
constant erhalten wird. Es bedarf kaum der Erwäh-
nung, dass auch bei Versuchen mit wachsender Spannung
der Werth der Anfangsspannung nicht gleichgültig ist,
vielmehr ist die Wärmemenge auch hier um so grösser,
je grösser die Anfangsspannung ist.

Die sämmtlichen vorstehend aufgeführten Sätze lassen
sich kurz zusammenfassen in den einen: Je grösser
die Widerstände sind, welche sich der Zusammenziehung des Muskels entgegenstellen,
und je grösser deshalb die Spannung desselben, sei es von Anfang an, sei es erst im
Verlaufe der Zuckung, ist, desto mehr Wärme
wird in ihm entwickelt. Jedoch gilt das Wachsen
der Wärmeentwickelung mit der Spannung nur bis zu
einer gewissen Grenze. Selbstverständlich ist gleicher
Reiz und gleicher Erregbarkeitszustand vorauszusetzen.
Da bei allen Versuchen, welche zum Beweise dieses
Satzes dienten, die Wärme der einzige bleibende Effect
des Stoffumsatzes war, kann unser Satz auch dahin
formulirt werden, dass bei einer Reizung des
Muskels um so mehr Stoffumsatz stattfindet,
je mehr Widerstände sich der Verkürzung entgegenstellen.

Es ist nicht zu verkennen, dass wir in diesem Verhalten der Muskelsubstanz eine Einrichtung von wahr-
haft staunenswerther Zweckmässigkeit vor Augen haben.
In der That, wir haben in einem andern Abschnitte
gesehen (s. S. 112), dass die mechanische Leistung des
Muskels bei einer Zuckung je nach Verschiedenheit der

äussern Umstände ungeheuer verschieden sein kann.
Lässt man den Muskel sich unter einer von Null nicht
merklich verschiedenen constanten Spannung contrahiren, so ist die Arbeit merklich gleich Null. Lässt
man ihn dagegen zucken bei grosser Gegenkraft und
verknüpft etwa noch äquilibrirte Massen damit, so erhalten wir eine bedeutende Leistung. Soll nun ein
Muskel dieser bedeutenden Leistung einmal fähig sein,
so muss bei einer Zuckung ein Stoffumsatz in ihm stattfinden können, welcher dieser mechanischen Leistung
mindestens äquivalent ist. Ja, das blosse Aequivalent
würde nicht einmal genügen. Wo nämlich durch Arbeit chemischer Kräfte mechanische Leistungen hervorgebracht werden, kann, wie wir sahen, nie diese ganze Arbeit mechanisch wirksam werden; vielmehr bewirkt immer
ein grosser Theil derselben direct ungeordnete Molekularbewegungen oder, wie man sich ausdrückt, geht
immer ein Theil derselben direct in Wärme über, die
nicht in mechanische Arbeit verwandelt werden kann.
Das Quantum von Brennmaterial, welches bei einer
angestrengten Zuckung im Muskel zersetzt wird, müsste
also so gross sein, dass seine Verbrennungswärme das
thermische Aequivalent der mechanischen Leistung noch
bedeutend übertrifft. Um wie viel, das lässt sich allerdings von vornherein nicht angeben. Wäre nun der
Betrag des Stoffumsatzes bei einer Zuckung lediglich
vom Reize abhängig, so müsste dieser selbe grosse
Betrag von Brennmaterial auch bei einer ganz leichten
Zuckung ohne Widerstand aufgewendet werden, bei der
das Princip der Erhaltung der Energie an sich zur
Bewirkung der kleinen mechanischen Leistung einen
so grossen Aufwand nicht erfordert. Wäre also die
Muskelsubstanz so beschaffen, wie man es sich früher
dachte, so würde nicht nur eine grosse Verschwendung
von Brennmaterial bei leichten Zusammenziehungen
stattfinden, sondern es würde dabei auch eine ganz
überflüssige Erhitzung der Muskeln stattfinden, denn
es würde ja alsdann bei solchen Zusammenziehungen

gegen kleinen Widerstand, selbst wenn die kleine mechanische Leistung nicht rückgängig wird und also eine
ihr äquivalente Wärmemenge wirklich in Ausfall kommt,
doch noch sehr viel Wärme als solche entwickelt
werden.

Man sieht aus der vorstehenden Betrachtung, wie
ausserordentlich zweckmässig die von Heidenhain ent-
deckte Beschaffenheit der Muskelfasern ist, vermöge
deren sie eben, obgleich durch denselben Reizanstoss
erregt, dennoch den Aufwand von Brennmaterial den
zu überwindenden Widerständen anpasst. Es gleicht
hierin die Muskelfaser den neuern sinnreich construirten
Gasmotoren, die nicht nothwendig bei jeder Umdrehung
ein bestimmtes Gasquantum zur Explosion schöpfen,
sondern nur dann, wenn die Umdrehungsgeschwindig-
keit durch Widerstände unter ein gewisses Maass verzögert ist. Sie schöpfen und verbrennen also mehr
Gas, wenn die zu überwindenden Widerstände gross,
als wenn sie klein sind.

Bisher haben wir den Reiz constant und so gross
vorausgesetzt, dass eine maximale Zuckung ausgelöst
wird, und es zeigte sich wider Erwarten, dass die
Wärmeentwickelung von den Spannungen abhängig ist,
welche beim Verlaufe der Zuckung statthaben. Wir
wollen nun die Frage aufwerfen: In welcher Weise ist
der chemische Process im Muskel, gemessen durch die
entwickelte Wärmemenge, abhängig von der Stärke des
Reizanstosses? Dass eine solche Abhängigkeit bestehen
wird, ist von vornherein kaum zu bezweifeln, und es
ist dieselbe auch experimentell festgestellt durch eine
in Heidenhain's Laboratorium mit den Methoden
dieses Forschers ausgeführte Untersuchung von Nawalichin.* Diese Untersuchung bietet ausserordentliche
Schwierigkeiten. Einerseits ist, wie wir schon S. 104
sahen, dasjenige Intervall der Reizscala, welches unter-

---

* Archiv für Physiologie, XIV, 293.

maximale Zuckungen auslöst, ausserordentlich klein, und es ist deshalb nicht leicht, solche untermaximale Zuckungen von verschiedener Grösse mit Sicherheit hervorzubringen. Andererseits aber hat man bei kleinen untermaximalen Zuckungen eine so geringfügige Wärmeentwickelung zu erwarten, dass ihre Beobachtung und noch mehr ihre Messung ganz ausserordentlich feine Hülfsmittel erfordert. Die fragliche Untersuchung konnte daher erst viel später ausgeführt werden als die über den Einfluss der Spannung bei Maximalzuckungen.

Aus den Versuchen Nawalichin's geht nun vor allem, wie zu erwarten war, unzweideutig hervor, dass unter übrigens gleichen Umständen mit wachsender Reizstärke auch die entwickelte Wärmemenge wächst, jedoch nur solange auch die Zusammenziehung mit der Reizstärke wächst, d. h. solange es sich um untermaximale Zuckungen handelt. Ist die Reizstärke erreicht, welche eine maximale Zuckung auslöst, so bedingt ein weiteres Wachsen derselben ebenso wenig ein Steigen der Wärmeentwickelung wie der Verkürzungsgrösse. Dieses Ergebniss hat durchaus nichts Auffallendes, denn die maximale Zuckung scheint der Ausdruck eines innern Vorganges, welcher zwar, wie wir gesehen haben, von den äussern Umständen beeinflusst wird, der aber unter gleichen äussern Umständen von der Reizstärke, sofern sie überall ausreichend ist, durchaus nicht abhängt. Darauf lässt die maschinenmässige Genauigkeit schliessen, mit welcher sich unter gleichen äussern Umständen der ganze Verlauf der maximalen Zuckung wiederholt, mag sie durch einen eben ausreichenden oder durch einen übermässig grossen Reiz ausgelöst sein.

Um das eben Gesagte, sowie noch eine andere, von Nawalichin an seine Versuche geknüpfte Betrachtung zu begründen, wollen wir uns die Zahlenergebnisse einer seiner Versuchsreihen vor Augen stellen. Als Reize dienten in derselben nicht Inductionsschläge, sondern flüchtige Stromstösse von immer gleicher Dauer durch

Schliessen und rasch darauf folgendes Wiederöffnen
einer constanten Kette, in deren Kreis der Nerv des
zu reizenden Muskels aufgenommen war. Zur Abstufung
der Stärke des den Nerven durchfliessenden Strom-
antheils und damit der Reizstärke diente die Veränderung des Widerstandes in einer Leitung, welche neben
dem Nerven die Pole der Kette verband. Offenbar ist
bei dieser zu physiologischen Versuchen sehr häufig gebrauchten Stromverzweigung der Stromzweig im Nerven
um so stärker, je grösser der Widerstand in dem andern Zweige der Leitung in der sogenannten Nebenschliessung ist, und wenn gewisse, hier nicht näher zu
erörternde Bedingungen erfüllt sind, ist der Widerstand
in der Nebenschliessung ein genau proportionales Maass
für den im Nerven fliessenden Stromzweig. Ist die
Nebenschliessung durch einen feinen gleichmässigen Draht
gebildet, so ist sein Widerstand der Länge desselben
proportional, und mithin ist diese Länge des neben-
schliessenden Drahts das Maass für die Stromstärke im
Nerven. In der ersten, R überschriebenen Spalte der
nachstehenden Tabelle ist der Werth dieser Länge in
Millimetern angegeben und die Zahlen dieser Spalte
sind also den Strom- oder Reizstärken in den einzelnen
Versuchen proportional. Die folgende, W überschrie-
bene Spalte gibt die Ausschläge der Boussole im Kreise
der an den Muskel angelegten Thermosäule, also das
Maass für die bei der Zuckung erfolgte Temperaturerhöhung. Unter H ist die Höhe des Myogramms in
Millimetern verzeichnet, welches der doppelten Verkürzung des Muskels gleich ist. In der vierten Spalte
ist das Verhältniss der Boussolenablenkung zur Hubhöhe $\dfrac{W}{H}$ angegeben.

	Spannung 70 gr.		
R	W	H	$\frac{W}{H}$
2200	?	0,8	—
2300	?	1,2	—
2450	4	2,2	1,81
2600	5,5	3,4	1,61
2750	11,5	4,4	2,61
2900	16	5,0	3,20
3050	18,5	5,2	3,55
3200	15	5,2	2,88
3350	14,5	5,2	2,78
3650	12,5	5,2	2,40

Der erste Blick auf diese Tabelle zeigt, dass mit wachsendem R, d. h. mit wachsender Reizstärke, die Zuckungshöhe wächst, jedoch nur bis zur Grenze 5,2 mm, die bei der Reizstärke 3050 erreicht ist. 5,2 mm (oder eigentlich die Hälfte davon) ist also die Höhe der maximalen Zuckung des betreffenden Muskels, die bei den grössern Reizwerthen 3200 u. s. w. nicht mehr überschritten wird. Ebenso wächst mit R aber auch die Grösse W, d. h. die im Muskel erzeugte Wärme; bei den ersten zwei ganz minimen Zuckungen war sie so klein, dass die durch sie hervorgebrachte Ablenkung des Magnets nicht genau messbar war, dann wächst sie und es erreicht die Boussolenablenkung wie die Zuckungshöhe bei der Reizstärke 3050 das Maximum mit 18,5 Scalentheilen. Bei den noch grössern Werthen von R nimmt, wie man sieht, die Wärmeentwickelung wieder ab. Diese Abnahme ist indessen sicher nicht etwa durch die Zunahme der Reizstärke bedingt, sondern durch die unvermeidliche Zustandsänderung des Muskels von Versuch zu Versuch. Wir haben hier eben offenbar nur ein neues Beispiel für den weiter oben schon erwiesenen Satz Heidenhain's

vor uns, dass mit fortschreitender Ermüdung die bei
einer Maximalzuckung gebildete Wärmemenge schon
merklich kleiner wird, während die mechanische Leistung
noch unverändert bleibt, die hier z. B. in den vier
letzten Versuchen constant $= 2 \cdot 6^{mm} \times 70$ gr, d. h.
$= 182$ Grammillimeter war.

Sehen wir jetzt die Zahlen der Tabelle genauer an
auf den Gang des Wachsthums von Wärme und Arbeit
mit wachsendem Reize, so ergibt sich der bemerkenswerthe Satz, dass die Wärme rascher wächst als die
Zuckungshöhe oder Arbeit, welche letztere, da die Belastung in allen Versuchen gleich war, der Zuckungshöhe proportional ist. Am anschaulichsten zeigt sich
dies an den Zahlen der vierten Spalte, welche den
Quotienten der Ablenkung in Scalentheilen durch die
Höhe des Myogramms in Millimetern geben. Dieser
Quotient wächst von nahezu Null bis zu 3,55 im siebenten Versuche, in welchem die maximale Zuckung erreicht ist. Sein Zahlwerth ist für die beiden ersten Versuche nicht eingeschrieben, aber er ist eben nahezu
Null, da der Werth von W in diesen Versuchen unmessbar klein war. Eine kleine Abweichung bildet
allerdings der Uebergang vom dritten zum vierten Versuch. Diese ist aber gegenüber den vielen der Regel
entsprechenden Ergebnissen anderer Versuchsreihen un-
erheblich. Dem Quotienten $\dfrac{W}{H}$ kann man die Deutung
geben, dass er anzeigt, wie viel Wärme, in Scalentheilen
ausgedrückt, für jedes Millimeter der Myogrammhöhe,
also für 0,5 mm Hubhöhe der 70 gr schweren Last,
d. h. also für 35 Grammillimeter Arbeit bei verschieden
grossen Zuckungen entwickelt wird. Man kann also
sagen, bei kleinen (untermaximalen) Zuckungen wird
für jede geleistete Arbeitseinheit weniger Brennmaterial verbraucht als bei maximalen, oder in kleinern
Zuckungen arbeitet die Muskelfaser sparsamer als in
grössern.

Der soeben ausgesprochene Satz klingt einigermaassen
befremdlich, indem man daraus den Schluss ziehen
könnte, dass die Muskelfaser auf untermaximale Reize
zweckmässiger reagirte als auf maximale, obgleich doch
wol maximale Zuckungen resp. aus solchen summirte
tetanische Zusammenziehungen ihre eigentliche Normal-
function bilden. Jene allerdings paradoxe Schluss-
folgerung lässt sich indessen eben doch nur scheinbar
aus dem obigen Satze ziehen. Man muss nämlich beachten, dass in den Versuchen Nawalichin's immer nur
Zuckungen von verschiedener Höhe bei gleicher Belastung bezüglich ihres Wärmeeffects verglichen sind.
Es ist aber recht wohl denkbar, dass sich der nur
wenig gereizte Muskel gegen eine kleinere Belastung
ebenso verhält wie der stärker gereizte gegen eine
grössere, und dass wir also, wo das Verhältniss zwischen
Stoffumsatz und mechanischer Arbeit in Frage kommt,
mit kleinen Zuckungen bei gewisser Belastung grössere
Zuckungen auch bei grösserer Belastung zu vergleichen
hätten. Da würde sich denn vielleicht das Verhältniss
ganz anders gezeigt haben. Wir haben ja schon weiter
oben gesehen, dass wenigstens bei maximalen Zuckungen
nach den Versuchen Heidenhain's der Quotient der
Wärme, dividirt durch die Arbeit, mit wachsender
Spannung abnimmt, dass er z. B. in einer Versuchsreihe bei 90 gr Spannung viermal kleiner war als bei
10 gr. Hätte also Nawalichin in jener Versuchsreihe
bei der Maximalzuckung statt 70 gr die doppelte
Last angehängt, so wäre vielleicht das Verhältniss von
Wärme und Arbeit noch kleiner geworden als bei den
untermaximalen Zuckungen mit 70 gr Last. Freilich
wäre dieses Verhältniss nicht durch den Quotienten

$\dfrac{\text{Wärme}}{\text{Hubhöhe}}$, sondern durch den Quotienten

$$\dfrac{\text{Wärme}}{\text{Hubhöhe} \times \text{Last}}$$

darzustellen gewesen. In der Tabelle Nawalichin's ist

der Factor „Last" im Nenner, der die Arbeit misst,
mit Recht unbeachtet geblieben, da er in allen Versuchen derselbe war. Zu einer weitern Erörterung der
angeregten Frage liegt einstweilen kein Versuchs-
material vor. Es wird auch sehr schwierig zu beschaffen
sein, theils aus dem schon angeführten Grunde, dass
mit untermaximalen Zuckungen überhaupt schwer zu
experimentiren ist, theils weil man nicht leicht ein
Princip wird aufstellen können, nach welchem für die
verschieden grossen Zuckungen die Belastungen zu
wählen wären, sodass dieselben vergleichbar werden
bezüglich des Verhältnisses von Wärme und Arbeit.

FÜNFTES KAPITEL.

Wärmeentwickelung bei andauernder Zusammen-
ziehung des Muskels.

Wenn wir die Wärmeentwickelung bei andauernden
Zusammenziehungen der Muskelfaser betrachten wollen,
so ist vor allem hervorzuheben, dass vom Gesichtspunkte des Princips der Erhaltung der Kraft aus ein
Stoffumsatz, bei welchem chemische Anziehungskräfte
positive Arbeit leisten, während der constanten Dauer
der Zusammenziehung, mag die Spannung dabei sein
welche sie will, nicht als a priori nothwendig erscheint.
Während der Dauer der Zusammenziehung wird ja keine
Veränderung in der Umgebung des Muskels hervorgebracht, welche eine Erklärung durch positive Arbeit
innerer Kräfte erfordert. Es gibt nun wirklich eine
Art der Zusammenziehung des Muskels, bei welcher
während ihrer Dauer, die in diesem Falle eine un-

begrenzte ist, ganz entschieden kein Stoffumsatz und mithin keine Wärmeentwickelung stattfindet. Es ist dies die Zusammenziehung, welche der Muskel beim Uebergange in die sogenannte Wärmestarre ausführt. Erwärmt man nämlich einen Muskel auf eine gewisse Temperatur (für den Froschmuskel sind es etwa 45°), so zieht er sich auf weniger als die Hälfte seiner Länge, wie beim maximalen Tetanus, zusammen und dehnt sich nicht wieder aus. Er ist nun seiner Lebenseigenschaften beraubt, sodass jeder individuelle Muskel diese Art der Zusammenziehung nur ein einziges Mal ausführen kann. War der Muskel vor der Erwärmung mit einem Gewichte belastet, so hebt er dasselbe beim Entstehen der Wärmestarre um den Betrag seiner Zusammenziehung in die Höhe. Er leistet also mechanische Arbeit und es muss mithin unzweifelhaft beim Starrwerden ein chemischer Process im Muskel stattfinden, bei welchem chemische Kräfte positive Arbeit leisten. Wärme brauchte deshalb noch nicht nothwendig entwickelt zu werden, denn es wäre ja an sich denkbar, dass die positive Arbeit der chemischen Kräfte gerade nur so gross wäre als die negative Arbeit der Schwere des durch die Zusammenziehung gehobenen Gewichts, welche negative Arbeit hier nicht, wie bei allen im vorigen Abschnitte betrachteten Zuckungen, wieder rückgängig wird, da das Gewicht hier in der Höhe bleibt. Aus Gründen aber, die schon wiederholt angeführt sind, ist dies doch so gut wie unmöglich, und es ist von vornherein mit einer an Gewissheit grenzenden Wahrscheinlichkeit anzunehmen, dass die Arbeit chemischer Kräfte bei dem zur Wärmestarre führenden Processe bei weitem grösser ist als die negative Arbeit ⁾der Schwere, und dass daher neben mechanischer Leistung noch Wärme in dem durch Wärme getödteten Muskel erzeugt wird, dass mit andern Worten der Muskel sich bei diesem Vorgange noch etwas mehr erwärmt als durch die von aussen zugeführte Wärme. Dass dem wirklich so ist, habe ich vor längerer Zeit in Gemeinschaft mit Dybkowsky durch Versuche dargethan.

Ein Versuchsverfahren zu diesem Zwecke war folgendes. Eine beträchtliche Wassermasse wurde auf die zum Starrmachen der Muskelsubstanz erforderliche Temperatur gebracht und erhalten. Die hinlängliche Constanz der Temperatur wurde durch ein darin angebrachtes feines Thermometer fortwährend controlirt. Das Gefäss eines zweiten ebenso feinen und mit dem ersten genau verglichenen Thermometers war mit lebenden Muskelmassen umwickelt, welche vorläufig auf eine der Erstarrungstemperatur nahe Temperatur erwärmt waren. Nun wurde dieses umwickelte Thermometer gleichfalls in die Wassermasse eingesenkt und sein Steigen genau beobachtet. Es ist klar, dass ein Steigen desselben über die Temperatur des Wassers nur möglich ist, wenn in der Muskelmasse Wärme entwickelt wird. Ein solches Steigen trat nun in der That jedesmal ein. Waren Froschmuskelmassen um das Thermometer gewickelt, so stieg es bis zu $0{,}07°$ über die Temperatur des Wassers. Bei Kaninchenmuskeln erreichte die Differenz sogar einmal den Werth von $0{,}23°$. Selbstverständlich wurden jedesmal die aus dem Wasser herausgezogenen Muskeln starr gefunden.

Die verhältnissmässig bedeutende Steigerung der Muskeltemperatur über die Temperatur der Wassermasse zeigt, dass beim Wärmestarrwerden jedenfalls bedeutend mehr Wärme erzeugt wird als bei einer Zuckung, denn die bei einer solchen entstehende Temperaturerhöhung kann ja überhaupt nur durch die empfindlichsten thermoelektrischen Vorrichtungen sichtbar gemacht werden. Die beschriebenen Versuche geben aber noch keinen Aufschluss darüber, zu welcher Zeit die Wärme entwickelt wird. Um auch diese Frage zu beantworten, wurde noch ein anderes Versuchsverfahren angewendet. Die beiden Seiten einer Heidenhain'schen Thermosäule wurden mit Muskeln bedeckt, die eine mit einem todten, die andere mit einem lebenden. Das

Ganze wurde in ein mit Wasserdampf gesättigtes Luft-
bad versenkt. Am lebenden Muskel war ausserdem ein
Faden angeknüpft, der aus dem Luftbade heraus zu
einem Hebel führte, der sich drehen musste, wenn sich
der Muskel zusammenzog. Die Enden der Thermosäule
waren mit einer Boussole verknüpft, deren Bewegungen
fortwährend beobachtet wurden. Wenn nun die Temperatur des Luftbades allmählich gesteigert wurde, so zeigten
sich allerdings stets mehr oder weniger unregelmässige
Schwankungen der Boussole, welche zeigten, dass die
beiden Seitenflächen sich nicht ganz gleichmässig er-
wärmten. Von diesen unregelmässigen Schwankungen hob
sich aber immer ganz unzweideutig ein starker Schwung
ab im Sinne einer Erwärmung des noch lebenden
Muskels, welcher in dem Augenblicke erfolgte, in welchem
der Ausschlag des Hebels die Zusammenziehung desselben beim Starrwerden anzeigte. Mit der Vollendung
der Starre begann dann stets der Rückgang der Boussole. Die nach diesem Plan ausgeführten Versuche
zeigen, dass die Wärmeentwickelung bei der Starre
beschränkt ist auf die Zeit des Starrwerdens und dass
im starr gewordenen Muskel kein wärmeerzeugender
chemischer Process mehr stattfindet. Hieran war natürlich von vornherein kaum zu zweifeln, denn wie sollten
in dem nunmehr vollständig todten Muskel noch weitere Umsetzungen stattfinden? Wir haben also im
wärmestarren Muskel die Thatsache vor Augen, dass
ein Muskel eine Last, die er gehoben hat, in
der Höhe hält, ohne dass chemische Kräfte
dabei thätig sind.

Das Starrwerden des Muskels bei seinem natürlichen
Absterben ist ein ganz ähnlicher Process wie der beim
Wärmestarrwerden, nur dass er viel langsamer verläuft.
Die Wärmeentwickelung ist deshalb bei Entstehung der
gewöhnlichen Todtenstarre nur dann bemerkbar, wenn
grössere Muskelmassen erstarren, bei denen die Ableitung der Wärme von der Oberfläche nicht schnell von
statten geht. Hier kann sie dann ganz beträchtlich

sein und es beruht auf dieser Wärmeentwickelung beim
natürlichen Erstarren der Muskeln die oft beobachtete
Temperatursteigerung von Leichen. Auch eine Zusammenziehung erfolgt bei diesem Process, allerdings in
weit geringerm Maasse als bei der Wärmestarre. Der
absterbende Muskel kann also ein Gewicht heben und
hält es dann wie der wärmestarre in der Höhe, ohne
dass chemische Kräfte Arbeit zu leisten brauchen.

Es fragt sich nun, ob am vollständig lebenden Muskel
etwas Aehnliches möglich ist, ob er auch bei dauernder
Zusammenziehung ein durch dieselbe gehobenes Gewicht
in der Höhe halten kann, ohne dass während der Dauer
der Zusammenziehung fortwährend chemische Processe
verlaufen. Es ist dies zwar keineswegs aus den Grund-
principien der Mechanik selbstverständlich, wie wir gesehen haben, aber von vornherein sehr unwahrscheinlich. Um dies einzusehen, müssen wir zurückkommen
auf eine schon mehrfach berührte Eigenthümlichkeit
der Muskelsubstanz. Sie hat nämlich, wie schon früher
hervorgehoben wurde, zwei wesentliche Lebenseigenschaften. Die eine besteht darin, dass durch den Reizanstoss ein Vorgang ausgelöst wird, welcher die Muskelfaser in ein elastisches Band verwandelt, das bei kleinerer Länge dieselbe Spannung ausübt, die es vorher
bei grösserer Länge ausübte. Es hätte durchaus nichts
Widersinniges, wenn dieser neue Zustand beharrlich
wäre, d. h. der Muskel nach einem einmaligen Reiz-
anstosse zusammengezogen bliebe. Im Gegentheil wäre
dies das Einfachere, leichter Begreifliche, wie es denn
bei der Wärmestarre wirklich stattfindet. Wie wir
schon wiederholt hervorgehoben haben, hat nun aber
eben der lebende Muskel noch eine zweite, ebenso
merkwürdige Eigenschaft, die ihn erst zu wiederholten
Leistungen befähigt. Die durch den ersten Process
gesetzte Veränderung wird durch einen zweiten von
selbst folgenden Process wieder rückgängig, sodass nach
einem einmaligen Reizanstoss jener eigenthümliche Act
stattfindet, bestehend aus Zusammenziehung und von

selbst nachfolgender Wiederausdehnung, mit dem wir
uns unter dem Namen der „Zuckung" eingehend beschäftigt haben. Um die chemische Seite dieser beiden
Processe der Anschauung näher zu bringen, hat man
die folgende, schon weiter oben berührte Hypothese
aufgestellt. Der erste durch den Reizanstoss angeregte Process soll nämlich durch Zerfall eines gewissen Quantums einer complicirten Verbindung einen
Stoff setzen, welcher einen Eiweisskörper des Muskel-
faserinhalts gerinnen macht. Diese Gerinnung — so
meint man — verwandelt die Muskelfaser in das kürzere
Band von gleicher Spannung. Ganz von selbst schliesst
sich nun ein zweiter Act des Processes an, welcher die
Gerinnungsursache wieder fortschafft. Man könnte sich
wol am ersten denken, dass dieser zweite Act ein noch
weiteres Zerfallen des die Gerinnung bedingenden Stoffes
wäre. So kehrt die Muskelfaser nach Lösung des Ge-
rinnsels zu ihrer ursprünglichen Länge bei gleicher
Spannung wieder zurück. Die Veranlassung, bei der
normalen Zusammenziehung des Muskels an eine Gerinnung des Inhalts zu denken, liegt in der augenfälligen
Analogie dieser Zusammenziehung mit dem Starrwerden,
bei welchem unzweifelhaft eine Gerinnung bisher flüssiger
Theile des Muskelschlauchinhalts stattfindet.

Wenn man die zweite Lebenseigenschaft des Muskels
mit in Betracht zieht, so erscheint es allerdings von
vornherein fast gewiss, dass bei normalem Leben kein
dauernder Contractionszustand möglich ist, ohne dass
fortwährend chemische Kräfte positive Arbeit leisten.
In jedem Augenblicke während des contrahirten Zu-
stands wird ja eben vermöge jener zweiten Eigenschaft
etwas von der chemischen Verbindung zerstört, deren
Anwesenheit den contrahirten Zustand bedingt, und
wenn er trotzdem erhalten bleiben soll, muss von dieser
Verbindung durch einen neuen Process der ersten Art
ein neues Quantum gebildet werden. Dieser Process
muss aber nothwendig ein solcher sein, bei welchem
die Verwandtschaftskräfte positive Arbeit leisten, denn

es ist ja kein anderer als der, welcher die Zusammenziehung selbst und folgeweise den äussern mechanischen
Effect bewirkt. Höchst wahrscheinlich ist übrigens auch
der zweite oder Wiederherstellungsprocess ein Process
derselben Art, denn er ist, wie wir schon wahrscheinlich gefunden haben, nur die Fortsetzung des erstern,
durch den die Producte desselben eine weitere Zersetzung in derselben Richtung, etwa des Zerfalls in
immer einfachere Verbindungen, erleiden. Ohnehin
können chemische Processe der entgegengesetzten Art,
bei denen mehr Verwandtschaftskräfte überwunden werden, als zu positiver Wirkung kommen, gar nicht ohne
Hülfe fremder Kräfte, wie etwa Wärmezufuhr von aussen,
unterhalten werden. Wenn nun wirklich zwei chemische
Processe mit positiver Arbeit während der ganzen
Dauer einer constanten Zusammenziehung im Muskel
verlaufen, so muss auch jedenfalls Wärme während
dieser Dauer frei werden, da eine äussere Veränderung
anderer Art hier nicht stattfindet.

Wir kennen zwei Arten dauernder Zusammenziehung
ohne Tödtung des Muskels; die eine währt so lange, als
ein elektrischer Strom den Muskel selbst durchfliesst.
Sie ist noch wenig untersucht und namentlich ist die
Frage, ob bei ihr Wärmeentwickelung stattfindet, noch
gar nicht in Angriff genommen. Wir müssen also von
ihr gänzlich absehen. Die andere Art der dauernden
Zusammenziehung ist der sogenannte Tetanus, den wir
unter dem rein mechanischen Gesichtspunkte in den
ersten Abschnitten dieses Werks eingehend untersucht
haben. Wir sahen daselbst, dass diese dauernde Zusammenziehung dadurch zu Stande kommt, dass eine
periodische Reihe von Reizanstössen irgendwelcher Art,
z. B. vom Nerven aus, den Muskel trifft. Hier regt
offenbar jeder neue Reizanstoss von neuem den chemischen Process der ersten Art an und bringt so viel
Aenderung hervor, als durch den Wiederherstellungsprocess während der Pause ausgeglichen war. Die
tetanische Zusammenziehung hat daher schon vermöge

ihrer Entstehungsweise etwas Oscillatorisches, das sich bei langsamer Folge der Reizanstösse ohne besondere Beobachtungsmittel zu erkennen gibt, sich aber bei grösserer Frequenz derselben von etwa zwanzig in der Secunde an dem blossen Anblicke entzieht.

Dass beim Tetanus wirklich Wärme frei wird, ist schon vor mehr als dreissig Jahren zuerst von Helmholtz durch vollkommen einwurfsfreie Methoden erwiesen, lange ehe es gelingen konnte, die Wärmeentwickelung bei einzelnen Zuckungen zu beobachten. Es wird eben, wie nach den vorstehenden Erörterungen zu erwarten ist, bei einem länger dauernden Tetanus viel mehr Wärme erzeugt als bei einer einzelnen Zuckung, und es genügt daher schon ein mässig empfindlicher Apparat, um die Temperaturerhöhung eines tetanisirten Muskels zu zeigen. Helmholtz bediente sich, wie schon weiter oben (S. 161) erwähnt wurde, eines thermoelektrischen Elements aus Eisen und Neusilber, dessen eines nadelartig zugespitztes Ende in einen isolirten Froschmuskel eingestochen wurde. Tetanisirte er nun den Muskel durch Reizung seines Nerven mit Inductionsschlägen, so wurde an dem in dem Kreise des Thermoelements befindlichen Multiplicator eine Ablenkung beobachtet, die eine Temperaturerhöhung des Muskels anzeigte. Man kann auch an lebenden Säugethieren mit Hülfe gewöhnlicher Thermometer Temperaturerhöhungen von ganzen Graden nachweisen, wenn man das Gefäss des Thermometers zwischen die Muskeln einer Gruppe einschiebt und diese dann von ihrem Nerven aus tetanisirt. Dieser Versuch ist allerdings nicht in aller Strenge beweisend, da ja die Wärme in dem die Muskelgruppe durchströmenden Blute entstanden sein könnte. Diesen Einwand — und wol mit Recht — als ernstlicher Berücksichtigung nicht werth achtend, hat ganz neuerdings Ludwig analoge Versuchsweisen am lebenden Säugethier zum Studium der Wärmeentwickelung beim Tetanus in Anwendung bringen lassen. Die Ergebnisse solcher in Ludwig's Laboratorium angestellter Versuche hat kürzlich Meade-Smith* veröffentlicht. Der Plan der Versuche war folgender. Der den Unterschenkelstrecker versorgende Nervenstamm war an einem lebenden Hunde mit den Elektroden der secundären Rolle eines Inductionsapparats armirt, sodass diese Muskelgruppe nach Belieben in Tetanus versetzt und wieder zur Ruhe gebracht werden konnte. Ferner war das Gefäss eines feinen Thermometers durch die linke Carotis in die Aorta des Thieres eingeführt, um die Temperatur des arteriellen Blutes zu messen. Ein anderes Thermometer steckte in der Vene, welche das Blut der genannten, zum Versuche dienenden Muskelgruppe zurückführte. Es war klein genug, um den Blutstrom in der Vene hinlänglich frei zu lassen. In manchen Versuchen wurde das zweite Thermometer zwischen die Muskeln der untersuchten Gruppe resp. zwischen sie und den Knochen oder die Haut eingeschoben. Der Unterschenkel hing an dem fixirten Oberschenkel in solcher Lage, dass die Zusammenziehung der Streckmuskeln das Fussende heben musste, und man konnte also durch verschiedene Belastung des Unterschenkels der Zusammenziehung der Streckmuskeln verschiedene Widerstände entgegenstellen und so die tetanisirten Muskeln in verschiedene Spannung versetzen.

Es zeigte sich in diesen Versuchen regelmässig bei einige Minuten dauerndem Tetanus eine Erhöhung der Temperatur des Muskels und des aus ihm abfliessenden Venenblutes über die Temperatur des zufliessenden Arterienblutes im Betrage von mehrern Zehntelgraden der hunderttheiligen Scala. Die Versuche haben hiernach ein bedeutendes Interesse, sofern sie die fundamentale Thatsache am Säugethiermuskel nachwiesen, während er noch einen Theil des lebenden Organismus bildet. Zur Feststellung der gesetzlichen Abhängigkeit der Beziehungen der Wärmebildung im Tetanus von ver-

---

* „Die Temperatur des gereizten Säugethiermuskels", im Archiv für Anatomie u. Physiologie, physiol. Abth., 1881, S. 105 fg.

schiedenen Bedingungen dürfte aber ein so überaus ver-
wickeltes Versuchsverfahren, bei dem zahlreiche noch
nicht gehörig beherrschbare Umstände grossen Einfluss
üben, fürs erste noch nicht geeignet sein. Vor allem
muss hervorgehoben werden, dass die Wärmeentwickelung im blutdurchströmten Muskel an sich schon ein
verwickelterer Process ist als die im isolirten. In
jenem nämlich läuft, wenn er gereizt wird, neben dem
Erregungsprocess noch ein anderer Vorgang her, nämlich die Wiederaufnahme zerstörten Ernährungsmaterials.
Dieser Vorgang ist nicht etwa zu verwechseln mit dem
weiter oben erwähnten Restitutionsprocess, durch welchen
der Muskel aus dem verkürzten in den ruhenden Zustand zurückgeführt wird. In diesem mussten wir ja
nur einen zweiten Act des Zerfalls eines hochcomplicirten Brennmaterials sehen, welcher dem ersten, die
Contraction bedingenden Act auf dem Fusse folgt, ohne
alle Mitwirkung des ernährenden Blutes. Ist aber der
Muskel in den Blutstrom eingetaucht, so entnimmt er
demselben unaufhörlich Stoffe, aus welchen er jenes zwar
seiner Beschaffenheit nach unbekannte, aber unzweifelhaft vorhandene complicirte Brennmaterial neu aufbaut.
Dieser Process ist höchst wahrscheinlich nicht ther-
misch indifferent. Wir haben vielmehr guten Grund,
anzunehmen, dass auch bei ihm chemische Anziehungskräfte positive Arbeit leisten und dass also dabei
Wärme entwickelt wird. Erinnern wir uns an die bekannte Thatsache, dass der Muskel auch während der
Ruhe dem zufliessenden Blute freien oder an das Hämo-
globin doch nur ganz locker gebundenen Sauerstoff
entzieht. Im Muskel ist dieser Sauerstoff nicht mehr
als freier zu finden, er entwickelt sich aus demselben
nicht mehr ins Vacuum, wie aus dem Blute. Er muss
also schon eine etwas festere Verbindung eingegangen
sein. Sehr wahrscheinlich hat er sich eben an dem
Aufbau jenes Brennmaterials betheiligt und es wird
also bei diesem Aufbau schon ein Theil der Anziehungskraft des Sauerstoffs zu den Kohlenstoff- und Wasser-

stoffatomen, welche andererseits in das Molekul des Brennmaterials eingegangen sind, zu positiver Wirkung gekommen sein und mithin ein gewisses Quantum von Wärme erzeugt haben. Bei dem chemischen Process dagegen, welcher das Wesen der Muskelerregung ausmacht, wirkt sicher kein bis dahin frei gewesener Sauerstoff mit. Er ist kein Verbrennungsprocess im engsten Sinne des Wortes, sondern die Spaltung eines hochcomplicirten Molekuls in einfachere, unter denen Kohlensäure und Wasser wol vorherrschen. Es kommen dabei also die Anziehungskräfte von Sauerstoffatomen zu Kohlenstoff- und Wasserstoffatomen zur Wirkung, welche schon vorher im Molekul verknüpft waren, die nun aber in innigere Verbindung treten. Der Beweis dieses Cardinalsatzes der Lehre vom Chemismus des Muskels liegt darin, dass der isolirte Muskel, der, wie wir sahen, selbst nicht den mindesten Vorrath von freiem Sauerstoff enthält, alle Leistungen, deren er überhaupt noch fähig ist, verrichten kann, ohne dass ihm eine Spur freien Sauerstoffs von aussen zugeführt wird. Ein ausgeschnittener Froschmuskel kann z. B. im Vacuum oder in einer Wasserstoffatmosphäre ebenso energisch auf Reize zucken wie in sauerstoffhaltiger Luft. Kohlensäure wird dagegen nachweislich gebildet, auch wenn kein freier Sauerstoff zutreten kann. Sie muss also eben durch Zerfall einer Verbindung entstehen, in welcher der ganze in ihr enthaltene Sauerstoff schon vorhanden war. Eine weitere Stütze findet diese Anschauungsweise durch die classischen Untersuchungen aus Ludwig's Laboratorium über die Blutgase. Aus ihnen geht hervor, dass der ruhende Muskel dem Blute mehr Sauerstoff entzieht, als er ihm in Form von Kohlensäure mittheilt, dass dagegen der thätige Muskel eine Kohlensäuremenge an das Blut abgibt, deren Sauerstoffgehalt grösser ist als die Sauerstoffmenge, die er während derselben Zeit aus dem Blute aufnimmt.

Gewisse Ergebnisse der Meade-Smith'schen Untersuchung könnte man zu deuten versucht sein als directe

experimentelle Bestätigung der soeben wahrscheinlich
gemachten Behauptung, dass auch der Aufbau des
Brennmaterials im Muskel unter Mitwirkung des arteriellen Blutes ein wärmeerzeugender Process sei.
Meade-Smith glaubt nämlich bewiesen zu haben, dass
ein Tetanus des blutdurchströmten Muskels weit mehr
Wärme entwickelt als ein gleiche Zeit dauernder und
auch ebenso energischer Tetanus desselben Muskels,
wenn ihm die Blutzufuhr abgeschnitten ist. Die Temperatur der Muskelmasse stieg nämlich in den betreffenden Versuchen beim Tetanus im blutdurchströmten
Zustand allerdings meist etwas höher über ihren anfänglichen Werth als im stromlosen Zustande, und
Meade-Smith glaubt a fortiori auf eine grössere Wärmeentwickelung im erstern Zustande schliessen zu können,
da in demselben der Muskel noch obendrein an das
durchströmende Blut Wärme abzugeben habe, welche
Abgabe beim stromlosen Zustande wegfällt. Nun trifft
diese Behauptung schon nicht bei allen Versuchen zu.
In einem wenigstens erreicht selbst am Ende des Tetanus die Temperatur des Muskels noch nicht einmal
die des arteriellen Blutes. Der Muskel empfängt also
vom Blute Wärme und im Tetanus bei beschleunigtem
Strome vielleicht mehr als in der Ruhe. Lassen wir
indessen diesen Einwand beruhen, da er nur einen der
Versuche trifft, so scheint mir doch noch ein anderes
schwerwiegendes Bedenken gegen die Beweiskraft der
Versuche zu bestehen. Wenn ich nämlich die Beschreibung des Verfahrens richtig verstanden habe, so
hat Meade-Smith, um den arteriellen Blutstrom durch die
Muskelmasse abzuschneiden, nicht blos die zum Muskel
führenden Arterien, sondern die ganze A. cruralis gesperrt. Dadurch wird natürlich der Blutzufluss zur
bedeckenden Haut und zu den andern umgebenden Geweben ebenfalls aufgehoben. Diese werden sich also
während des Versuchs beträchtlich abkühlen und dem
untersuchten Muskel mehr Wärme entziehen als im
durchströmten Zustande. Die Vermuthung, dass dieser

Umstand wesentlich im Spiele ist, scheint mir noch an
Wahrscheinlichkeit zu gewinnen durch die von Meade-
Smith beobachtete Thatsache, dass die Temperatur einer
Muskelgruppe sinkt, wenn während eines Tetanus plötzlich die Blutzufuhr abgeschnitten wird. Ich glaube
hiernach behaupten zu dürfen, dass Meade-Smith keinen
bündigen Beweis für eine grössere Wärmebildung im
blutdurchströmten Muskel geliefert hat.

Diese Erörterung der Schwierigkeiten und Fehlerquellen myothermischer Versuche am lebenden Säugethier dürfte den Leser überzeugt haben, dass fürs erste
wol noch keine Aussicht ist, die eigentlichen fundamentalen Gesetze der Wärmebildung in der Muskelfaser
am Säugethier mit Erfolg zu studiren, und dass der
ausgeschnittene Froschmuskel noch längere Zeit das
brauchbarste Object derartiger Forschungen wird bleiben
müssen. Ich kann auch nicht das von Meade-Smith
im Eingange seiner Abhandlung ausgesprochene Bedenken gegen die Verallgemeinerung der am Froschmuskel gewonnenen Resultate theilen. Er gründet es
auf die Bemerkung, dass man beim Froschmuskel im
Tetanus eine Temperaturerhöhung von höchstens 0,1° beobachtet habe, während bei Tetanisirung grösserer Muskelmassen des lebenden Hundes Temperaturerhöhungen um
mehrere ganze Grade beobachtet sind. Meade-Smith
scheint hieraus zu schliessen, dass überall im Froschmuskel die wärmebildenden Processe viel geringfügiger
und darum eben vielleicht ganz anderer Art seien als
im Säugethiermuskel. Dieser Schluss wäre aber entschieden nicht gerechtfertigt, denn es ist dabei übersehen, dass bei dem kleinen Volumen des Froschmuskels
die ableitende Oberfläche verhältnissmässig viel grösser
ist als bei den grossen Muskelmassen des Hundes, sodass eine für die Gewichtseinheit gleich reichlich fliessende
Wärmequelle beim Froschmuskel keine so grosse Temperaturerhöhung hervorbringen kann als beim Hunde-
muskel. Man kann sogar ganz positiv aus den heute
schon vorliegenden Thatsachen folgern, dass die Wärme-

entwickelung bei der Erregung des Froschmuskels quantitativ keineswegs hinter der des Säugethiermuskels zurücksteht. In der That, nehmen wir aus einer später zu besprechenden Versuchsreihe das Ergebniss voraus, dass ein 3,6 gr wiegender Froschmuskel bei drei Zuckungen eine Wärmemenge von 30 Mikrocalories entwickelt hat, und nehmen wir an, dass eine nur ebenso grosse Wärmemenge bei 1″ dauerndem Tetanus gebildet werden könnte, dann würde eine Froschmuskelmasse von 300 gr im Tetanus eine Wärmemenge von 2500 Mikrocalories pro Secunde liefern können. Die von Meade-Smith untersuchten Streckmuskeln des Hundeschenkels dürften nun doch mindestens 300 gr gewogen haben und die sie durchströmende Blutmenge hat sicher höchstens 3,6 ccm pro Secunde betragen, denn dies ist der höchste Werth der Stromstärke in der ganzen Arteria cruralis eines ziemlich grossen (über 21 kgr schweren) Hundes, welchen Dagiel in Ludwig's Laboratorium beobachtet hat. Diese Blutmenge hätte also durch die in 300 gr Froschmuskelsubstanz per Secunde Tetanus erzeugte Wärmemenge um 0,7° erwärmt werden können, wenn alle gebildete Wärme an das Blut abgegeben wäre. In Wirklichkeit wird dies natürlich nicht der Fall sein, sondern ein Theil der Wärme wird nach aussen abgeleitet und ein Theil wird im Muskel zurückgehalten und bedingt eine Steigerung seiner Temperatur über die des arteriellen Blutes. Die Erwärmung des den Muskel durchströmenden Blutes oder der Ueberschuss der Temperatur des venösen Blutes über die des arteriellen beträgt nun in den Versuchen Meade-Smith's höchstens 0,5°. Man sieht also, dass eine Wärmeentwickelung von derselben Grössenordnung, wie wir sie im Froschmuskel beobachten, ganz wohl im Stande ist, eine solche Erhöhung der Bluttemperatur und daneben noch eine im Laufe einiger Minuten bis auf 1° ansteigende Erhöhung der Muskeltemperatur zu erklären. Ja, es dürfte dann immer auch noch einige Wärme zur Ableitung nach aussen verfügbar bleiben.

SECHSTES KAPITEL.

Wärmeentwickelung beim Tetanus im isolirten Muskel.

So interessant und wichtig die vorstehend besprochenen Versuche von Meade-Smith an sich sind, sofern sie die fundamentalen Thatsachen unsers Gebiets am lebenden Säugethiermuskel dargethan haben, so müssen wir uns doch, wenn es gilt, die gesetzliche Abhängigkeit der Wärmebildung von verschiedenen Umständen weiter zu verfolgen, auch beim Tetanus wieder an die Versuche mit ausgeschnittenen Froschmuskeln halten. Es sind auch hier wieder die Untersuchungen Heidenhain's, welche eine Reihe solcher gesetzlicher Beziehungen festgestellt haben, die den für die Einzelzuckung geltenden wesentlich analog sind.

Heidenhain hat die Resultate seiner Versuche in folgenden Sätzen formulirt.

1. Wenn man mehreremale nacheinander den Muskel immer mit gleichem Reize dieselbe Zeit hindurch unter gleicher Belastung tetanisirt, so nimmt von Versuch zu Versuch die erzeugte Wärme viel rascher ab als die Hubhöhe. Der ermüdete Muskel entwickelt also auch beim Tetanus wie bei der Zuckung im Verhältniss zur mechanischen Leistung weniger Wärme als der unermüdete. Die Dauer des einzelnen Tetanus betrug bei den für diesen Satz als Belege angeführten Versuchsreihen entweder 2 oder 5″.

2. Wenn der Muskel jedesmal gleiche Zeit (je 2″) hindurch mit demselben Reize tetanisirt wird, so entwickelt er um so mehr Wärme, je grösser die angehängte Belastung ist, und eine Grenze dieses Wachsthums wird erst bei sehr hohen Werthen der Belastung erreicht.

3. Wenn man den Muskel bei einer gewissen Anfangsspannung eine gewisse Zeit hindurch (2″) tetanisirt, aber an der Verkürzung verhindert, so entwickelt sich mehr Wärme, als wenn er bei gleicher Anfangsspannung gleich lange mit gleichem Reize tetanisirt, das angehängte Gewicht heben und sich verkürzen kann.

4. Vergleicht man Tetanusversuche mit gehemmter Verkürzung untereinander, die unter sonst ganz gleichen Umständen angestellt sind, so zeigt sich eine um so grössere Wärmeentwickelung, je grösser die Anfangsspannung im Ruhezustande gemacht war, mit andern Worten also, je mehr der ruhende Muskel gedehnt ist.

5. Auch eine erst während der Entwickelung des Tetanus dem Muskel aufgebürdete Belastung hat auf die Wärmeentwickelung Einfluss derart, dass die letztere um so grösser ausfällt, je grösser diese Belastung ist. Bei gleicher, erst nachträglich angehängter Last ist die Wärmeentwickelung um so grösser, je grösser die Anfangsspannung im ruhenden Zustande, d. h. je weiter der ruhende Muskel gedehnt war. Die Veranstaltung zu solchen Versuchen ist einfach die, dass man den ruhenden Muskel durch Anhängen einer gewissen Last an den Myographionhebel dehnt, den letztern nun durch Untersetzen einer festen Unterlage aufstützt und dann eine weitere Belastung an den Hebel anhängt, welche erst beim Abheben derselben durch die Zusammenziehung des Muskels diesem zur Last fällt.

Die Sätze 1 bis 4 gelten wie für die Wärmemenge so auch ohne weiteres für den Betrag des chemischen Umsatzes, der beim Tetanus im Muskel stattgefunden hat, denn bei den betreffenden Versuchsanordnungen ist keinerlei mechanische Veränderung schliesslich übrig geblieben. Es war daher am Ende des Versuchs die Wärmeentwickelung der einzige Effect der Arbeit chemischer Kräfte, und jene ist das vollständige Maass dieser Arbeit. Bei den Versuchen, aus welchen der fünfte Satz gefolgert ist, wäre es allerdings denkbar, dass die herabfallende Ueberlastung zum Theil durch den Widerstand der Stütze und nicht ganz durch

den Widerstand des Muskels zur Ruhe gebracht wäre,
und dann würde hier nicht das volle Aequivalent der
chemischen Arbeit als Wärme erschienen sein. Doch
lässt sich hierüber jetzt nichts mehr ausmachen, da
Heidenhain bei Beschreibung seiner Versuche diesen
Punkt nicht berücksichtigt hat.

Bezüglich der Wärmeentwickelung beim Tetanus sind
noch manche Fragen aufzuwerfen, von denen besonders
zwei verhältnissmässig leicht experimentell zu beantworten sind. Die eine Frage ist die, ob, alles übrige
gleich gesetzt, die Wärmeentwickelung im Tetanus
wächst mit der Häufigkeit der Reizanstösse, welche
denselben unterhalten, die andere, ob während einer
gewissen Dauer im stetigen Tetanus ebenso viel, mehr
oder weniger Wärme frei wird, als während der gleichen
Zeit, wenn in dieselbe eine mechanische Veränderung
des Muskels fällt, sei diese Zusammenziehung oder
Wiederausdehnung.

Um das Interesse der ersten dieser beiden Fragen
ersichtlich zu machen, wollen wir unsere Betrachtungen
bei einem früher schon berührten Punkt anknüpfen.
Wir haben es S. 178 als eine von vornherein sehr
natürlich erscheinende Vorstellung bezeichnet, dass für
jeden maximal wirkenden Reizanstoss ein bestimmtes
Quantum zersetzbaren Materials im Muskel bereit liege,
dessen Zersetzung den Zustand desselben umändert.
Es hat sich dann aber herausgestellt, dass die experimentelle Untersuchung diese nächstliegende Vorstellung
wenigstens für einzelne Zuckungen keineswegs bestätigt,
dass vielmehr das Quantum Arbeit, das von chemischen
Kräften bei einer Zuckung geleistet wird, nicht blos von
der Intensität des Reizes abhängt und dass es auch nicht
für alle maximalen Reize immer dasselbe ist, sondern
dass es von den äussern Umständen abhängt, unter
welchen die Zuckung verläuft. Im ersten Theile dieses
Kapitels haben wir dann weiter gesehen, dass auch
bei tetanischer Reizung, wenn dieselbe immer
gleiche Zeit dauert und die Reizanstösse in gleicher

Frequenz erfolgen, die mechanischen Bedingungen, unter welchen der Muskel steht, Einfluss auf den Betrag der von chemischen Kräften geleisteten Arbeit, also auf den Betrag des zersetzten Materials haben.

Hiermit ist aber die erste soeben aufgeworfene Frage noch immer nicht entschieden. In der That, denken wir uns einen Muskel in einem vollständig maximalen Tetanus, dessen Höhe weder durch Vermehrung der Stärke noch durch Vermehrung der Frequenz der Schläge gesteigert werden kann. Der nächstfolgende Reizanstoss trifft dann also den Muskel unter merklich gleichen mechanischen Bedingungen, d. h. bei merklich gleicher Länge und Spannung mag er $^1/_{100}$ oder ein $^1/_{200}$ Secunde nach dem vorhergehenden erfolgen. Aus den bisherigen Erfahrungen lässt sich also durchaus nicht schliessen, ob dieser Umstand Einfluss hat auf den Betrag von chemischer Arbeit, welche durch diesen nächsten Reizanstoss ausgelöst wird. Hierüber können nur besonders auf diesen Punkt gerichtete Versuche Aufschluss geben.

Wie solche Versuche anzustellen sind, ist leicht zu sehen. Man bringt denselben Muskel zweimal in vollständig maximalen Tetanus, und zwar das eine mal durch frequentere Schläge als das andere mal, lässt ·aber beide mal den Tetanus durch genau dieselbe Zeit dauern. In beiden Versuchen wird die entwickelte Wärme gemessen. Wenn nun jeder neue Reizanstoss bei der dem Muskel in maximalem Tetanus unter der angewandten Belastung zukommenden Länge immer dasselbe Quantum von chemischer Arbeit auslöste, mag er nach kürzerer oder längerer Zeit eintreffen, dann wäre zu erwarten, dass bei frequentern Schlägen die entwickelte Wärmemenge grösser ausfiele als bei weniger frequenten. Es müsste die entwickelte Wärmemenge der Frequenz der Schläge geradezu proportional sein, da eben in der beide mal gleich bemessenen Zeit des Tetanus die Anzahl der im ganzen eintreffenden Schläge der Frequenz proportional wäre.

Versuche dieser Art hat schon Heidenhain angestellt, welche unsere Frage verneinend beantworten. Er hat diese Versuche nicht ausführlich beschrieben. Er erwähnt sie nur beiläufig in einer kurzen Bemerkung, welche besagt, dass die Wärmeentwickelung im Tetanus nicht durch Steigerung der Häufigkeit der tetanisirenden elektrischen Schläge vermehrt wird, wenn die mechanische Leistung nicht vermehrt wird, d. h. also, dass das Maximum des Tetanus schon erreicht ist.

Ich selbst habe später ebensolche Versuche angestellt und ausführlicher mit den zugehörigen Myogrammen veröffentlicht*, welche diesen Satz genau bestätigen. Da nach diesen übereinstimmenden Versuchen für eine Zeiteinheit in maximalem Tetanus gleich viel Wärme frei wird, welches auch die Häufigkeit der Reizanstösse ist, so kann man den positiven Satz aussprechen: Die auf jeden Reizanstoss entwickelte Wärmemenge ist umgekehrt proportional der Frequenz oder direct proportional der Zeit, welche zwischen ihm und dem vorhergehenden verstrichen ist. In der That sei die in dem maximalen Tetanus von der Dauer $= t$ einmal bei raschen, das andere mal bei langsamern Schlägen entwickelte Wärmemenge $= W$ und ziehen wir davon ein gewisses Quantum w ab, welches bei der Zusammenziehung resp. bei der Wiederverlängerung frei wird. Wir kennen zwar dieses Quantum nicht, aber es wird in beiden Fällen wenigstens gleich vorausgesetzt werden dürfen, da die Zusammenziehung und Wiederausdehnung unter gleichen Umständen erfolgen. Wir haben dann in der Grösse $W - w$ die Wärmemenge, welche auf der Höhe des Tetanus entwickelt wird, in beiden Fällen gleich. Nun sollen im einen Falle m, im andern n Schläge in der Secunde erfolgen, dann wirken im ganzen im ersten Falle mt, im zweiten nt Schläge auf den Muskel ein, und wenn wir die kurze Zeit, welche

---

* Beiträge zur Anatomie und Physiologie. Festgabe für Carl Ludwig (Leipzig 1874).

auf die Muskelzusammenziehung hingeht, gegen t vernachlässigen, berechnet sich die durch einen Schlag auf der Höhe des Tetanus entwickelte Wärmemenge

$$= \frac{W - w}{m\,t} \text{ im ersten und } = \frac{W - w}{n\,t} \text{ im zweiten Falle.}$$

Diese Wärmemengen verhalten sich also wie $\dfrac{1}{m} : \dfrac{1}{n}$ d. h. umgekehrt wie die Frequenzen der Reizanstösse oder direct wie die Zeiträume zwischen je zwei Reizanstössen.

Anders ist der Sachverhalt, wenn man zwei Versuche vergleicht, in denen der mechanische Erfolg des Tetanus nicht genau gleich und maximal ist. Dann ist auch die Wärmeentwickelung und mithin die chemische Arbeit grösser in dem Versuche mit grösserm mechanischen Erfolge, d. h. mit grösserer Verkürzung bei gleicher Belastung. Um eine Vorstellung von dem Wachsthum der Wärmeentwickelung mit wachsender Schlagfrequenz unter den gedachten Umständen zu geben, will ich die numerischen Ergebnisse einiger Versuche aus der schon citirten, von mir früher publicirten Reihe hierher setzen. Die Aenderung der Frequenz der Schläge wurde hervorgebracht durch verschiedene Justirung der Contactschraube in einem von Helmholtz modificirten Wagner'schen Hammerwerk, das als selbstthätiger Unterbrecher in den primären Kreis des Inductoriums aufgenommen war. Die secundäre Rolle, in deren Kreis der Muskelnerv eingeschaltet war, behielt bei der ganzen Versuchsreihe dieselbe Stellung bei, sodass die Stärke der Schläge durchweg constant blieb. Die Temperaturerhöhung des Muskels bei einem je 1,8″ dauernden Tetanus wurde mit dem Heidenhain'schen Apparat gemessen und ist in nachstehender Tabelle in Scalentheilen der Boussolenablenkung gegeben:

Versuchs-nummer.	Tempo der Schläge.	Ab-lenkung.	
12	mässig schnell	11	
13	schneller	17	Tetanus höher
14	noch schneller	20	Tetanus noch höher
15	noch schneller	21	Tetanus noch höher

In welchem Maasse hier von Versuch zu Versuch mit wachsender Häufigkeit der Schläge die mechanische

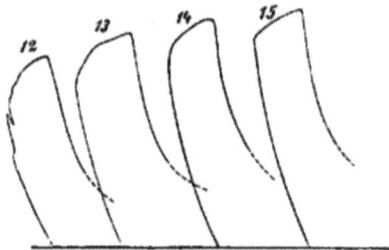

Fig. 31.

Leistung resp. die Grösse der Verkürzung bei immer gleicher, 40 gr betragender Spannung gewachsen ist, kann man an dem beigefügten Myogramm (Fig. 31) sehen, wo die den einzelnen Versuchen entsprechenden Curven mit denselben Nummern wie in der Tabelle bezeichnet sind.

Man kann offenbar aus diesem Sachverhalt die Folgerung ziehen: Wenn n-mal seltenere Schläge den Muskel in geringerer Zusammenziehung treffen und ihn gerade darin zu erhalten im Stande sind, so producirt jeder einzelne Schlag weit weniger als das $n$fache der Wärme, welche einer von den häufigern Schlägen producirt, die ihn in höherm Tetanus zu erhalten vermögen. Denn wäre hier der Satz noch gültig, dass, wie bei maximalem Tetanus, die durch den einzelnen

Schlag entwickelte Wärme dem Zeitraum zwischen zwei Schlägen proportional ist, so müsste auch hier noch bei den n mal selteneren Schlägen dieselbe Wärmemenge entwickelt werden.

Die beiden soeben abgeleiteten Sätze lassen sich in eine graphische Darstellung zusammenfassen. Wir messen in der Abscissenachse die Intervalle zwischen zwei aufeinander folgenden elektrischen Schlägen, deren Reihe den Tetanus zu erhalten vermag, und tragen als Ordinaten die Wärmemengen auf, welche durch den einzelnen Schlag erzeugt werden. Dann wird die Curve, welche die Endpunkte der Ordinaten verbindet, von Null an gerade (den Intervallen proportionale Wärmemengen anzeigend) aufsteigen bis dahin, wo das Intervall so gross wird, dass der Tetanus aufhört maximal zu sein. In der Fig. 32 ist (freilich nur nach Gutdünken) angenommen, dass bei einem Reizintervall von

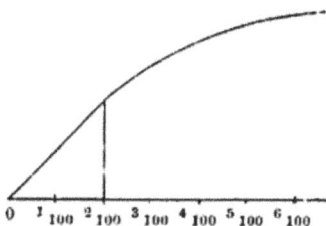

Fig. 32.

mehr als $^2/_{100}$ Secunde, d. h. also, wenn weniger als 50 Schläge in der Secunde erfolgen, der Tetanus anfängt vom Maximum herabzusinken. Von da an neigt sich die Curve der Wärmemengen concav zur Abscissenachse bis zu dem Punkte, wo überhaupt kein merklich stetiger Tetanus mehr zu Stande kommt, was im allgemeinen etwa bei einem Werthe des Reizintervalls von $^1/_{16}$ oder $^6/_{100}$ Secunde der Fall sein wird.

Sinkt die Frequenz der Schläge unter die zuletzt erwähnte Grenze herab, d. h. erfolgt zwischen je zwei Schlägen eine merkliche Wiederausdehnung und auf jeden neuen Schlag eine merkliche Zusammenziehung — mit andern Worten, erfolgen mehr oder weniger vollständig getrennte Zuckungen, dann löst jeder einzelne Reiz weit mehr Wärme aus, als dem Gange der soeben betrachteten Curve entspricht. Im Acte der wirklichen

Zusammenziehung und vielleicht auch in dem der Wiederausdehnung wird also in jedem Zeittheilchen mehr Wärme
entwickelt, als während eines gleichen Zeittheilchens,
während dessen der Muskel im zusammengezogenen Zustande durch neue Reizanstösse bloss erhalten wird.

Den Beweis dieses bemerkenswerthen Satzes können
wir sehen in Versuchen, welche derselben Reihe angehören, der die vorhin discutirten Versuche 12—15
entnommen sind. Die frag-
lichen Versuche, bei denen
immer eine gleiche Zeit
lang successive Schläge auf
den Nerven des Muskels
einwirkten, haben das Myogramm Fig. 33 geliefert.
Die zugehörigen Wärme-
mengen sind in nachstehender Tabelle verzeichnet, wo
die Versuchsnummern des Myogramms in der ersten
Spalte gegeben sind:

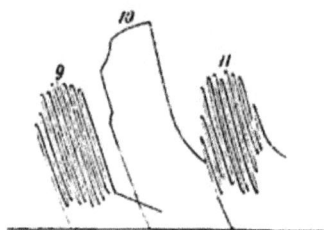

Fig. 33.

Nummer des Versuchs.	Tempo der Schläge.	Ablenkung des Thermomultiplicators (Wärmemenge).	Zuckungen.
9	langsam	27	Zuckungen
10	schneller	12	Tetanus
11	langsam	28	Zuckungen

Man sieht hier, dass in derselben Zeit über die
doppelte Wärmemenge erzeugt wird, wenn sie durch
einzelne Zuckungen ausgefüllt wird, als wenn während
derselben ein stetiger Tetanus stattfindet. Hiermit in
Uebereinstimmung ist eine Thatsache, welche von Kro-
necker schon früher beobachtet ist, dass nämlich der
Muskel durch eine Reihe getrennter Zuckungen mehr

ermüdet wird als durch einen gleiche Zeit dauernden
stetigen Tetanus.

Ob im Acte der Zusammenziehung mehr Wärme erzeugt wird, als wenn während einer gleichen Zeit der
Muskel im zusammengezogenen Zustande erhalten wird,
kann man auch noch auf andere Art zu entscheiden
versuchen. Man versetzt nämlich denselben Muskel in
einer Reihe aufeinander folgender Versuche in Tetanus
von verschiedener Dauer durch Reizschläge von
gleicher Stärke und Frequenz und vergleicht die in den
verschiedenen Versuchen entwickelten Wärmemengen.
Sehen wir uns die Ergebnisse einer solchen Versuchsreihe näher an. Sie bestand aus 11 Versuchen und
zwar dauerte die Reizung 1, 2, 3, 4, 5, 6, 5, 4, 3, 2,
1 Metronomschlag. Diese Anordnung der Versuche hat
den Zweck, die numerischen Ergebnisse einigermaassen
vergleichbar zu machen, indem man sie auf gleiche Er-
müdungsstufe reducirt; wir wissen ja von früher (S. 181),
dass die Ermüdung auf die Wärmeentwickelung nicht
ohne Einfluss ist. Die unmittelbaren Ergebnisse dieser
11 Versuche folgen tabellarisch.

Dauer des Tetanus in Metronom-schlägen.	Ablenkung des Thermomultipli-cators in Scalentheilen.
1	24
2	31
3	35
4	43
5	49
6	52
5	39
4	34
3	27
2	21
1	13

Der Ermüdungseinfluss, der, wenn weitere Schlüsse
gezogen werden sollen, vor allem eliminirt werden muss,
zeigt sich deutlich darin, dass von zwei Versuchen mit
gleicher Dauer des Tetanus immer der später angestellte weniger Wärme geliefert hat als der frühere.
So gab Tetanus von einem Metronomschlag Dauer erst
24, später nur 13 Scalentheile, Tetanus von zwei Metro-
nomschlägen erst 31, später 21 Scalentheile Ablenkung
u.ʼs. f. Nimmt man aus je zwei solchen Versuchen mit
gleicher Dauer das arithmetische Mittel der Ablenkungen,
so erhält man die Ablenkung, welche voraussichtlich
erfolgt wäre bei gleicher Dauer des Tetanus in dem
der Mitte der Versuchsreihe, also dem sechsten Versuche entsprechenden Ermüdungszustande. Wir erhalten
so folgende reducirte Tabelle:

Dauer des Tetanus.	Ablenkung.	Differenzen.
1	18,5	
2	26	7,5
3	.31	5
4	38,5	7,5
5	44	5,5
6	52	8

Wenn während der Dauer eines Tetanus in jeder
Zeiteinheit gleich viel Wärme frei würde, so müssten
in dieser Tabelle je zwei aufeinander folgende Ablenkungen immer dieselbe Differenz geben, welche eben
der während eines Metronomschlags entwickelten Wärme
entspricht. Dies trifft nun in der That einigermaassen
zu, wenigstens zeigt sich in der Reihe der Differenzen
keinerlei gesetzliche Zu- oder Abnahme, sie liegen vielmehr um ihr arithmetisches Mittel 6,7 unregelmässig
gruppirt. Freilich sind die Abweichungen vom Mittel-
werthe nicht unbeträchtlich, aber doch nicht grösser,

als es bei so verwickelten, zahlreichen Fehlerquellen
ausgesetzten Versuchen erwartet werden kann. Die
wahrscheinlichste Folgerung aus den Versuchen ist demnach, dass in der That bei einem im ganzen
nur kurz dauernden Tetanus in jeder Zeiteinheit dieselbe Wärmemenge frei wird, welche in
unserer Versuchsreihe, den Metronomschlag als Zeiteinheit gesetzt, etwa der Ablenkung von 6,7 Scalentheilen entspricht. Da nun aber die Ablenkung für nur
einen Metronomschlag dauernden Tetanus bedeutend
grösser ist als diese Zahl, so muss noch eine besondere Wärmemenge frei werden im Acte der
Zusammenziehung und vielleicht der Wiederausdehnung — eine Wärmemenge, viel grösser
als der auf diese Acte entfallenden Zeitdauer
entspricht.

Der andere Satz, auf welchen wir bei der Erörterung
unserer Versuchsreihe gestossen sind, dass nämlich
während der Dauer des Tetanus in einer Zeiteinheit
so viel Wärme frei wird wie in der andern, hat sehr
wahrscheinlich nur Geltung, wenn die Dauer des Tetanus im ganzen klein ist. Bei lange andauerndem
Tetanus sinkt höchst wahrscheinlich der Stoffumsatz
und damit die Wärmeentwickelung allmählich von der
ursprünglichen Intensität bedeutend herunter. Es deuten
hierauf die numerischen Ergebnisse mancher der besprochenen analogen Versuchsreihen sowie auch zahlreiche bekannte Thatsachen, welche einen lange andauernden Tetanus in seinen spätern Stadien erscheinen lassen
als eine mehr stetige Contractur, die mit der Wärmestarre einige Aehnlichkeit haben dürfte.

Eine strenge experimentelle Entscheidung dieser Frage
wird grosse Schwierigkeiten bieten, da ein lange dauernder Tetanus wenigstens an einem ausgeschnittenen Muskel so grosse bleibende Aenderungen hervorbringt, dass
man nach einem solchen kaum mehr Controlversuche
von kürzerer Dauer anstellen kann, die mit vorher-
gegangenen vergleichbar sind. Ohne Zweifel würde es

eine höchst zweckmässige Eigenschaft der Muskelsubstanz sein, wenn bei sehr lange dauerndem Tetanus
die Unterhaltung desselben immer weniger und weniger
Brennmaterial für die Zeiteinheit kostete.

SIEBENTES KAPITEL.

Absolute Werthe der bei der Muskelthätigkeit entwickelten Wärmemengen.

Nachdem wir in den letzten Kapiteln die bisjetzt
festgestellten Gesetze kennen gelernt haben, nach welchen die im Muskel entwickelte Wärmemenge von verschiedenen Bedingungen abhängt, wollen wir auch noch
die absoluten Werthe der bei der Muskelthätigkeit erzeugten Wärmemengen, soweit es angeht, zu erforschen
suchen. Wir haben Kap. 3 gesehen, dass die zweite
der in Kap. 2 beschriebenen Methoden wohl geeignet
ist, von diesen absoluten Werthen einigermaassen Rechen-
schaft zu geben. Der Gang eines Versuchs für unsern
gegenwärtigen Zweck ist genau derselbe wie jener
Kap. 3 beschriebenen Erschütterungsversuche. Der
einzige Unterschied besteht darin, dass statt ein- oder
mehrmaliger Erschütterung des Muskels von aussen ein-
oder mehrmalige Reizung durch elektrische Schläge ausgeführt wird.

Bezüglich der Reizungen ist hier eine methodisch
wichtige Bemerkung zu machen, die auch nicht ohne
alles theoretische Interesse ist. Da der Durchgang
eines elektrischen Stroms durch einen Leiter bekanntlich nie geschehen kann, ohne dass in dem Leiter
Wärme entwickelt wird, so scheint es absolut nothwendig, dass bei allen myothermischen Versuchen die
Reizung des Muskels mittelbar durch den Nerven
geschehen müsse, denn wenn man die reizenden elek-

trischen Schläge auf den Muskel direct wirken liesse,
so würde zu der durch den Erregungsprocess entwickelten Wärmemenge noch eine durch die Stromleitung erzeugte hinzukommen und mit gemessen werden. Man
hat deshalb in der That bei allen derartigen Versuchen
directe elektrische Muskelreizung aufs peinlichste vermieden und bei allen bisher erwähnten Reizversuchen
ist die indirecte Reizung vom Nerven aus angewandt.
Heidenhain warnt sogar davor, die an den Nerven
angelegten Reizelektroden dem Muskel nicht zu nahe
anzubringen, damit von ihnen keine Wärme auf den
Muskel einstrahle. Es hat sich nun aber durch den
Versuch an todten Muskeln herausgestellt, dass diese
Vorsicht gänzlich unbegründet war. Der Durchgang
elektrischer Schläge von solcher Stärke, wie sie zur
maximalen Reizung vollkommen ausreicht, erzeugt im
Muskel keine Wärmemenge, welche durch die aller-
empfindlichsten Werkzeuge auch nur in Spuren nach-
weisbar wäre. Man kann also ganz dreist die elektrischen Reizschläge direct durch den Muskel sen-
den, ohne befürchten zu müssen, dass dadurch eine
Fehlerquelle eingeführt würde. Man begreift, dass
durch die Zulässigkeit der directen Reizung des Muskels die Anstellung myothermischer Versuche ausserordentlich erleichtert wird. Von den durch den Muskel
gesandten elektrischen Schlägen ergiessen sich freilich
immer gewisse Zweige in den Kreis des Thermomultipli-
cators, da der Multiplicatordraht der Thermosäule eine
Nebenschliessung zur Muskelmasse bildet. Die ganze
Resultante dieser Stromzweige bildet aber nur einen
Stoss für die Multiplicatornadel, welcher wol die
Schwingungsamplitude vergrössern kann, aber ganz
ohne Einfluss auf die mittlere Lage zwischen den
äussersten Excursionslagen bleibt, und aus dieser mittlern oder neuen Gleichgewichtslage wird auf die Erwärmung geschlossen.

Das theoretische Interesse der in Rede stehenden
Thatsache ist dieses. Die beim Durchgang der Schläge

durch den Muskel erzeugte Wärme misst die ganze von
den elektrischen Kräften in ihm geleistete Arbeit und
nur ein Theil davon kann natürlich zur Auslösung des
Erregungsprocesses dienen. Wenn nun schon diese ganz e
Arbeit unmessbar klein ist, so muss es um so mehr die
eigentlich auslösende Arbeit sein. Man sieht also, dass
auch bei directer Muskelreizung die Arbeit der auslösen-
den Kräfte verschwindend klein ist gegen die Arbeit
chemischer Kräfte, welche ausgelöst wird.

Unsern weitern Betrachtungen über die absoluten
Werthe der entwickelten Wärmemengen wollen wir die
Ergebnisse einer bestimmten Versuchsreihe zu Grunde
legen. Ausser der Wärmeentwickelung, welche ganz in
der Kap. 3 beschriebenen Weise beobachtet wurde,
war bei dieser Versuchsreihe dafür gesorgt, dass man
die bei den Zuckungen von den Muskelkräften geleistete
mechanische Arbeit messen konnte. Der Hebel, an
welchem der Muskel angeknüpft war, trug nämlich eine
Zeichenspitze, welche die Zuckungshöhe in vierfacher
Vergrösserung an einer berussten Fläche anzeichnete.
Die Belastung hing an einem Faden, der um ein auf
der Achse des Hebels steckendes Röllchen geschlungen
war, dessen Halbmesser $\frac{1}{5}$ der Entfernung des Muskel-
angriffspunktes von der Achse betrug. Die Zeichenspitze zeichnete also die Erhebung der Last in zwanzig-
facher Vergrösserung. Der Hub dieser am Röllchen
hängenden Last war aber nicht die ganze Arbeit des
Muskels. Da nämlich die Verbindungsstücke zwischen
Muskel und Hebel 3 gr wogen, so musste zu dem Hub
der Last noch der Hub dieser 3 gr jedesmal addirt
werden. Auf diese Art ist die in der vierten Spalte
der Tabelle verzeichnete Arbeitsgrösse berechnet. Die
Spannung des Muskels bei der Zuckung betrug nach
dem Gesagten $\frac{1}{5}$ von der in der ersten Spalte der
Tabelle verzeichneten Last plus 3 gr. Es ist ferner
daran zu erinnern, dass bei den Versuchen nach jeder
Zuckung die Last wieder herabfiel, mithin der auf der
Höhe der Zuckung vorhandene äussere mechanische

Effect wieder rückgängig wurde, sodass die ganze Arbeit chemischer Anziehungskräfte schliesslich zur Wärmeerzeugung verwandt worden ist, oder mit andern Worten, dass die in der dritten Spalte in Mikrocalories aufgeführte Wärmemenge das Maass für die ganze Arbeit chemischer Kräfte ist. Man hat anzunehmen, dass der Betrag von Wärme um die in der fünften Spalte verzeichnete Zahl kleiner ausgefallen wäre, wenn der Versuch so geleitet worden wäre, dass die Last jedesmal auf der Höhe geblieben wäre, auf welche sie die Zuckung gehoben hatte.

Nach diesen Erläuterungen wird die nachstehende Tabelle* verständlich sein, welche die Ergebnisse einer Versuchsreihe darstellt, die an einer 3603 mgr wiegenden Muskelmasse so ausgeführt wurde, dass jeder einzelne Versuch aus drei rasch aufeinander folgenden Zuckungen bestand.

Belastung des Myographious.	Temperatur-erhöbung in $\frac{1}{1000}°$	Wärme-menge in Mikro-calories.	Arbeit in Gramm-milli-metern.	Ther-misches Aequi-valent der Arbeit.	Verhältniss der Wärme zur Arbeit.
0	5,1	14,6			
100	6,3	18,3	465	1,09	16,7
200	6,8	19,7	802	1,88	10,5
400	8,3	23,9	1420	3,34	7,1
600	8,4	24,2	1914	4,50	5,4
800	8,9	25,8	2402	5,64	4,6
1000	8,9	25,6	2905	6,83	3,7
800	9,1	26,2	2402	5,64	4,6
600	8,1	23,3	1914	4,50	5,2
400	7,6	21,9	1420	3,34	6,6
200	6,7	19,5	819	1,92	10,2
100	6,2	18,0	465	1,09	16,6
0	4,6	13,4			

* An dem Orte, wo diese Versuche ursprünglich veröffentlicht worden sind (Pflüger's Archiv, Bd. 16), stehen in

Der Ermüdungseinfluss, den wir früher kennen gelernt haben (S. 181), tritt in der vorliegenden Versuchsreihe weder bezüglich der Arbeitsleistung noch der Wärmeentwickelung hervor. Offenbar war die verwendete Muskelmasse besonders lebenskräftig, sodass die 39 Zuckungen, aus denen die Versuchsreihe besteht, noch keine erhebliche Veränderung hervorbringen konnten. Sehr deutlich zeigt sich dagegen die Abhängigkeit der Wärmeentwickelung von der Spannung, unter welcher die Zuckungen erfolgen, indem bei den Versuchen mit hoher Spannung (203 gr) fast doppelt so viel Wärme entwickelt wird als bei den Versuchen, in denen die Spannung merklich Null war.

Richten wir nun aber unsere Aufmerksamkeit auf die absoluten Werthe der entwickelten Wärmemengen und heben wir zunächst den mittelsten Versuch der Reihe heraus, in welchem der Muskel unter der höchsten Spannung von 203 gr gezuckt hat. Es ist hier bei drei Zuckungen eine Wärmemenge von 25,6 Mikrocalories frei geworden, die wir auf 26 abrunden wollen, da doch wol etwas Wärme auch in den Theilen der Maschinerie durch Reibung und Erschütterung erzeugt sein mag. Das Hauptinteresse dieser Zahl — wofern wir sie als richtig betrachten — liegt darin, dass wir uns mit ihrer Hülfe eine Vorstellung von dem Quantum Brennmaterial bilden können, das bei einer Muskelzuckung verbraucht wird.

Es gilt gegenwärtig wol allgemein als feststehend, dass das krafterzeugende Brennmaterial in den Muskeln eine stickstofflose organische Verbindung ist. Man wird also an ein Fett oder ein Kohlehydrat zu denken haben. Nun kennen wir die Verbrennungswärme dieser beiden Arten von Verbindungen wenigstens annähernd

---

der dritten und sechsten Spalte der Tabelle Zahlen, welche $^{10}/_8$ mal grösser sind als die hier aufgeführten. Ich hatte nämlich damals die specifische Wärme der Muskelsubstanz = 1 gesetzt, die ich jetzt = 0,8 annehme.

und können also berechnen, wie viel von einer solchen
verbrennen muss, um eine Wärmemenge von 26 Mikrocalories zu erzeugen. Freilich ist der Process im Muskel, wie schon an verschiedenen Stellen ausgeführt
wurde, nicht geradezu eine vollständige Verbrennung
der betreffenden Stoffe, aber es ist doch höchst wahrscheinlich und wird durch spätere Betrachtungen noch
wahrscheinlicher werden, dass bei dem Process im Muskel die Anziehungskräfte der Sauerstoffatome zu den
Kohlenstoff- und Wasserstoffatomen des Brennmaterials
zum weitaus grössten Theil zur Wirkung kommen. Es
dürfte demnach die auf die Verbrennungswärme der
Kohlenhydrate und Fette gegründete Rechnung wenigstens einen Anhalt zur Schätzung des erforderlichen
Materials geben. Bei Verbrennung eines Milligramms
Kohlenhydrat werden nach den neuesten Untersuchungen
von Danilewsky etwa 4000 Mikrocalories frei. Es
genügt also zur Erzeugung der bei drei angestrengten
Zuckungen frei werdenden 26 Mikrocalories die erstaunlich geringe Menge von 0,0065 mgr Kohlehydrat. Von
Fett würde noch weniger erforderlich sein, nämlich
nur 0,0027 mgr, da 1 mgr Fett bei seiner Verbrennung 9600 Mikrocalories liefert. Dividiren wir die
gefundenen Zahlen durch das Gewicht der Muskelsubstanz in Grammen (3,6) und die Anzahl der
Zuckungen (3), so ergibt sich, dass in einem Gramm
Froschmuskelsubstanz bei einer angestrengten Zuckung
nur 0,0006 mgr Kohlehydrat resp. 0,00025 mgr Fett zu
verbrennen braucht, um den ganzen Effect hervorzubringen. Zu einer weniger angestrengten Zuckung genügt natürlich ein noch viel kleineres Quantum von
Brennmaterial.

Nach diesen Ergebnissen wird man es nicht mehr
erstaunlich finden, dass ein ausgeschnittener Froschmuskel auf Kosten des in ihm enthaltenen Vorraths
von Brennmaterial einige hundert kräftige Zuckungen
ausführen kann, obwol dieser Vorrath in jedem Gramm
Muskelsubstanz nur wenige Milligramm beträgt, denn

wir haben eben nicht in den reichlich vorhandenen Ei-
weisskörpern, sondern in den stickstofflosen Bestand-
theilen das Brennmaterial zu erkennen.

Schon aus den Versuchen Heidenhain's war mit grosser
Wahrscheinlichkeit zu schliessen, dass der Muskel bei
hoher Spannung sparsamer arbeitet, d. h. dass von der
durch chemische Anziehungskräfte geleisteten Arbeit
bei hoher Spannung ein grösserer Bruchtheil zu Erzielung mechanischer Wirkungen nach aussen verwendet
werden kann als bei geringer Spannung. Diese schon
weiter oben (s. S. 181) angedeutete Vermuthung findet
sich nunmehr bestätigt und kann man sogar im individuellen Falle numerisch angeben, welcher Bruchtheil
der chemischen Arbeit bei gegebener Spannung zu mechanischer Leistung verwendbar ist. Man braucht nur
die reciproken Werthe der Zahlen zu berechen, welche
in der letzten Spalte der Tabelle S. 221 enthalten sind.
Das Hundertfache jenes reciproken Werthes gibt an,
wie viel Procent der chemischen Arbeit mechanisch
wirksam gewesen sind. So ergibt sich, dass in dem
Muskel, welcher zu unserer Versuchsreihe gedient hat,
bei 203 gr Spannung (siebenter Versuch) 27 Procent, bei
23 gr Spannung (zweiter Versuch) nur 6 Procent von der
chemischen Arbeit mechanisch wirksam geworden sind.

Wenn auch der Erfolg gar nicht zweifelhaft sein
kann, so wäre es doch offenbar sehr interessant, ganz
direct experimentell zu zeigen, dass durch einen gewissen
Betrag chemischer Arbeit eine kleinere Wärmemenge
im Muskel erzeugt wird, wenn der Effect seiner mechanischen Leistung auf andere Körper übertragen wird,
als wenn derselbe, wie in allen bisher beschriebenen
Versuchen, blos dazu verwandt wird, beim Rückfalle
der gehobenen Last die Fasern des Muskels zu zerren
und in ihnen selbst ein der geleisteten Arbeit äquiva-
lentes Wärmequantum nachträglich zu erzeugen.

Schon vor einer längern Reihe von Jahren habe ich
solche Versuche ausgeführt mit Hülfe des Kap. 10
des ersten Theils beschriebenen Arbeitsammlers und

des Heidenhain'schen thermoelektrischen Apparats. Ein eigentlich quantitatives Resultat war natürlich auf diesem Wege nicht zu erzielen, aber es war zu erwarten, dass sich wenigstens ein Ausfall an der Wärmeentwickelung nach-weisen lassen müsste, wenn die bei einer Reihe von Zuckungen geleistete Arbeit als Hub einer Last erhalten blieb. Der Gang, der bei diesen Versuchen einzuschlagen war, ist folgender. Der Muskel, an welchen die Thermo-säule angelehnt ist, wird mit dem Rähmchen des Ar-beitsammlers verknüpft, dessen beide Klemmsperrungen functioniren. Es werden nun für einen Versuch eine bestimmte Zahl von Reizungen durch Inductionsschläge ausgeführt, die in solchen Intervallen aufeinander folgen, dass vor dem neuen Schlage die durch den vorher-gehenden ausgelöste Zuckung vollständig abgelaufen ist und dass auch noch eben Zeit ist, durch momentane Lüftung der am Stativ festen Klemmsperrung den zur Ruhe zurückgekehrten Muskel wieder auf die ursprüng-liche Spannung zu bringen. Die ganze zu drei bis fünf Zuckungen so erforderliche Zeit ist gleichwol noch klein gegen die Schwingungsdauer des Thermomultipli-cators, was natürlich bei jedem myothermischen Ver-suche vorausgesetzt werden muss. Gemessen wird bei dem Versuche einerseits wie hoch durch die Zuckungen das an der Rolle des Arbeitsammlers hängende Gewicht aufgewunden ist, und andererseits die Ablenkung der Boussole als Maass für die erzeugte Wärme. Auf diesen Versuch folgt dann ein zweiter, aus der gleichen Zahl von Zuckungen bestehender, bei dem aber das Rähm-chen mit dem Rade verbunden und die untere Klemm-sperrung ganz gelöst ist. Jetzt functionirt also der Arbeitsammler gar nicht als solcher, sondern wie ein gewöhnliches mit grossen äquilibrirten Massen versehenes Myographion. Hier wird also die ganze chemische Arbeit zu Wärmeerzeugung im Muskel verwendet. Bei diesem Versuche muss mithin eine grössere Ablenkung der Multiplicatornadel erwartet werden. Dieser Erfolg wurde nun in meinen ältern Versuchen in der That

regelmässig beobachtet. Soll aber darin der strenge
Beweis gesehen werden, dass der Ausfall an Wärme im
ersten Versuche der bleibend geleisteten Arbeit entspricht, so muss die Voraussetzung gemacht werden,
dass in beiden Versuchen genau derselbe Betrag von
Brennmaterial verbraucht worden ist. Gerade gegen die
Zulässigkeit dieser Voraussetzung ist aber von Heidenhain* ein Einwand erhoben. Er hat nämlich nachgewiesen, dass der Stoffverbrauch bei einer Muskelzuckung von seiner Spannung nicht blos während der
Zusammenziehung, sondern auch während der Wiederausdehnung abhängt. Heidenhain meint nun, in meinen
vorhin beschriebenen Versuchen der zweiten Art habe
sich der Muskel unter grösserer Spannung wieder aus-
gedehnt als in denen der ersten Art, da ihm eben in
den Versuchen der zweiten Art auch das Gewicht am
Rade zur Last gefallen sei, in den Versuchen der ersten
Art dagegen blos das Uebergewicht des Rähmchens.
Der Ueberschuss von Wärme in den Versuchen der
zweiten Art könnte demnach auf Rechnung eines Mehr-
betrags von Stoffumsatz zu setzen sein. Ich halte diesen
Einwand nicht für gegründet, denn bei der Grösse der
äquilibrirten Massen, die in den Versuchen in Bewegung
versetzt wurden, ist wol anzunehmen, dass dieselben
während der Wiederausdehnung des Muskels völlig
frei schwangen und dass somit der Act der Wiederausdehnung oder der Rückkehr in den Ruhezustand in
beiden Versuchsweisen ohne jede Spannung stattgefunden
habe.

Ich halte somit meine ältern Versuche auch jetzt
noch für streng beweisend, unterlasse es jedoch, hier
numerische Resultate derselben anzuführen, da dieselben
doch nicht zur Auswerthung der Wärmemengen dienen
können und da neuerdings weit exactere Versuche von
Danilewsky ausgeführt sind, mit denen wir uns etwas
eingehender beschäftigen wollen.

---

* Pflüger's Archiv, II, 423.

Die Anwendung des Arbeitsammlers hat Danilewsky verlassen aus technischen Gründen, deren Auseinandersetzung hier zu weit führen würde. Sein Verfahren gründet sich auf eine schon weiter oben (S. 175) erwähnte Beobachtung. Wenn man nämlich an einen Muskel ein Kautschukband von verhältnissmässig grosser Dehnbarkeit anknüpft und hieran ein Gewicht hängt, dies auf eine gewisse Höhe hebt und herabfallen lässt, derart, dass es an dem aus jenen beiden Stücken zusammengesetzten Strang zerrt, so wird der Muskel durch die Erschütterung nicht merklich erwärmt, weil eben die Energie des fallenden Gewichts lediglich in der nachgiebigern Kautschukmasse zur Wirkung kommt. Ganz dasselbe wird natürlich stattfinden, wenn man das Gewicht nicht mit der Hand in die Höhe hebt, sondern durch eine Zuckung des Muskels selbst in die Höhe werfen lässt. Jedoch muss natürlich während des Aufwurfs das Gewicht fest mit dem Muskel verknüpft sein und nur während des Wiederherabfallens darf der Kautschukstreif die Verknüpfung vermitteln, denn sonst würde beim Aufziehen der Kautschukstreif gedehnt werden und es würden ganz andere Spannungsverhältnisse eintreten als beim Vergleichsversuch. Diese Bedingungen sind übrigens leicht zu realisiren, wie sich aus der Beschreibung des Versuchsverfahrens sogleich ergeben wird.

Das S. 166 beschriebene Muskelpräparat war in der feuchten Kammer aufgehängt und die Thermosäule (S. 165) zwischen die beiden Muskelmassen eingeschoben. Am Knieende der Muskelgruppe war ein Faden befestigt, der durch ein Loch im Boden der feuchten Kammer hing. Hier war der Kautschukstreif angeknüpft und durch seine Vermittelung der mit äquilibrirten Schwungmassen besetzte Hebel eines Pflüger'schen Myographions, an welchem ausserdem noch eine gewisse bekannte Belastung hing. Beim Beginne des Versuchs war indessen neben dem Kautschukstreif noch eine Verknüpfung zwischen dem untern Muskelende und dem

Myographionhebel hergestellt durch zwei steife Drahtstücke, die leicht ineinandergehakt waren, sodass sie
so lange zusammenhielten, als Spannung vorhanden
war, die aber voneinander losliessen, sowie der Hebel
frei aufwärts schwang. Durch diese Einrichtung er-
zielte man also den vorhin erwähnten Erfolg, d. h. so
lange der Muskel aufwärts zieht, hängt die Last an ihm
durch das undehnbare Zwischenstück, hernach aber,
wenn die Last wieder fällt, bildet blos der Kautschukstrang die Verknüpfung. Eine am Myographionhebel
befestigte Zeichenspitze markirt an einer berussten
Fläche die Höhe des Wurfs, woraus die geleistete Arbeit berechnet werden kann. Diese Arbeit wird nun
zwar nicht als potentielle Energie der Schwere erhalten,
aber sie wird nicht zur Erwärmung des Muskels, sondern zur Erwärmung des eingeschalteten Kautschukstranges verwendet. Es ist wol gut, zu bemerken,
dass in diesem Strange noch etwas mehr Wärme entwickelt werden muss, als dem Aequivalent der Muskelarbeit entspricht, denn zu Ende des Versuchs steht
natürlich das Gewicht etwas tiefer als zu Anfang, und
zwar um den Betrag der Dehnung, welchen die Last
am Kautschukstrange hervorbringt, da ja derselbe zu
Anfang des Versuchs durch die verknüpften Drahtstücke
von Spannung und Dehnung ausgeschlossen war. Diese
Mehrerwärmung des Kautschuks kommt aber für unsere
Schlüsse gar nicht in Betracht. Der Muskel ist am
Ende des Versuchs jedenfalls genau in demselben Zustande wie zu Anfang, denn nach Ablauf der elastischen Nachschwingungen des Kautschuks ist er durch
dessen Vermittelung mit der Last gespannt, welche ihn
zu Anfang des Versuchs durch Vermittelung der zu-
sammengehakten Drahtstücke spannte.

Mit einem Versuche der beschriebenen Art wird nun
ein Versuch verglichen, in welchem die Verknüpfung
des Muskels mit dem Myographionhebel resp. der angehängten Last während des ganzen Verlaufs der
Zuckung bis zu Ende lediglich durch undehnbare

Zwischenstücke vermittelt ist. Hier wurde also wie in
allen bisher beschriebenen myothermischen Versuchen
die ganze bei der Zusammenziehung geleistete mechanische Arbeit beim Zurückfallen der Last im Muskel
durch Erschütterung in Wärme verwandelt, sodass die
im Muskel erscheinende Wärmemenge der ganzen von
chemischen Kräften geleisteten Arbeit entsprechen muss.
Danilewsky hat durch graphische Darstellung des zeitlichen Verlaufs der vom Myographionhebel ausgeführten
Schwingung noch besonders nachgewiesen, dass derselbe jedenfalls so lange frei schwebt, als die Rückkehr
des Muskels von der Höhe der Zuckung in den Ruhezustand dauert, dass also diese Rückkehr jedenfalls in
den Versuchen der einen und andern Art unter gleichen
Umständen, nämlich ohne alle Spannung stattfindet.
Der Einwand, welchen Heidenhain gegen meine ältern
Versuche erheben zu müssen glaubte, kann also sicher
hier nicht gemacht werden.

In den nach diesem Plane ausgeführten Versuchen
erhielt nun Danilewsky jedesmal bei der zweiten Versuchsweise eine grössere Ablenkung der Multiplicatornadel als bei der ersten mit Zwischenschaltung des
Kautschukbandes. Da in der Kap. 2 des zweiten Theiles
erörterten Weise aus der Ablenkung die Wärmemenge
in absolutem Maasse berechnet werden konnte, so liess
sich auch der Ueberschuss der Wärmemenge in einem
Versuche der zweiten Art über die im unmittelbar vorher
und nachher angestellten Versuche entwickelte Wärmemenge vergleichen mit der geleisteten mechanischen
Arbeit. Der Quotient dieser Arbeit, ausgedrückt in
Grammillimetern, dividirt durch die Wärmemenge, ausgedrückt in Mikrocalories, sollte constant $= 425$ sein,
wenn alle Grössen fehlerlos bestimmt wären, denn
dieser Quotient stellt nach dem Gange der Versuche
principiell das mechanische Aequivalent der Wärme
dar. Es dürfte einiges Interesse bieten, wenn ich ohne
Auswahl die von Danilewsky aus allen gelungenen Versuchen abgeleiteten Werthe dieses Quotienten hersetze.

Sie sind: 528, 468, 605, 681, 428, 457, 506, 628, 571, 496, 553, 497, 555. Das arithmetische Mittel aus allen ist 535.

Die aufgeführten Werthe weichen freilich von der Zahl 425 bedeutend ab, aber doch nicht mehr, als bei einem ersten Versuche das mechanische Wärmeäquivalent in einem Lebensacte zu bestimmen erwartet werden muss. Wenn man die Zahlen ansieht, welche sich ergeben haben bei den ersten Versuchen, in rein mechanischen, weit besser beherrschbaren Vorgängen diese Grösse zu bestimmen, so wird man sich eher wundern dürfen, dass dieser erste physiologische Versuch nicht ein noch viel weiter abweichendes Ergebniss geliefert hat. In der That sind die Schwierigkeiten dieser Versuche ganz ausserordentliche. Bei der gewählten Methode konnte jeder Versuch nur aus einer einzigen Zuckung bestehen. Die Temperaturerhöhungen, die zur Messung kamen, waren daher ganz ausserordentlich klein und deshalb die Fehler von verhältnissmässig grossem Einfluss. Ueberdies ist ein physiologischer Process nie in dem Maasse beherrschbar wie ein rein physikalischer. Wenn trotzdem ein allererster Versuch schon ein so annähernd richtiges Resultat gegeben hat, so darf man sicher erwarten, dass nach weiterer Ausbildung der technischen Hülfsmittel die physiologische Methode zur Bestimmung des mechanischen Wärmeäquivalents sich an Genauigkeit den rein physikalischen an die Seite stellen wird.

Der Umstand, dass in Danilewsky's Versuchen für das mechanische Wärmeäquivalent stets ein zu grosser Werth gefunden ist, würde schon für sich genügen, zu beweisen, dass der oben erwähnte Einwand Heidenhain's gegen meine ältern Versuche jedenfalls hier nicht zutrifft. Hätte nämlich bei den Versuchen ohne äussere Wirkung (hier Erwärmung des Kautschukbandes) mehr Stoffumsatz im Muskel stattgefunden, so hätte die Differenz der Wärmeentwickelung in beiden Versuchen grösser ausfallen müssen als das thermische Aequiva-

lent der Arbeit, denn es hätte ja in den Versuchen mit
äusserer Wirkung nicht blos dieses Aequivalent ge-
fehlt, sondern auch noch eine Wärmemenge, welche
dem Minderbetrag des Stoffumsatzes entsprochen hätte.
Die Arbeit dividirt durch die Differenz der Wärmemengen je eines Versuchs der ersten und der zweiten
Art, hätte also, wenn Heidenhain's Einwand hier Anwendung fände, kleiner als 425 erscheinen müssen.

Die Versuche Danilewsky's geben natürlich auch Material zur Berechnung des oben schon besprochenen
Verhältnisses zwischen dem mechanischen Effect einer
Zuckung und der gesammten dabei von chemischen
Kräften geleisteten Arbeit. Die aus Danilewsky's Versuchen für dieses Verhältniss sich ergebenden Zahlen
stimmen annähernd überein mit den aus meinen Versuchen (s. die Tabelle S. 221) für hohe Spannung abgeleiteten. Im extremsten Falle beträgt der Wärme-
werth des Stoffumsatzes in runder Zahl das Dreifache
vom Aequivalent der geleisteten mechanischen Arbeit,
in andern Fällen das Vierfache, Fünffache u. dgl.

An den numerischen Werth dieses Verhältnisses lässt
sich noch eine Betrachtung knüpfen, die zu einer weit-
tragenden Folgerung über den Gesammtstoffwechsel im
Säugethierkörper und im menschlichen Körper insbesondere führen kann, wenn man annimmt, dass im
Säugethiermuskel das in Rede stehende Verhältniss
unter entsprechenden Umständen denselben Werth hat
wie im Froschmuskel. Gegen diese Annahme dürfte
übrigens kaum etwas einzuwenden sein, da es sich hier
um eine so fundamentale Eigenschaft der Muskelsubstanz handelt, dass in ihr wohl alle Modificationen derselben übereinstimmen müssen.

Durch eine bekannte Deduction hat Helmholtz
wahrscheinlich gemacht, dass ein Mensch mit seinen
Muskeln ein Quantum mechanischer Wirkung nach
aussen hervorzubringen vermag, welches ungefähr dem
fünften Theile der während derselben Zeit im ganzen
Körper von chemischen Anziehungskräften geleisteten

Arbeit äquivalent ist.   Joule hat, wenn ich nicht irre,
— leider bin ich nicht im Stande, anzugeben, wo —
behauptet und durch gute Gründe die Behauptung gestützt, dass ein Pferd sogar ein Viertel der ganzen in
seinem Gesammtkörper geleisteten chemischen Arbeit zu
nutzbaren mechanischen Leistungen nach aussen verwenden könne.   Wir wollen nun einmal annehmen, die
Hälfte der chemischen Arbeit geschehe ausserhalb der
Muskeln, etwa im Blute oder in andern Geweben, dann
ist klar, dass von der in den Muskeln geleisteten
chemischen Arbeit gerade die Hälfte äussere mechanische Wirkungen hervorbringen müsste, denn diese
Hälfte wäre eben der vierte Theil von der gesammten
chemischen Arbeit.   Nun sahen wir aber, dass in den
allergünstigsten Fällen nicht einmal ein volles Drittel
der im Muskel von chemischen Kräften geleisteten Arbeit zum mechanischen Effect verwandt werden kann.
Es kann demnach unmöglich die Hälfte der chemischen
Arbeit ausserhalb der Muskulatur geschehen.   Wir dürften
beim Pferde, die Richtigkeit der Joule'schen Behauptung vorausgesetzt, höchstens ein Viertel der chemischen Arbeit aus den Muskeln herausverlegen, denn
von den drei Vierteln der chemischen Arbeit, die alsdann in den Muskeln geleistet würde, wäre ein Drittel
gerade der vierte Theil von der gesammten im Körper
geleisteten chemischen Arbeit.   Nun muss man aber
bedenken, dass auch zu Zeiten angestrengtester Thätigkeit gewiss manche Muskelcontraction nicht zum äussern
Effect beiträgt; man denke nur an die Arbeit des Her-
zens und des Athemapparats.   Ferner werden auch
nicht alle zum äussern Effect mitwirkenden Muskel-
contractionen unter solchen Spannungen verlaufen, dass
ein volles Drittel der chemischen Arbeit mechanisch
wirksam wird.   Man sieht leicht, dass unter Berücksichtigung dieser Bemerkung noch nicht einmal ein
Viertel der chemischen Arbeit aus den Muskeln des
Pferdes herausverlegt werden dürfte.   Wenn man beispielsweise annähme, dass bei angestrengter Leistung

eines Pferdes die Muskeln sich unter solchen Umständen
verkürzten, dass im Durchschnitt allemal der vierte
Theil der darin geleisteten chemischen Arbeit zum
äussern Effect beitrüge, was nach den in diesem
Kapitel besprochenen Erfahrungen wohl denkbar wäre,
so müsste man geradezu die ganze chemische Arbeit,
die zur Zeit der Leistung geschieht, in die Muskeln
hineinverlegen.

Mögen nun auch die Schätzungen von Helmholtz und
Joule etwas zu hoch gegriffen sein und möchte auch
im Muskel unter den allergünstigsten Umständen noch
etwas mehr als ein Drittel der chemischen Arbeit mechanisch nutzbar zu machen sein, so viel geht aus
unsern Betrachtungen hervor, ein namhafter Bruchtheil der gesammten Arbeit chemischer Anziehungskräfte
kann zu Zeiten angestrengter Leistungen nicht ausserhalb der Muskulatur geschehen. Da aber nicht wohl
angenommen werden kann, dass zu Zeiten relativer
Muskelruhe der ganze Chemismus des Thierkörpers eine
durchaus andere Richtung nimmt als zu Zeiten angestrengter Thätigkeit, so sehen wir uns zu der Folgerung gedrängt, dass während des ganzen Lebens die
chemischen Anziehungskräfte, insbesondere die Anziehung zwischen den aus der Luft absorbirten Sauerstoffatomen einerseits und den Kohlenstoff- und Wasserstoffatomen der Nahrung andererseits, fast ausschliesslich im Muskelgewebe Arbeit leisten oder dass das
Muskelgewebe mit einem Worte der Hauptherd
der Verbrennung im thierischen Körper ist.

Es würde ein gröbliches Misverständniss sein, wenn
man die soeben ausgesprochene Folgerung dahin deuten
wollte, dass in andern Geweben, im Blute, den Drüsen
u. s. w. gar keine chemischen Processe verliefen. Diese
Behauptung würde ja den augenfälligsten physiologischen Thatsachen widersprechen. Unsere Behauptung
geht nur dahin, dass diejenigen chemischen Processe
in die Muskeln zu verlegen sind, bei welchen die positive Arbeit der chemischen Anziehungskräfte besonders

im Uebergewicht ist. Die in den andern Geweben und
im Blute verlaufenden Processe werden hauptsächlich
diejenigen Stadien des ganzen Umsetzungsprocesses der
Nahrungsstoffe sein, bei welchen nahezu ebenso viel
chemische Anziehungskraft überwunden wird, als zu
positiver Wirkung kommt. Solche Stadien kommen
in dem Processe der Verbrennung von Eiweiss, Fett
und Kohlenhydrat zu Kohlensäure, Wasser und Harn-
stoff nothwendig vor. Es sei nur erinnert an den
Spaltungsprocess der Eiweisskörper, bei welchem ein
stickstoffhaltiges Product einerseits und ein kohlen-
hydratartiges andererseits entsteht und welcher höchst-
wahrscheinlich in die Leber zu verlegen ist. Bei diesem
Processe kostet aber wol die Lösung von Atomver-
knüpfungen nahezu die Arbeit, welche durch Annäherung anderer Atome geleistet wird.

Ich will nicht unterlassen, hervorzuheben, dass
Pflüger auf Grund ganz anderer Betrachtungen zu
derselben Folgerung gekommen ist, welche wir aus den
thermodynamischen Versuchen gezogen haben, dass nämlich das Muskelgewebe fast ausschliesslich der
Schauplatz für die rein positive Arbeit der
chemischen Verwandtschaftskräfte im Thierkörper ist.

Register.

Berichtigungen.

Seite 21, Zeile 21 v. o., statt: *o*, lies: 0, und st.: *s*, l.: 5.
» 34, » 9 v. u., st.: Sinner de, l.: Sinne der
» 42, » 4 v. u., st.: *d a b*, l.: *d e b*
» 56, » 8, 10 und 14 v. o., st.: *d*, l.: d_1
» 57, » 14 v. u., „der Muskel" zu streichen
» 57, » 6 v. u., st.: *a*, l.: *d*
» 59, » 16 u. 19 v. u., st.: *d*, l.: d_1